César Luiz Abicalaffe

Pagamento por PERFORMANCE

O desafio de avaliar o desempenho em Saúde

Rio de Janeiro - 1ª edição - 2015

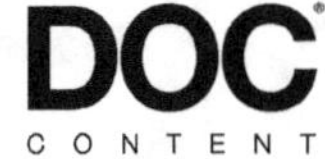

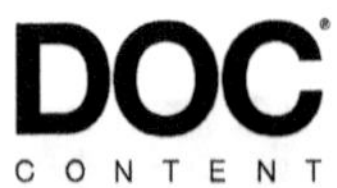

SP Av. Santa Catarina, 1.521 - Sala 308 - Vila Mascote - SP - (11) 2539-8878
RJ Estrada do Bananal, 56 - Jacarepaguá - Rio de Janeiro - RJ - (21) 2425-8878
USA USA 4929 Corto Drive - Orlando - FL - 32837
www.universodoc.com.br | contato@editoradoc.com.br

Diretor
Renato Gregório

Diretor digital
Marconde Miranda

Gerente editorial
Bruno Aires

Editor
Marcello Manes (MTB 31949-RJ)

Gerente comercial
Karina Maganhini

Gerente de Marketing
Valeska Vidal

Coordenadora editorial
Mariana Moreira

Revisor
Leonardo de Paula

Coordenadora de design gráfico
Danielle V. Cardoso

Capa
Danielle V. Cardoso

Diagramação
Danielle V. Cardoso, Douglas Almeida e Monica Mendes

Gerentes de relacionamento
Beatriz Piva, Camila Kuwahara, Sâmya Nascimento e Selma Brandespim

Coordenadora administrativa
Cintia Vasconcelos

Produção gráfica
Pedro Henrique Soares e Thamires Cardoso

Abicalaffe, César Luiz.

Pagamento por performance - o desafio de avaliar o desempenho em Saúde / César Luiz Abicalaffe – Rio de Janeiro: DOC Content 2015. 1ª edição. 232 p.

ISBN 978-85-8400-030-2

1. Pagamento por performance - o desafio de avaliar o desempenho em Saúde. I. Abicalaffe, César Luiz.

CDD-658.159.32

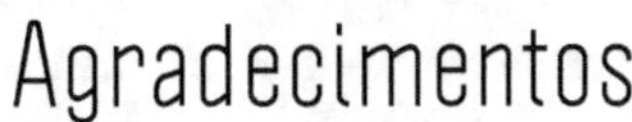

Agradecimentos

São inúmeras as pessoas e empresas às quais eu gostaria e precisaria agradecer. Portanto, já me desculpo por não ter nominado especificamente alguém.

Primeiramente, gostaria de agradecer às pessoas que participaram diretamente na disponibilização de conteúdos para o livro, como o Dr. Marcelo Nita e a professora Dra. Ana Tereza Guimarães. Além deles, agradeço à DOC Content, que acreditou na proposta e viabilizou a produção fantástica deste livro.

Gostaria de fazer especial menção a todos os profissionais da 2iM. Eles foram fundamentais, não apenas para ajudar a organizar o conteúdo, como na aplicação prática do modelo de avaliação de desempenho. Sem essa equipe, o modelo que será detalhado neste livro não teria o sucesso que tem tido atualmente: Jovaldo Savian, diretor operacional da 2iM, e sua equipe sênior de TI, Juarez Nery Jr. e Cesar Maggiolaro, diretamente responsáveis pelas integrações, desenvolvimentos dos *softwares*, implantação e manutenção dos projetos juntos aos clientes. Fantástico o trabalho de vocês, que deu vida a uma ideia!

É fundamental agradecer o apoio dado pela Impacto, principal acionista da 2iM, que disponibilizou diversos de seus consultores para apoio ao modelo da 2iM. Em especial, quero agradecer a Josiane Justus, diretora operacional da Impacto, e amiga-irmã de longa data que tem me acompanhado e apoiado há mais de 20 anos. Também um agradecimento especial à gerente administrativa-financeira Solange Serci, que conseguiu segurar as pontas nos primeiros anos de investimento no projeto GPS.2iM©.

Não posso me furtar de agradecer aos clientes 2iM, que nos deram a oportunidade de, não apenas colocar em prática o modelo de avaliação de desempenho, como incrementá-lo. O Hospital Nove de Julho, na capital paulista, foi o primeiro hospital a adotar a metodologia para avaliação do corpo clínico. A operadora Santa Rita Saúde, em Maringá (PR), foi o "balão de ensaio" para o primeiro projeto de pagamento por performance que desenvolvemos para médicos da rede credenciada e contratados em sua estrutura ambulatorial. A Organização Social Santa Catarina, também em São Paulo, que oportunizou o primeiro projeto no SUS, avaliando o desempenho das equipes de saúde da família. Que esses três clientes recebam meus sinceros agradecimentos e que, através deles, consiga estender este agradecimento às dezenas de clientes que, atualmente, utilizam o modelo GPS.2iM©.

Logicamente, não poderia deixar de agradecer muito a minha esposa Débora e a minha filha Amanda, que lidaram (e ainda lidam) bem com a minha ausência, quando viajo Brasil afora para transmitir o conceito que apresentarei neste livro.

Além dessa minha família, não posso deixar de agradecer a minha família de origem: meu pai, pela lição de perseverança, e minha mãe, pela fortaleza e estrutura para manter as coisas em seu rumo. Meu eterno obrigado!

E, finalmente, agradecer a Deus, que oportunizou tudo isso. Definitivamente, saúde, paz, sucesso, alegria, e tantas coisas boas e difíceis possibilitadas por Ele puderam sempre me fortalecer diante das tantas adversidades que tive (e terei). Essa fé, embora limitada pela própria incapacidade humana de entendimento, é que consegue dar a força e a coragem para seguir sempre em frente.

Obrigado a todos e desejo uma leitura produtiva. Por fim, coloco meu endereço de e-mail para críticas e contribuições: <cesar.abicalaffe@2im.com.br>.

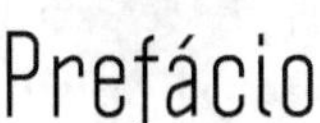

Prefácio

Em um mundo cada vez mais globalizado, onde as conquistas na saúde e os conceitos de vida saudável ocupam espaços cada vez mais importantes em nossas vidas, o tema *Qualidade em Saúde* passa a ser o que os americanos chamam de alvo móvel (*moving target*). Muito se ganhou nos últimos 50 anos em saúde. O aumento da expectativa de vida mundial passou de 52 para 71 anos entre 1950 e 2013. Em países como o Japão, já se vive, em média, 83 anos, segundo as últimas estatísticas. O uso crescente de modernos processos de gestão e tecnologia faz com que os níveis de conforto aumentem e os processos de recuperação sejam cada vez mais curtos e resolutivos, salvando e prolongando vidas. E, com as preocupações crescentes com equidade e universalização da cobertura em saúde que chegam com os chamados objetivos de desenvolvimento sustentável em 2015 (ODS), esses progressos deverão continar e se estender a um número ainda maior de pessoas.

Mas, apesar de todos esses progressos, a saúde tem sido uma das principais preocupações da sociedade. No Brasil, desde 2003, tem sido a principal preocupação social e quase 65% da população brasileira acreditam que o Governo não se desempenha bem nesse setor. Uma das razões associadas a esse problema repousa na questão da qualidade, refletida em filas, desatenção na prestação dos serviços, maus tratos e maus resultados assistenciais, especialmente do SUS, mas também nos planos de saúde.

Desde os anos de 1960, as preocupações com o tema *Qualidade em Saúde* passam a rondar o dia a dia dos serviços e a derrubar a popularidade do Governo e das instituições de saúde ante a população. Avedis Donabedian foi um dos pioneiros nas questões de avaliação de qualidade em saúde, a partir do uso de conceitos como estrutura, processo e resultado. Segundo ele, os recursos físicos, humanos (qualificados), materiais e financeiros necessários para a assistência médica respondiam pela estrutura para a montagem de processos de qualidade em saúde, sendo essas entidades, como padrões de natureza técnica ou administrativa, que permitam fazer com que a estrutura chegasse aos resultados almejados, considerando o produto da assistência prestada segundo as expectativas dos pares e a satisfação dos usuários.

A qualidade em saúde passa a ser crescentemente vinculada ao tema de gestão por desempenho. Uma vez definidos os objetivos e metas associados a um determinado sistema de saúde, em função das expectativas dos cidadãos e usuários do sistema, a criação de indicadores para avaliar o desempenho é extremamente importante para a avaliação da qualidade. Isso proporciona uma medida e permite o monitoramento e a identificação de oportunidades de melhoria de serviços e de mudanças positivas em relação ao alcance da qualidade. É preciso, sempre, considerar os processos de eficiência, que permitem que os serviços sejam prestados garantindo os melhores resultados a um custo razoável.

Nesse sentido, os atributos que garantem a adequação de um indicador devem estar associados a disponibilidade e fácil obtenção dos dados; a confiabilidade e validade desses dados frente aos objetivos que se deseja alcançar; e a sua métrica e simplicidade, a fim de permitir que qualquer um possa calcular o indicador a partir das informações disponíveies. Os indicadores, antes de tudo, devem ter a capacidade para sintetizar os processos de qualidade e de gestão que se deseja medir ou avaliar.

O livro de César Abicalaffe, que você agora tem em mãos, procura desvendar, a partir de uma análise de literatura recente, desde Donabedian até as propostas do Instituto de Medicina dos Estados Unidos (IOM), a evolução dos conceitos e as repercussões práticas das propostas para a melhoria da qualidade em saúde, com repercussões e efeitos concretos em nível internacional e no Brasil. A obra se organiza em cinco capítulos de leitura fácil e obrigatória para aqueles que desejam ir além de uma introdução do tema *Qualidade em Saúde* no século XXI.

O primeiro capítulo conceitua, problematiza e avalia as propostas para a melhoria da qualidade em saúde em nível nacional e internacional. O segundo trabalha a relação entre qualidade e incentivos, analisando os modelos de remuneração utilizados no setor saúde. O terceiro capítulo analisa em profundidade, no âmago das formas de remuneração, o tema do pagamento por performance em saúde e problematiza sua aplicação em exemplos do setor no Brasil. O quarto capítulo discute os temas associados à gestão por performance, definindo e conceituando sua relação com o aspecto da avaliação de desempenho e uma discussão aprofundada dos indicadores que poderiam ser utilizados nos processos de avaliação de desempenho. O quinto e último capítulo discute uma aplicação prática das propostas relacionadas ao capítulo anterior.

Este livro é um grande começo para todos aqueles que desejam introduzir-se na problemática da qualidade em saúde a partir de processos de gestão por performance.

André Medici
Washington (DC), julho de 2015

André Medici é administrador pela Fundação Getulio Vargas (FGV), com mestrado em economia na Universidade Estadual de Campinas (Unicamp) e doutorado em História Econômica pela Universidade de São Paulo (USP) e especialização em seguridade social na Universidade de Harvard. Participou do movimento de construção do SUS no Brasil, tendo sido, em 1986, coordenador do Grupo Técnico de Financiamento à Saúde da Comissão Nacional de Reforma Sanitária (CNRS). Ocupou cargos diretivos na administração pública brasileira, no Governo Federal e no Estado de São Paulo. Em 1996, mudou-se para Washington para ocupar cargos em organismos multilaterais, como o Banco Interamericano de Desenvolvimento e o Banco Mundial.

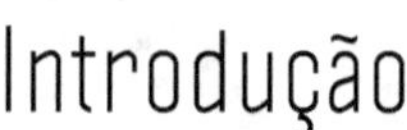

Introdução

Gerar valor para o paciente é o principal objetivo de um sistema de saúde, seja ele público ou privado. Valor e qualidade estão intrinsicamente relacionados e a melhoria da qualidade, em todas as suas dimensões, passa, invariavelmente, por uma reforma profunda no modelo de remuneração dos prestadores de serviços de saúde. Modelos simples de remuneração, seja por procedimento, salário ou capitação, se mostraram ineficientes e altamente perniciosos para a qualidade em saúde.

Este livro tem como objetivo demonstrar essa ineficiência ao apresentar o pagamento por performance (P4P) como forma alternativa e complementar aos modelos simples de remuneração. Desmistificar o P4P será uma tarefa dessa obra. Além disso, será demostrado que mais importante que pagar por performance é avaliar de forma adequada a performance. Serão apresentados os principais desafios para isso e o que fazer para engajar os médicos nessa agenda.

O livro tem a pretensão de ser um guia prático para aplicar um método, baseado em evidências, para a avaliação de desempenho do médico e dos demais profissionais e prestadores de serviços de saúde, tanto na área pública como privada. Essa avaliação, além de utilizada como ferramenta de governança clínica, poderá servir de base para os contratos de pagamento por performance, pagamentos baseados em valor ou qualidade, ou, ainda, para contratos de compartilhamento de risco.

O detalhamento do modelo GPS.2iM© possibilitará esse entendimento, assim como trará à mesa uma discussão que, certamente, não acabará com a leitura deste livro. Muito pelo contrário, ensejará novas discussões e *insights* sobre esse tema e novas propostas deverão surgir. Essa é a minha real pretensão.

Desejo uma ótima leitura e fico à disposição para futuras discussões.

Sumário

1

Qualidade em Saúde

1.1 - Conceituação de qualidade em Saúde

Reconhecido como um dos maiores estudiosos sobre o tema *Qualidade*, o médico Avedis Donabedian, em seu seminal trabalho *The seven pillars of quality* (*Os sete pilares da qualidade*, em Português) nos apresenta o tema de forma clara e objetiva.

Para Donabedian, qualidade em Saúde é a obtenção dos maiores benefícios com os menores riscos (e custos) para os pacientes, benefícios estes que, por sua vez, se definem em função do alcançável de acordo com os recursos disponíveis e os valores sociais existentes (DONABEDIAN, 1990). Os pilares, atributos, dimensões ou domínios da qualidade em Saúde propostos por Donabedian são os seguintes:

Eficácia: é a habilidade de, com ciência e arte, trazer melhorias na saúde e no bem-estar. Significa o melhor que podemos fazer sob as mais favoráveis condições, considerando as condições do paciente e as circunstâncias inalteráveis.

Efetividade: em contraste com a eficácia, é a melhoria na saúde que é atingida, ou possa ser esperada a ser atingida, dada as circunstâncias ordinárias da prática do dia a dia. Mais precisamente: como o grau em que o cuidado, cuja qualidade deve ser avaliada, atinge o nível de melhoria da saúde que os estudos de eficácia têm estabelecido como alcançáveis. Aqui não é considerado custo.

Eficiência: é simplesmente uma medida de custo na qual uma dada melhoria em saúde é atingida. Se duas estratégias de cuidado são igualmente eficazes e efetivas, a menos custosa é a mais eficiente. É a habilidade de obter a maior melhoria em saúde com o mais baixo custo.

Otimalidade: o mais vantajoso balanceamento entre custo e benefícios. A otimalidade se torna relevante quando os efeitos do cuidado são valorados, não em termos absolutos, mas relativos ao custo do cuidado.

Aceitabilidade: adaptação do cuidado aos desejos, expectativas e valores dos pacientes e seus familiares. Depende da avaliação subjetiva do paciente da efetividade, eficiência e otimalidade, mas não inteiramente. Alguns novos elementos entram neste conceito: acessibilidade ao cuidado, atributos da relação médico-paciente e amenidades do cuidado.

Legitimidade: conformidade com as preferências sociais de todos os acima: preocupação com aceitabilidade ao indivíduo; preocupação com o bem-estar da coletividade; efeitos além das experiências dos indivíduos responsáveis pelas decisões para buscar ou não o cuidado; outras avaliações, além daquelas feitas pelos indivíduos que recebem o cuidado; e custos além daqueles assumidos pelos indivíduos que recebem o cuidado.

Equidade: é o princípio pelo qual um determina o que é justo ou razoável na distribuição do cuidado e seus benefícios entre os membros de uma população. Equidade é a parte que torna o cuidado aceitável aos indivíduos e a sociedade legitima, ou seja, inclui o que os indivíduos consideram razoáveis, o que a sociedade considera razoável, a distribuição de acesso ao cuidado e a distribuição da qualidade dos cuidados subsequentes e suas consequências.

O Institute of Medicine (IOM), dos Estados Unidos, reorganizou alguns desses conceitos, tornando-os mais práticos, mas sempre tomando como referência que qualidade se avalia em termos de estrutura, processo e resultado, conceito este trazido por Donabedian.

A preocupação com qualidade evidenciou-se na publicação do primeiro relatório do IOM em *To err is human: building a safer health system* (IOM, 2000). Nesse relatório, a preocupação com a segurança foi alertada depois que eles concluíram que dezenas de milhares de americanos morrem, a cada ano, por causa de erros em seu cuidado. E centenas de milhares sofrem injúrias não fatais que um cuidado com qualidade preveniria. A publicação seguinte pelo IOM, *Crossing the quality chasm: a new health system for the 21st century* (IOM, 2001), é considerada por muitos autores como um dos principais estudos sobre qualidade já produzidos nos Estados Unidos, a qual define uma série de recomendações para evitar as mortes e os eventos adversos.

O IOM define qualidade como "o grau em que serviços de saúde para indivíduos e populações aumentam a probabilidade dos resultados de saúde desejados e estão consistentes com o conhecimento médico vigente" (LOHR, 1990). Boa qualidade significa disponibilizar aos pacientes serviços adequados de uma forma tecnicamente competente, com boa comunicação, decisões compartilhadas e sensibilidade cultural.

As dimensões da qualidade propostas pelo IOM, que o estudo de 2001 apresenta como os grandes objetivos a serem melhorados, são as seguintes:

Segurança: evitando lesões aos pacientes a partir do cuidado destinado a eles.

Eficiência: provendo serviços baseados no conhecimento científico para todos que poderiam se beneficiar e abstendo-se de prover serviços para aqueles que não estão propensos aos benefícios, evitando o uso excessivo ou insuficiente.

Centrado no paciente: prestando serviços que respeitem e sejam responsivos às preferências individuais dos pacientes, suas necessidades e valores. Garante que os valores do paciente orientem todas as decisões clínicas.

Oportuno: reduzindo esperas e muitas vezes demoras danosas, tanto para os que recebem os cuidados como para os que os disponibilizam. Aqui estão as questões relativas ao acesso.

Eficiente: evitando desperdícios, em particular de equipamentos, materiais, ideias e energia.

Equitativo: disponibilizando serviços que não tenham variação em qualidade por causa de características pessoais como sexo, etnia, localização geográfica e status socioeconômico.

Alguns anos depois, outro estudo foi produzido pelo mesmo instituto: *Rewarding provider performance: aligning incentives in Medicare* (IOM, 2007). Esse foi o terceiro estudo da série *Pathways to quality health care* e oferece ferramentas para implementar a visão de melhoria da saúde delineada no estudo de 2001 (*Crossing the quality chasm*). Um dos pontos de destaque é que simplifica os grandes objetivos de melhoria na saúde, deixando claro que, focando em três dimensões, as demais são conquistadas. Essas dimensões são as seguintes: eficiência, efetividade e centralidade no paciente. Enfim, são as dimensões da qualidade mais abrangentes e consistentes.

Diversas instituições no mundo vêm propondo dimensões da qualidade. O fundamental é que qualidade é um conceito multidimensional, e que sempre devem ser levados em conta a estrutura, os processos e os resultados com os cuidados prestados. Todas as dimensões observadas, nas mais variadas instituições, acabam tendo esse conceito genérico em sua essência.

1.2 – Os problemas na qualidade em Saúde

Mesmo depois do forte investimento dos Estados Unidos em movimentos pró-qualidade. Após a publicação do trabalho de 2001, passaram-se mais de dez anos e o mesmo instituto publicou um artigo chamado *Best care at lower cost* em 2012, em que gestores e acadêmicos fizeram uma análise de várias evidências publicadas nesse período e ainda detectaram baixa qualidade, falta de segurança, alto custo, valor questionável, má distribuição da atenção e um paradoxo perturbador: a coexistência de sobretratamento e subtratamento (IOM, 2012).

Um dos fatores mais marcantes foi apresentado pelo professor John T. James em sua publicação no *Patient Safety Journal*, em 2013, em que estimou que 400 mil mortes ocorrem por eventos adversos evitáveis nos hospitais americanos. Enfim, mesmo com tudo o que estava se propondo e investindo naquele país, o número de mortes evitáveis aumentou consideravelmente.

A Organização Mundial da Saúde estimou que, de cada 100 pacientes internados em hospitais nos países desenvolvidos, 15 adquirem afecções evitáveis nos hospitais. Um número assustador. Quando o assunto é eficiência, os números preocupam da mesma forma. Foi publicado no *British Medical Journal Evidence Center, em 2011*, um trabalho igualmente estarrecedor, que apontou que menos de 35% dos procedimentos são benéficos, aproximadamente 10% do que é feito mitiga uma função e cria outra e mais de 50% dos procedimentos são usados mesmo sem evidências robustas. A figura 1 demonstra isso.

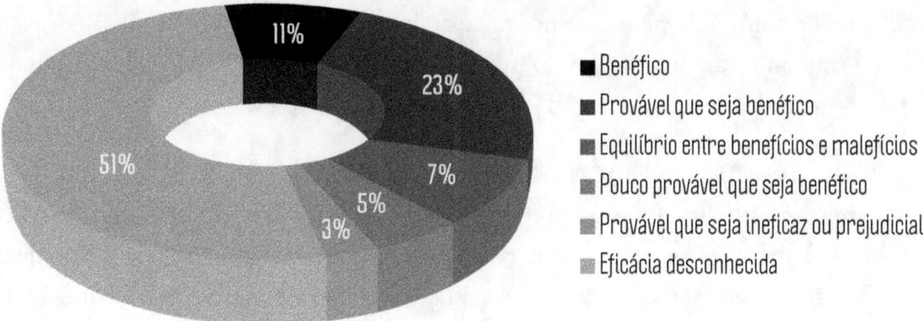

Fonte: BMJ Clinical Evidence, 2011.

Todas as outras dimensões da qualidade apontadas pelo IOM estão consideravelmente comprometidas. Isso deixa claro o quanto distante estamos de prestar um serviço que agregue valor aos pacientes.

Charles Kenney, no livro *The best practice*, publicado em 2008, deixa claro que "problemas de qualidade decorrem do erro humano, o que não significa atribuir culpa. Os erros ocorrem em virtude de sistemas falhos e mal desenhados".

Enfim, os sistemas desenhados e gerenciados pelos gestores são os grandes causadores desta má qualidade. Os prestadores e profissionais fazem parte desse sistema e são levados a vivenciar essa qualidade medíocre, oferecida e disponibilizada aos pacientes. O problema, segundo Kenney, está no sistema e não nos profissionais.

1.3 - Conceituação de valor em Saúde

O conceito de valor em Saúde é relativamente simples de entender, mas é um grande desafio colocá-lo em prática. Valor é uma fórmula que divide o benefício pelo esforço, ou seja, quanto maior o benefício e menor o esforço, maior é a percepção de valor por qualquer cliente. Na área da Saúde, o benefício é traduzido em qualidade de vida relacionada à saúde (QVRS) e satisfação, que reflete a experiência do paciente com o cuidado que lhe é prestado. Já o esforço tem a ver com as questões de preço (quando o dinheiro sai do bolso do paciente) e acesso. Se forem analisados os conceitos de qualidade apresentados anteriormente, pode-se perceber claramente que o conceito de valor está totalmente alinhado com o de qualidade.

Atualmente, alguns autores americanos apresentam valor em saúde como sendo uma relação de qualidade e custo. Seguindo tanto o conceito de Donabedian como o do próprio IOM, custo é algo que está inserido dentro da qualidade. Portanto, a relação proposta por esses autores, quando conceituam valor em Saúde, está mais para um conceito de custo e efetividade do que para um conceito de qualidade em Saúde. Essa é a linha de pensamento que este livro adotará.

Para um entendimento maior sobre valor em Saúde, é necessário entender o que está no numerador e o no denominador da sua fórmula.

a) Qualidade de vida relacionada à saúde (QVRS)

"É um conjunto de valores ou preferências atribuídas a diferentes estados de saúde, definido por meio de seus conceitos e domínios fundamentais, tomado pelo cliente na valoração do seu estado de saúde" (GOLD, 1996). Para medir a QVRS, tradicionalmente usamos os domínios de função, estado de saúde e autopercepção.

O domínio de função corresponde à capacidade do indivíduo em realizar suas atividades do cotidiano. Um dos indicadores que mede a função é o índice de anos de vida ajustados pela qualidade (AVAQ ou QALY). Já existem várias metodologias para medição desse indicador. Uma das mais aceitas é o EQ-5D que mede as seguintes dimensões: mobilidade, autocuidado, atividades usuais, dor/desconforto e ansiedade/depressão.

O domínio do estado de saúde impacta diretamente na função. Alguns indicadores para medir o estado de saúde são: risco cardiovascular, índice de massa corpórea, índices de hemoglobina glicada, colesterol e alguns desfechos finais (cegueira, morte, doença etc.) e desfechos intermediários (internações, tempo de permanência no hospital e reinternações, entre outros).

O domínio de autopercepção prediz a forma consciente do declínio funcional e mortalidade. É uma medida com que o próprio paciente se avalia. Uma das ferramentas utilizadas é o "termômetro" (EQ-VAS), em que o indivíduo classifica sua saúde como se fosse um termômetro. É uma escala visual e intuitiva, na qual o próprio paciente dá uma nota de 0 a 10 para sua saúde.

b) Satisfação

Tem a ver com a percepção do paciente. É uma medida subjetiva e relacionada com o atendimento de suas expectativas e desejos. Alguns atributos de satisfação são determinantes. Na dimensão de resultado, encontram-se indicadores, como melhoria do estado geral, dor e cicatriz, entre outros, associados ao padrão técnico recebido. Já quando se analisa a dimensão do processo de atendimento, isso corresponde ao veículo pelo qual o cuidado é prestado, como infraestrutura de atendimento e demora para marcação de consulta, entre outros.

c) Preço

O que o paciente ou familiar paga pelo cuidado é um componente importante na percepção de valor pelo paciente. Sabe-se que, dependendo do valor com que o paciente coparticipa (por exemplo, o pagamento feito pelo paciente por parte do cuidado que recebe), pode haver impacto no acesso e na utilização do sistema de saúde. As coparticipações são, tradicionalmente, utilizadas para reduzir o uso excessivo por parte dos pacientes ou, ainda, responsabilizá-los, de certa forma, pela busca do atendimento a sua saúde.

No entanto, algumas evidências mostram que os pacientes são "custo-sensíveis" em relação a atitudes de promoção e prevenção. Isto é, não gostam de pagar pela prevenção. Portanto, muito autores não recomendam que ações de promoção e prevenção em saúde sejam cobradas dos pacientes sob pena de eles não participarem.

d) Acesso

De todos esses fatores, o acesso é considerado por alguns autores como um dos principais fatores de percepção de valor pelo cliente. A vantagem disso é que ele pode ser influenciado diretamente pelo gestor da Saúde. Quando se fala em acesso aos serviços de saúde, devem ser considerados dois aspectos importantes: estrutural e geográfico. O aspecto estrutural abrange questões de dimensionamento de rede, uso de "portas de entrada", o processo de regulação etc. Por outro lado, o aspecto geográfico refere-se à localização da rede comparada com a distribuição das vidas assistidas e o tempo total de espera para o atendimento, entre outros.

1.4 – Os movimentos pró-qualidade

Nos Estados Unidos, a grande revolução pela qualidade na Saúde se iniciou em 1998, com vários trabalhos sendo desenvolvidos a partir de um estudo de Elisabeth Mc Glynn. Nesse estudo, Mc Glynn e colaboradores detectaram um grande *gap* entre as melhores práticas representadas pela Medicina baseada em evidência e o que realmente estava sendo prestado: "praticamente 50% do que é feito aos americanos não corresponde ao que as evidências recomendam".

Em 1999, Donald Berwick publicou, pelo Institute of Medicine, um trabalho que causou comoção nacional, ao estimar que perto de 98 mil americanos morriam por ano nos hospitais em decorrência de erros médicos. O estudo, chamado *To err is human: building a safer health system,* trouxe o foco de toda a mídia para um problema de dimensão nacional, até mesmo porque os Estados Unidos tinham a convicção de que a sua Medicina era invejável pelo mundo todo, pois esse país era (e ainda é) o que mais gasta em Saúde no mundo. Em 2001, o mesmo instituto publicou *Crossing the quality chasm: a new health system for the 21st century,* que relaciona o problema da Saúde com os conceitos de qualidade. Esse é considerado o estudo seminal para as ações de reforma no sistema de saúde americano e em muitos outros países.

A partir desses estudos, grandes pensadores e gestores motivaram-se a responder a uma questão de extrema importância: como estimular ou gerar o comprometimento dos profissionais e prestadores com a qualidade? Além disso, o estudo do IOM relacionou de forma contundente a qualidade na Saúde e a remuneração médica ao afirmar: "Mesmo entre os profissionais da Saúde motivados a prover a melhor atenção à saúde possível, a estrutura de remuneração pode não facilitar as ações necessárias para melhorar a qualidade da atenção à saúde e pode, da mesma forma, frustrar ações desse tipo" (IOM, 2001).

Em 2006, o IOM organizou uma mesa-redonda sobre Saúde direcionada por valor e ciência, que reuniu líderes de todo o sistema de saúde, incluindo representantes dos pacientes e consumidores, prestadores de serviço, pagadores, pesquisadores e políticos, para ajudar a manter uma melhoria contínua na performance do sistema de saúde americano. A visão desenvolvida por esse grupo foi criar o Comitê Aprendendo o Sistema de Saúde, com o entendimento de que um sistema de saúde que ganha com a aprendizagem contínua pode fornecer aos americanos uma saúde superior com um custo menor.

A primeira análise das diversas publicações e estudos em saúde feita por esse comitê revelou problemas persistentes com relação à qualidade, mesmo com as demonstrações e orientações trazidas pelo IOM ao longo de mais de uma década, desde a publicação de 1999. As ações nesse período estavam sendo absurdamente lentas.

No Brasil, não existe tanta diferença. Problemas com qualidade, em todas as suas dimensões, apontadas no trabalho do IOM em 2001, tais como segurança, eficiência, eficácia, acesso oportuno, equidade e centralidade no paciente, associados a uma Medicina segmentada e não integrada, com a utilização de um modelo simples de remuneração, são os ingredientes para uma crise no sistema de saúde. Isso é agravado pela introdução contínua de novas tecnologias, judicialização da Medicina, incompetências de gestão e a grande exigência do consumidor, que tem acesso a uma Medicina de primeiro mundo, mas que só consegue ser financiada com recursos de países do terceiro mundo.

Até por volta de 2009, as discussões nos Estados Unidos praticamente não consideravam o componente custo da equação da qualidade. No entanto, os custos crescentes e as ações muito lentas para melhorar a qualidade em outras dimensões levaram a trazer esse componente à qualidade. As discussões a partir desse período foram taxativas e qualidade e custo passariam a ser indissociáveis, embora estudiosos sobre valor em Saúde e economistas em Saúde já tinham isso bem claro há muito tempo.

E quando se discute qualidade e custo, não há como não envolver o médico. Para Berwick, presidente e CEO do Institute for Health Improvement (IHI) e que assumiu o cargo de administrador do Center for Medicare & Medicaid Services, dos Estados Unidos, ficou claro que seria impossível iniciar qualquer movimento pela qualidade sem o envolvimento dos médicos. Essa mesma visão dos médicos americanos é indiscutivelmente compartilhada pelos médicos brasileiros. Aliás, é unanimidade mundial. A relação médico-paciente é sagrada e nada deve subjugá-la ou comprometê-la. No entanto, existe muita coisa que acontece no processo de atenção à saúde que está fora dessa relação. Don Berwick escreveu: "a barreira para o envolvimento dos médicos pode ser o fator mais importante para impedir o sucesso da melhoria da qualidade na Saúde. A qualidade nas indústrias confia em medições e estandardizações das práticas, e os médicos são geralmente suspeitos das duas, pois estão associadas com definições de políticas; e medições, alegadamente por melhoria, podem, em vez disso, serem usadas para julgamento e vigilância".

Ao longo dessa década e meia, desde 2000, percebeu-se que, como disse o professor Lawrence Casalino, esforços para melhorar a qualidade precisam de esforços para avaliá-la. Assim, vários programas de avaliação de desempenho foram instituídos no mundo, e a cada dia novos aparecem. Alguns exemplos poderão ser consultados para aprofundamento de quem desejar. São eles: *Quality outcome framework* (QOF), da Inglaterra; *Hospital compare*, dos Estados Unidos; *COMPAQH*, da França; *MyHospitals*, da Austrália; *Canadian hospital reporting project*, do Canadá; e o *Indicateurs pour l'amélioration de la qualité et de la sécurité des soins*, também da França.

a) Inglaterra

Na Inglaterra, o QOF definiu as métricas e as regras do programa da avaliação de desempenho com pagamento por performance aos médicos e hospitais. Em um estudo feito em 2012, um terço de todo o orçamento com a saúde do NHS (Sistema de Saúde Inglês) é destinado a pagamentos por performance (APPLEBY, The Kings Fund, 2012).

O programa definido pelo QOF propõe quatro dimensões para avaliação do médico generalista (chamado de *primary care physician*): clínica (doenças cardíacas, acidente vascular cerebral, diabetes, hipertensão e doença pulmonar obstrutiva crônica); organização; experiência dos pacientes; e serviços adicionais. Por se tratar de um programa de pagamento por performance, ele merecerá destaque no capítulo 3 deste livro.

Na Inglaterra, também o esquema de remuneração aos hospitais tem um pequeno grau baseado na performance. São pagos em modelos de DRG via uma tabela nacional. Conforme a professora Maria Goddart, diretora do Centre for Health Economics (CHE), da Universidade de Iorque: "a forma de remuneração aos hospitais na Inglaterra é muito mais um pagamento baseado em atividade, e mesmo assim é chamada (erroneamente) de pagamento por resultado. No entanto, tem tido desenvolvimento para ajustar o pagamento para refletir a melhor prática no sentido de incentivar os provedores. Em alguns casos, pagamentos não são efetuados quando a performance é 'pobre', como, por exemplo, em alguns casos de readmissão no hospital".

b) Estados Unidos

Nos Estados Unidos, existem vários programas de avaliação de desempenho, como o do LeapFrog Group e o *Hospital compare*, para os hospitais que atendem o sistema público de saúde. O *Hospital compare* tem informações sobre a qualidade do atendimento em mais de 4 mil hospitais em todo o país para que o público possa encontrar e comparar a qualidade dessas instituições. Na tabela abaixo, estão detalhadas as dimensões avaliadas, com os respectivos pesos e indicadores.

Hospital value based program · *Affordable Care Act 2010*

DIMENSÕES	PESO	INDICADORES
Cuidado do processo clínico	20%	· Terapia fibrinolítica recebida em 30 minutos após a chegada no hospital; · Angioplastia (CPI) recebida em 90 minutos após a chegada no hospital; · Instruções de alta; · Hemocultura no departamento de emergência antes de iniciar antibioticoterapia no hospital; · Seleção inicial de antibiótico por PAC em pacientes imunocompetentes; · Profilaxia antibiótica recebida em uma hora antes da incisão cirúrgica; · Seleção de profilaxia antibiótica para pacientes cirúrgicos; · Descontinuidade da profilaxia antibiótica em 24 horas após término da cirurgia; · Controle de glicose às 6 da manhã em pacientes de cirurgia cardíaca; · Remoção de cateter no pós-operatório (dias 1 e 2); · Pacientes cirúrgicos em uso de betabloqueador que receberam betabloqueador durante o período pré-operatório; · Pacientes cirúrgicos que receberam profiaxia de TVP em 24 horas antes da cirurgia até 24 horas após a cirurgia.
Experiência do paciente	30%	· Comunicação com a equipe de Enfermagem; · Comunicação com os médicos; · Responsividade do *staff* do hospital; · Gerenciamento da dor; · Comunicação sobre medicamentos; · Limpeza e silêncio no ambiente hospitalar; · Informação de alta; · Nota geral do hospital.
Indicadores de resultado	30%	· Segurança do paciente (indicador composto);* · Infecção associada a cateter venoso central; · Taxa de mortalidade de IAM em 30 dias;; · Taxa de mortalidade de insuficiência cardíaca em 30 dias; · Taxa de mortalidade em pneumonia.
Eficiência	30%	· Gastos do Medicare por beneficiário.**

** Indicador composto de segurança do paciente inclui taxas de úlcera de pressão, pneumotórax iatrogênico, infecção na corrente sanguínea após cateter venoso central, fratura de quadril pós-operatória, embolia pulmonar ou trombose venosa profunda pós-operatória, sepse pós-operatória, deiscência de sutura pós-operatória e laceração ou punção acidental.*

*** Indicador baseado na fatura hospitalar, que inclui pagamentos padronizados e ajustados pelo risco, por todo o custo do hospital e de médicos hospitalistas providenciados a partir de três dias antes da internação até 30 dias após alta.*

Fonte: CMS, 2014

c) Alemanha

Na Alemanha, nos anos 1990, foi desenvolvido e tornou-se mandatório um sistema de controle externo de segurança nas internações hospitalares. Desde 2001, o BundesgeschäftsstelleQualitätssicherung ou BSQ (Instituto para Qualidade e Segurança do Paciente) tem gerenciado seu desenvolvimento e implementação. O BQS é responsável por estabelecer procedimentos ou doenças (conhecidas como "módulos"), definir amostras de dados e derivar indicadores de qualidade desses dados.

Em 2007, o BQS coletou informações de qualidade de 26 módulos mandatórios, com 194 indicadores. A maior parte dos módulos é baseada em procedimentos (por exemplo: colecistectomia, prótese de quadril, alguns tipos de cirurgia cardíaca, implante de marca-passo ou partos). Poucos são baseados em diagnósticos (por exemplo: pneumonia adquirida na comunidade). Os hospitais que não coletam os dados são multados. Se eles reportam menos de 80% dos casos, descontam-se 150 euros por caso faltante. Em 2007, mais de 3,6 milhões de internações foram monitoradas. Na época, foi assumido como o maior volume de dados em termos de qualidade no mundo.

Os hospitais que têm baixo desempenho são chamados a se explicarem (em um processo não público) e a proporem ações para melhoria. Até esse momento, não houve a intenção de comparação entre hospitais, mas a iniciativa serviu como uma ferramenta de apoio aos médicos para que pudessem entender onde se encontravam, no sentido de implementar *guidelines* de tratamento e identificar importantes complicações. Essa metodologia teve seus pontos positivos e negativos.

Os pontos positivos foram que os médicos podiam, teoricamente, definir os indicadores de qualidade, e toda informação necessária coletada possibilita que esses profissionais entendam a relação de uma possível complicação com o desempenho do procedimento (ou doença tratada) durante o processo de coleta de dados.

Os pontos negativos identificados foram os seguintes: esforços para coletas dos dados; detecção de problemas de qualidade dependiam da honestidade dos participantes (se a informação é usada para *benchmarking* público, existem fortes incentivos para manipulação, o que é facilmente feito pela omissão das complicações ou não documentando certos casos); informações de resultado restritas a pacientes internados; e *follow-ups* que não podem ser largamente estabelecidos devido ao enorme esforço necessário, além de serem propensos a perder os casos por subnotificação ou viés.

Iniciando na primavera de 2008, a caixa de previdência Allgemeine Orts-Krankenkasse (AOK) desenvolveu relatórios anuais sobre alguns indicadores de resultados disponíveis para todos os hospitais alemães. Essa informação está disponível para toda a população.

O programa de avaliação de desempenho dos hospitais alemães é compulsório e o grande objetivo é a difusão pública. Existem mais de 400 indicadores avaliados para os 30 principais procedimentos, somente da dimensão clínica com foco nos processos e nos resultados. Os indicadores são individualizados nos hospitais e a origem dos dados é eletrônica. Como existem muitos indicadores de resultado, o ajuste de risco se faz obrigatório e é um componente importante do programa, em que são utilizadas estratificações, como os ASA ou os escores de comorbidades.

d) França

O *COMPAQH* nasceu em 2003. É um projeto de pesquisa no âmbito operacional, que, em 2010, tornou-se o *COMPAQ-HPST*, traduzido como *Coordenação para Mensuração do Desempenho e Melhoria da Qualidade: Hospital-Paciente-Segurança-Território*.

Esse projeto de pesquisa produziu 58 indicadores aptos para a generalização, ferramentas de gestão da qualidade baseadas nos indicadores, modelo de análise dos objetivos da divulgação pública, metodologia para agregar os resultados em um escore sintético da qualidade e um modelo de análise para o desenvolvimento do pagamento pela qualidade nos estabelecimentos de saúde.

As dimensões em que os indicadores são analisados referem-se a organização (indicadores de estrutura) e clínica (não tem indicadores de resultado). Os indicadores são os seguintes:

- Tratamento hospitalar do infarto do miocárdio após a fase aguda;
- Tempo de espera para consulta ambulatorial;
- Rastreabilidade da avaliação da dor em SSR;
- Rastreabilidade da avaliação do risco de escaras em adultos;
- Conformidade do prontuário do paciente;
- Tempo de envio do resumo de alta;
- Prática clínica: tratamento do câncer de mama;
- Triagem de distúrbios nutricionais em adultos;
- Satisfação do paciente hospitalizado;
- Índice composto de avaliação das atividades da luta contra as infecções nosocomiais (Icalin);
- Acessibilidade arquitetural, ergonômica e informativa;

- Conformidade de pedidos de exames de imagem;

- Taxa de infecção do sítio cirúrgico (Surviso);

- Volume anual de produtos hidroalcoólicos (gel e soluções) por paciente por dia (ICSHA);

- Consumação de antibióticos por 1 mil pacientes por dia;

- Taxa de *Staphylococcus aureus* resistente à meticilina (SARM) por 1 mil pacientes por dia;

- Rastreabilidade da avaliação da dor;

- Conformidade do prontuário de anestesia;

- Reunião de discussão multidisciplinar;

- Conteúdo do prontuário do paciente em SSR;

- Triagem de distúrbios nutricionais em SSR;

- Conformidade do prontuário do paciente em estrutura de internação domiciliar (HAD);

- Conformidade do prontuário do paciente adulto hospitalizado em tempo integral em serviços de saúde mental.

Fonte: COMPAQ-HPST. Para um detalhamento maior, acesse <www.compaqhpst.fr/br>.

Em 2014, muita coisa se modificou nesse projeto. Lembrando que o *COMPAQH* sempre foi um primeiro estágio de experimentação dos indicadores da qualidade na França, conforme afirma Henri Leleu, consultor sênior desse projeto na França e que também atuou como consultor da ANS no Brasil, difundindo a metodologia de avaliação de desempenho.

Segundo Leleu, o principal motivo para a descontinuação do projeto, a partir de 2014, foi que o experimento não se fazia mais necessário. Os indicadores atingiram a sua maturidade e foram "transferidos" para o HAS (Autoridade Nacional de Saúde), que faz toda a coleta de dados e seu processamento. O desenvolvimento dos novos indicadores, de alguma forma, estagnou. No entanto, os indicadores de qualidade estão bem vivos ainda.

A maioria das mudanças ocorridas foi no espaçamento da coleta de dados. Antes, eram dados coletados anualmente e agora são a cada dois anos. Havia uma constante reclamação por parte dos hospitais, do alto custo administrativo imposto a eles para coletar os dados. Os indicadores são atualizados anualmente em um sítio eletrônico específico, <www.scopesante.fr>, que foi redesenhado em 2014. Sua apresentação é similar aos *scorecards* utilizados em todos os hospitais franceses. Além disso, com os indicadores que foram desenhados pelo *COMPAQH*, esse *website* traz informações sobre atividade, acreditação, informações e direitos do paciente e segurança. A isso adicionam-se a mais de 100 indicadores com dados do HAS e do Ministério da Saúde.

Na França, além desses dados, existe uma outra ferramenta desenvolvida em 2009 por uma agência chamada Anap. Essas informações são mais direcionadas aos gestores hospitalares que ao público em geral, sendo baseadas nas coletas de dados e informações autodeclaradas. Também compilam uma centena ou mais de indicadores.

Henri Leleu apresenta as recentes mudanças: novos indicadores são poucos, mas uma segunda experiência de pagamento por performance (P4P) foi iniciada em abril de 2015 e, até a publicação deste livro, não foi finalizada. Essa experiência é baseada na disponibilidade de indicadores, utilizando a opinião de especialistas para ponderar e calcular um escore geral. O documento está apresentado em Francês no seguinte endereço: <www.compaqhpst.fr/images/IFAQ%201_document_dinformation_16_01_2015.pdf>. Até a publicação desta obra, a avaliação não havia sido iniciada, pois vinha encontrando muitos problemas, mas o P4P será, muito provavelmente, generalizado na França nos próximos anos.

e) Austrália

Em agosto de 2011, o Conselho dos Governos Australianos (Coag) traçou os objetivos para o acordo da reforma nacional na Saúde (NHRA), incluindo: melhoria dos relatórios de desempenho através do estabelecimento do National Health Performance Authority (chamado de Authority) e melhoria da responsabilização através do *Performance and accountablity framework* (chamado de *Framework*).

O principal objetivo do *Framework* é apoiar um sistema de saúde seguro e de alta qualidade na Austrália por meio da melhoria da responsabilização e da transparência. Um robusto informe sobre o desempenho é crítico para garantir que uma informação abrangente sobre saúde seja disponibilizada aos pacientes e clientes, prestadores de serviços e gestores de saúde. O *Framework* foca os relatórios em três domínios: equidade, efetividade e eficiência do serviço de saúde disponibilizado.

O programa *MyHospitals* é um *website* do governo australiano construído para garantir a toda a comunidade um fácil acesso às informações de desempenho, consistente e comparável dos hospitais públicos e privados. As informações constantes no site estão disponíveis para a população em geral, médicos, enfermeiros, acadêmicos, pesquisadores, hospitais, gestores de saúde, jornalistas e outros interessados. O site possibilita a visualização do desempenho de mais de 1 mil hospitais públicos e privados em alguns indicadores, como tempo de espera na emergência ou em algum tipo de cirurgia, taxas de infecção hospitalar e tempo de internação, entre outros. A seguir, os indicadores são apresentados:

DIMENSÃO	INDICADOR
Efetividade: segurança e qualidade	· Taxa de mortalidade hospitalar (em desenvolvimento); · Morte em DRGs com baixa mortalidade (em desenvolvimento); · Taxa de mortalidade hospitalar em condições especiais ; · Taxa de readmissão de pacientes com altas seguidas de gerenciamento de condições especiais; · Taxa de infecção sanguínea por *Staphylococcus aureus* associada aos cuidados de saúde; · Taxa de infecção sanguínea por *Clostridium difficile* associada aos cuidados de saúde; · Taxa de acompanhamento comunitário em sete dias após alta de hospital psiquiátrico.
Efetividade: experiência do paciente	· Medida da experiência do paciente com serviços hospitalares.
Equidade e efetividade: acesso	· Acesso aos serviços por tipo de serviço comparado com a necessidade; · Tempo de espera nos departamentos de emergência (PS) por categoria de urgência; · Porcentagem de pacientes no departamento de emergência (PS) transferidos para enfermaria ou com alta em quatro horas, por categoria triada; · Tempo de espera do paciente para cirurgia eletiva, por categoria de urgência; · Tempo de espera para cuidados de câncer.
Eficiência: eficiência e desempenho financeiro	· Índice de permanência para pacientes de longa permanência; · Taxa de admissão de cirurgia-dia para pacientes não emergenciais de longa permanência; · Custo do paciente agudo admitido no hospital; · Comparação entre o desempenho financeiro e o orçamento por atividade financiada (resultado operacional anual).

Fonte: <www.myhospitals.gov.au/about-myhospitals/overview#performance-indicator-reporting>

f) Canadá

O *Canadian Hospital Reporting Project* (CHRP) é uma iniciativa para melhoria da qualidade feita pelo Canadian Institute for Health Information (CIHI). O principal objetivo do CHRP com essa ação é fomentar a qualidade, aprendizagem e ação. O CHRP possui uma ferramenta baseada em *web*, que disponibiliza aos gestores hospitalares, tomadores de decisão e definidores de políticas e à população canadense acesso a indicadores de resultado de mais de 600 hospitais de cada província e território do país.

O CIHI produz as informações de saúde para todo o Canadá. De forma geral, o CIHI divulga um total de 110 indicadores. Em seu sítio eletrônico, é possível ter acesso aos indicadores e às respectivas análises considerando o nome dos indicadores, a performance do indicador no sistema de saúde, as áreas necessárias e os níveis de reportes. Os indicadores são divididos nas seguintes áreas:

- Determinantes sociais da saúde;

- Fatores estruturais que influenciam a saúde;

- Biológico, material, fatores psicossociais e comportamentais;

- Entradas e características do sistema de saúde;

- Liderança e governança;

- Recursos do sistema de saúde;

- Alocação eficiente de recursos;

- Ajuste às necessidades de saúde da população;

- Inovação do sistema de saúde e capacidade de aprendizagem;

- Entregas (saídas) do sistema de saúde;

- Acesso a serviços de saúde abrangentes de alta qualidade;

- Centrado na pessoa;

- Seguro;

- Adequado e eficaz;

- Eficientemente entregue;

- Resultados do sistema de saúde;

- Melhorar o estado de saúde dos canadenses;

- Melhorar a resposta do sistema de saúde;

- Melhorar valor para o dinheiro.

Mais informações, acesse: <www.cihi.ca/CIHI-ext-portal/internet/EN/TabbedContent/health+system+performance/indicators/health/cihi010654>

O CIHI selecionou, especificamente para a área hospitalar, 21 indicadores clínicos e nove indicadores financeiros do CHRP, baseado nas suas relevâncias. As dimensões analisadas foram: efetividade clínica, segurança do paciente, adequação do cuidado, acesso e desempenho financeiro.

g) Brasil

I. QualiSUS

O *Projeto de Formação e Melhoria da Qualidade de Rede da Atenção à Saúde (QualiSUS-Rede)* é uma proposta de intervenção para apoio à organização de redes regionalizadas de atenção à saúde no Brasil. Trata-se de um projeto de cooperação entre o Banco Mundial e o Ministério da Saúde que visa a somar-se aos esforços permanentes de consolidação do Sistema Único de Saúde (SUS).

O *QualiSUS-Rede* foi instituído como estratégia de apoio à organização de redes de atenção à saúde no Brasil, sendo previsto para acontecer em duas etapas. A primeira, no período de 2011 a 2015, abrangerá dez regiões metropolitanas e cinco não metropolitanas. Assim, os recursos financiarão 15 subprojetos, que, por sua vez, apoiarão a organização da rede de atenção à saúde (RAS) em 17 estados, ou seja, um projeto por unidade federativa (UF).

A primeira fase será voltada à implementação das redes de atenção à saúde, considerando todos os seus componentes. A segunda etapa está voltada para o aprofundamento e para o aperfeiçoamento dessas redes de atenção e seguirá a primeira, no período de 2015 a 2020, podendo abranger novas UF.

Embora as ações sejam estruturantes, componentes de avaliação da qualidade estão sendo constituídos e farão parte do segundo componente do projeto. No entanto, alguns estados se mobilizaram para organizar e monitorar suas redes de atenção à saúde. Dois exemplos serão aprofundados neste capítulo: o *Pro-Hosp*, da Secretaria de Estado de Saúde de Minas Gerais, e dois programas da Secretaria da Saúde do Estado do Paraná – o *HospSUS* e o *ApSUS*.

II. Pro-Hosp

O *Pro-Hosp* é um programa do governo estadual mineiro, inovador no país, pois modifica a lógica da relação convenial para a da relação contratual, entre o Estado e os hospitais públicos e privados sem fins lucrativos, que prestam serviços pelo Sistema Único de Saúde (SUS). Esse programa possibilita à população atendimento hospitalar de qualidade e com resolutividade o mais próximo possível de sua residência, segundo a lógica dos níveis de complexidade (média ou alta), otimizando a eficiência dos hospitais e, assim, consolidando a oferta da atenção hospitalar nos polos macro e microrregionais do estado.

Como Minas Gerais tem uma enorme extensão territorial (853 municípios) e grande disparidade socioeconômica, o *Pro-Hosp* procurou consolidar a política estadual de regionalização da saúde, investindo nas 75 microrregiões e 13 macrorregiões sanitárias. O objetivo é que o paciente se desloque o mínimo possível de seu município para receber assistência médica necessária, evitando ter que viajar ou ser transportado para os grandes centros ou para Belo Horizonte.

Entre 2003 e 2007, foram investidos R$273 milhões, beneficiando cerca de 128 hospitais espalhados por 106 municípios, de todas as regiões mineiras. Desde 2008, o volume de recursos foi ampliado, alcançando R$100 milhões e, até 2010, estavam previstos que fossem aplicados no programa cerca de R$620 milhões. Os recursos são provenientes do tesouro do Estado e suas aplicações são direcionadas em percentuais, sendo 40% para melhoria da qualidade da assistência, com os investimentos na manutenção e ampliação da capacidade instalada (instalações físicas e equipamentos), e 50% livres de vinculação, podendo ser usados no aumento de qualquer uma das funções programáticas anteriores ou em custeio hospitalar. Os outros 10% devem ser aplicados na melhoria da gestão dos hospitais.

O programa aumentou a oferta e a qualidade dos serviços hospitalares, preenchendo os "vazios assistenciais". Ou seja, aumentou a cobertura de procedimentos ou serviços de média complexidade, ampliando para os hospitais de referência nas microrregiões, e também a cobertura de procedimentos ou serviços de média e alta complexidade, ampliando para os hospitais de referência das macrorregiões. Isso foi possível por meio de investimentos na renovação e na ampliação de equipamentos.

O *Pro-Hosp* tem proporcionado o aumento da eficiência dos hospitais, tanto pelo instrumento contratual – que se traduz pela formalização de um termo de compromisso entre a Secretaria de Estado de Saúde de Minas Gerais, os gestores municipais e os hospitais, por meio do qual se pactuam compromissos e metas –, quanto pelo fortalecimento da gestão dos hospitais, sendo que já foram formados 260 gestores no curso de especialização em Gestão Hospitalar, com a elaboração de 119 planos diretores dos hospitais participantes.

Entre os 128 hospitais contemplados no *Pro-Hosp*, 35 estão sediados nos 18 municípios-polo das macrorregiões de saúde e os restantes em municípios-polo das 75 microrregiões. Essas unidades receberam recursos financeiros para ampliação de sua capacidade de atendimento, reforma da infraestrutura, compra de equipamentos, modernização gerencial e custeio hospitalar.

O *Pro-Hosp* se fundamenta em uma parceria entre o Estado e os hospitais públicos e filantrópicos que integram o programa, com a participação dos gestores municipais, do Conselho de Secretarias Municipais de Saúde (Cosems) e do Conselho de Saúde Municipal e Estadual. O governo, por meio da Secretaria de Saúde de Minas Gerais, faz o repasse dos recursos, e as instituições se comprometem a cumprir metas assistenciais e gerenciais.

A transferência dos recursos leva em conta a população das macrorregiões (base cálculo *per capita*) e também a realidade socioeconômica de cada uma. Assim, as áreas mais carentes, ou seja, nos Vales do Jequitinhonha, do Mucuri e do Rio Doce e na região Norte de Minas, os hospitais recebem, proporcionalmente, maior volume de investimentos. Para maiores informações sobre o programa, acesse: <www.saude.mg.gov.br/gripe/page/410-pro-hosp-sesmg>.

1 – Área: Gestão

1.1 – Subárea: Direção

1.1.1 – Membros da direção do hospital com especialização em Gestão Hospitalar.

1.1.2 – Implementação do plano diretor.

1.2 – Subárea: Recursos humanos

1.2.1 – Pessoal segundo áreas do hospital.

1.2.2 – Índice de treinamento de pessoal administrativo.

1.2.3 – Índice de treinamento de pessoal técnico assistencial.

1.2.4 – Taxa de rotatividade de pessoal.

1.2.5 – Taxa de absenteísmo.

1.2.6 – Taxa de acidentes de trabalho.

1.3 – Subárea: Gestão administrativo-financeira

1.3.1 – Sistema de apropriação de custos implantado.

1.3.2 – Gestão de materiais e suprimentos.

1.3.3 – Adesão a banco de preços.

1.3.4 – Variação do preço do m^3 do oxigênio.

1.3.5 – Porcentagem de equipamentos médico-hospitalares com contratos de manutenção preventiva em dia.

1.3.6 – Porcentagem de internações hospitalares pagas pelo Sistema Único de Saúde em relação às apresentadas.

1.3.7 – Porcentagem de procedimentos ambulatoriais pagos pelo Sistema Único de Saúde em relação aos apresentados.

1.4 – Subárea: Gestão da informação hospitalar

1.4.1 – Censo hospitalar diário.

1.4.2 – Sistema de informatização em rede.

1.4.3 – Registro eletrônico na admissão de pacientes.

1.4.4 – Registro eletrônico de resultados de exames laboratoriais.

1.4.5 – Registro eletrônico de resultados de exames de diagnóstico por imagem.

1.4.6 – Registro eletrônico na farmácia.

1.4.7 – Acesso à internet.

1.4.8 – Informes estatísticos.

1.4.9 – Notificação compulsória.

1.4.10 – Núcleo hospitalar de Epidemiologia.

1.4.11 – Relatório de alta hospitalar.

2 - Área: Processos

2.1 – Subárea: Organização da assistência

2.1.1 – Protocolos clínicos implantados.

2.1.2 – Dispensação de medicamentos.

2.1.3 – Uso de hemocomponentes seguros.

2.1.4 – Existência de Comissão de Revisão de Prontuário.

2.1.5 – Existência de Comissão de Verificação de Óbitos.

2.1.6 – Existência de Comissão de Eventos Adversos.

2.1.7 – Existência de Comissão de Controle de Infecção Hospitalar.

2.1.8 – Existência de Comissão de Farmácia e Terapêutica.

2.1.9 - Equipe multidisciplinar de terapia nutricional.

2.1.10 – Atenção à saúde do trabalhador.

2.1.11 – Existência de Comissão Intra-Hospitalar de Doação de Órgãos e Tecidos para Transplante.

2.2 – Subárea: Produção

2.2.1 – Taxa de cesáreas.

2.2.2 – Taxa de cesáreas em primíparas.

2.3 – Subárea: Produtividade

2.3.1 – Relação pessoal/leito.

2.3.2 – Índice de produção por funcionário – ambulatório.

2.3.3 – Índice de produção por funcionário – centro cirúrgico.

2.3.4 – Índice de produção por funcionário – pronto-socorro.

2.3.5 – Tempo médio de permanência geral.

2.3.6 – Tempo médio de permanência – clínica médica.

2.3.7 – Tempo médio de permanência – clínica pediátrica.

2.3.8 – Tempo médio de permanência – clínica cirúrgica.

2.3.9 – Tempo médio de permanência – clínica ginecológica.

2.3.10 – Tempo médio de permanência – clínica obstétrica.

2.3.11 – Tempo médio de permanência – unidade de tratamento intensivo – adulto.

2.3.12 – Tempo médio de permanência – unidade de tratamento intensivo – infantil.

2.3.13 – Tempo médio de permanência – unidade de tratamento intensivo – neonatal.

2.3.14 – Tempo médio de permanência – hospital-dia.

2.3.15 – Taxa de ocupação.

2.3.16 – Taxa de ocupação – clínica médica.

2.3.17 – Taxa de ocupação – clínica pediátrica.

2.3.18 – Taxa de ocupação – clínica cirúrgica.

2.3.19 – Taxa de ocupação – clínica ginecológica.

2.3.20 – Taxa de ocupação – clínica obstétrica.

2.3.21 – Taxa de ocupação – unidade de tratamento intensivo – adulto.

2.3.22 – Taxa de ocupação – unidade de tratamento intensivo – infantil.

2.3.23 – Taxa de ocupação – unidade de tratamento intensivo – neonatal.

2.3.24 – Taxa de ocupação – hospital-dia.

2.4 – Subárea: Espera

2.4.1 – Pacientes em lista de espera para procedimento cirúrgico.

2.4.2 – Pacientes em lista de espera para exame de diagnose.

2.4.3 – Pacientes em lista de espera para consulta especializada.

2.4.4 – Tempo de espera para procedimento cirúrgico.

2.4.5 – Tempo de espera para exame de diagnose.

2.4.6 – Tempo de espera para consulta especializaa.

3 – Área: Resultados

3.1 – Subárea: Mortalidade

3.1.1 – Taxa de mortalidade geral.

3.1.2 – Taxa de mortalidade institucional.

3.1.3 – Taxa de mortalidade materna hospitalar.

3.1.4 – Taxa de mortalidade neonatal hospitalar.

3.1.5 – Taxa de mortalidade neonatal precoce hospitalar.

3.1.6 – Taxa de mortalidade neonatal tardia hospitalar.

3.1.7 – Taxa de mortalidade infantil hospitalar.

3.2 – Subárea: Infecção hospitalar

3.2.1 – Taxa de infecção hospitalar.

3.2.2 – Taxa de infecção hospitalar cirúrgica.

3.2.3 – Taxa de infecção hospitalar em unidade de tratamento intensivo – adulto.

3.2.4 – Taxa de infecção hospitalar em unidade de tratamento intensivo – neonatal.

3.2.5 – Taxa de infecção hospitalar em outras clínicas.

3.2.6 – Taxa de infecção hospitalar por cateter venoso.

3.2.7 – Taxa de infecção hospitalar por cateter umbilical.

3.2.8 – Taxa de infecção hospitalar por cateter vesical.

3.2.9 – Taxa de infecção hospitalar por ventilação mecânica.

3.3 – Subárea: Movimentação de pacientes

3.3.1 – Taxa de reinternação não programada para grupos de pacientes de clínica cirúrgica.

3.3.2 – Taxa de transferência externa.

3.3.3 – Taxa de atendimento a paciente referenciado.

4 – Área: Relação com os usuários e a comunidade

4.1 – Subárea: Relação com os usuários

4.1.1 – Recepção e informação ao usuário.

4.1.2 – Triagem.

4.1.3 – Sinalização no hospital.

4.1.4 – Ouvidoria.

4.1.5 – Monitoramento de respostas.

4.1.6 – Realização de pesquisa de satisfação de usuários.

4.1.7 – Implementação de plano de melhoria de atendimento ao usuário.

4.1.8 – Visitas a pacientes internados.

4.2 – Subárea: Interação com a comunidade

4.2.1 – Parcerias para apoio a cuidados intra-hospitalares.

4.2.2 – Parcerias para cuidados extra-hospitalares.

4.2.3 – Prêmios ou destaque por qualidade de serviços prestados.

5 – Área: Estrutura

5.1 – Subárea: Informações gerais

5.1.1 – Atualização das informações do Cadastro Nacional de Estabelecimentos de Saúde.

5.1.2 – Alvará sanitário expedido pela Vigilância Sanitária.

5.1.3 – Leitos de hospital-dia.

5.1.4 – Certificação como hospital de ensino.

5.1.5 – Contratualização como hospital de ensino.

5.1.6 – Plano de gerenciamento de resíduos de serviços de saúde.

5.1.7 – Unidade de cirurgia ambulatorial.

5.1.8 – Análise periódica de água hospitalar.

5.1.9 – Gerador de energia.

5.1.10 – Serviço de atenção domiciliar terapêutica.

5.1.11 – Procedimentos assistenciais pactuados.

5.1.12 – Serviço de pronto atendimento ou emergência.

5.1.13 – Ambulância com UTI.

5.2 – Subárea: Adesão a programas governamentais

5.2.1 – Programa Viva Vida: comitês de prevenção de mortalidade materna e infantil.

5.2.2 – Programa Viva Vida: monitoramento das taxas de mortalidade materna e infantil.

5.2.3 – Programa de Humanização: grupo de trabalho de humanização implantado.

III. HospSUS

No Paraná, a Secretaria Estadual da Saúde desenvolveu projetos estruturantes inovadores, como o *HospSUS*, que visa a consolidar a atenção hospitalar em todas as regiões do Estado, proporcionando aos cidadãos um atendimento hospitalar de qualidade e resolutivo.

O *HospSUS* conta com hospitais públicos e filantrópicos, que cumprem papel de relevância nas redes de urgência e emergência. O programa tem três eixos principais: o investimento em infraestrutura, o incentivo financeiro para o custeio das ações e a qualificação do corpo técnico e gerencial dos hospitais.

Possivelmente, os gestores valorizem o aporte financeiro em investimento e custeio, pois tais recursos são urgentes. Mas desses eixos, a qualificação é a mais importante, já que oportuniza ao corpo técnico e gerencial dos hospitais o acesso aos novos conhecimentos e aos novos fundamentos que alicerçam as inovações no sistema de saúde.

O programa modifica a lógica da relação entre o Estado e os hospitais públicos e filantrópicos que prestam serviços pelo Sistema Único de Saúde (SUS). O *HospSUS* possibilita à população paranaense atendimento hospitalar de qualidade e com resolutividade o mais próximo possível de sua residência, otimizando a eficiência dos hospitais e contribuindo para o desenvolvimento de um parque hospitalar público e filantrópico, social e sanitariamente essencial para atender às necessidades da população em todas as regiões do estado. Inicialmente, o *HospSUS* atende 50 hospitais públicos e filantrópicos. Para mais detalhes do programa, acesse: <www.hospsus.org.br>.

Indicadores HospSUS

Rede de urgência e de emergência e Rede Mãe Paranaense

1 – Área: Gestão

1.1 – Subárea: Direção

1.1.1 – Membros da direção do hospital com especialização em (participando do curso em) Gestão Hospitalar (considerar, para este item, membros da direção do hospital participando do CGQ do *HospSUS*).

1.1.2 – Implementação e implantação do plano diretor (considerar, para este item, que os participantes do CGH estão apresentando os produtos das oficinas no CGH e estão reproduzindo as oficinas no hospital).

1.2 – Subárea: Gestão da informação hospitalar

1.2.1 – Notificação compulsória de doenças e agravos (apresentado relatório emitido pela Secretaria Municipal de Saúde, a partir dos dados do Sistema de Informação de Agravos de Notificação – Sinan, no período da competência, e a declaração do gestor municipal comprovando a notificação de 100% dos agravos).

2 – Área: Estrutura

2.1 – Subárea: Informações gerais

2.1.1 – Atualização das informações do CNES (apresentou declaração do gestor informando que as informações disponibilizadas no CNES são fidedignas à realidade da instituição).

2.1.2 – Licença sanitária atualizada (anexar cópia da licença sanitária).

2.2 – Subárea: Hemoterapia

2.2.1 – Possui agência transfusional de acordo com a legislação.

2.3 – Subárea: Unidades de tratamento intensivo

2.3.1 – Ampliar número de leitos de UTI para mínimo de 10% dos leitos gerais ou manter os já existentes.

2.3.2 – Manter ou ampliar número de leitos de UTI/SUS existentes no CNES na data da implantação do programa.

2.3.3 – Manter ou ampliar número de leitos gerais existentes no CNES na data da implantação do programa.

2.4 – Subárea: Oferta de leitos para central de leitos/regulação

2.4.1 – Disponibiliza todos os leitos/SUS de UTI para a central de leitos/regulação (apresentado relatório da central de leitos/regulação sobre a disponibilidade dos leitos).

2.4.2 – Disponibiliza todos os leitos gerais/SUS para a central de leitos/regulação (apresentado relatório da central de leitos/regulação).

3 – Área: Processos

3.1 – Subárea: Comissões

3.1.1 – Comissão de Verificação de Óbitos (apresentadas atas das duas últimas reuniões da Comissão de Verificação de Óbitos, com a análise dos óbitos do período, divididos por faixa etária, destacando-se os óbitos infantis e maternos).

3.1.2 – Comissão ou Serviço de Controle de Infecção Hospitalar (apresentadas atas das duas últimas reuniões da Comissão ou Serviço de Controle de Infecção Hospitalar. Destacar nas atas enviadas os itens relacionados às ações relativas ao controle e ao monitoramento das infecções).

3.1.3 – Manter ativa Comissão Intra-Hospitalar de Doação de Órgãos e Tecidos para Transplante (esse item será avaliado pela Central de Transplantes da SESA).

3.2 – Subárea: Rede Mãe Paranaense

3.2.1 – Cobertura de partos realizados em gestantes de alto risco da região ou macrorregião (deve ser considerada a meta do hospital de acordo com a pactuação entre gestores).

3.2.2 – Percentual de partos em gestantes vinculadas no hospital (considerar cumprida se realizou, no mínimo, 80% dos partos/mês, considerando a média de gestantes vinculadas).

3.2.3 – Protocolos clínicos de obstetrícia e perinatologia implantados (a partir de dezembro de 2012).

3.2.4 – Garantia de acompanhante no pré-parto, parto e pós-parto (verificar se o hospital tem infraestrutura para acompanhante).

3.2.5 – Participação dos profissionais nas capacitações da Rede Mãe Paranaense.

3.2.6 – Não recusar acesso a gestante em trabalho de parto (auditoria ou "de ofício").

3.3 – Subárea: Rede de urgência e de emergência

3.3.1 – Pronto atendimento funcionando 24 horas.

3.3.2 – Atende SAMU/SIATE.

3.3.3 – Serviço com classificação de risco implantada. Apresentar percentual de pacientes atendidos na unidade de emergência submetidos à classificação de risco discriminado por nível de prioridade.

3.3.4 – Não recusar acesso de usuário para atendimento de urgência e emergência (auditoria ou "de ofício").

3.3.5 – Percentual de pacientes com tempo porta-balão inferior a 90 minutos (somente para hospitais que têm serviço de hemodinâmica).

3.3.6 – Protocolos clínicos implantados (trauma, AVE, IAM, de acordo com o perfil do hospital, a partir de dezembro 2012).

3.3.7 – Existência de padronização da assistência de enfermagem (procedimentos operacionais padrões – POPs).

3. 4 – Subárea: Programa de humanização

3.4.1 – Implantação de política ou estratégias de humanização (demonstrar a utilização das diretrizes da Política Nacional de Humanização).

3.4.2 – Ouvidoria (apresentado relatório de denúncias e resoluções) .

3.5 – Subárea: Segurança do paciente

3.5.1 – Implantada atividade relacionada à segurança do paciente – no mínimo, duas das seguintes atividades: protocolo de higienização das mãos, cirurgia segura, acesso venoso, queda de paciente, úlcera por pressão (apresentar protocolo e evidências de implantação).

3.5.2 – Notifica regularmente no Sistema On-line de Notificação de Infecção Hospitalar (SONIH).

3.6 – Subárea: Relação com os usuários

3.6.1 – Realização de pesquisa de satisfação de usuários (no mínimo quadrimestral).

Indicadores hospitalares *HospSUS* a serem informados

4 – Área: Dados a serem informados

4.1 – Subárea: Hospitalares

4.1.1 – Taxa de cesáreas.

4.1.2 – Tempo médio de permanência (TMP) geral.

4.1.3 – TMP: unidade de tratamento intensivo – adulto.

4.1.4 – TMP: unidade de tratamento intensivo – neonatal.

4.1.5 – Taxa de ocupação.

4.1.6 – Taxa de ocupação: unidade de tratamento intensivo – adulto.

4.1.7 – Taxa de ocupação – unidade de tratamento intensivo – neonatal.

4.1.8 – Número de partos realizados no período.

4.1.9 – Número de partos de alto risco realizados no hospital.

4.1.10 – Número de gestantes vinculadas com estratificação de risco, conforme pactuação, atendidas pelo hospital.

4.1.11 – Incidência de queda de paciente.

4.1.12 – Percentual de pacientes entubados em relação aos pacientes internados na UTI.

4.1.13 – Número de pacientes atendidos encaminhados pela Central de Regulação de Leitos (relatório mensal por tipo de leito).

4.2 – Subárea: Pactuações

4.2.1 – Número de partos pactuados com o hospital.

4.2.2 – Número de partos de alto risco estimados para a região ou macrorregião.

IV. Programa de Qualificação da Atenção Primária à Saúde (*ApSUS*)

O Governo do Paraná, por meio da Secretaria de Estado da Saúde, criou o *Programa de Qualificação da Atenção Primária à Saúde* (*ApSUS*). Trata-se de um programa inovador, pois institui uma nova lógica para a organização da atenção primária à saúde, estreitando as relações entre o Estado e os municípios, fortalecendo as capacidades de assistência e de gestão, com vistas à implantação das redes de atenção à saúde (RAS) na implementação do Sistema Único de Saúde (SUS).

O *ApSUS* possibilita à população paranaense atendimento à saúde com qualidade e resolutivo em todas as regiões do estado, sendo organizada o mais próximo possível das residências dos cidadãos paranaenses, aumentando as capacidades de respostas às demandas sociais, sanitárias e assistenciais por parte das equipes de APS. Com eficiência e de forma humanizada, as equipes de APS se constituem em um novo paradigma assistencial no setor da Saúde, produzindo uma mudança em todo o modelo de atenção à saúde no estado.

O programa foi implementado em duas fases. A primeira se iniciou com um processo de educação permanente, desencadeado por meio de "ondas formativas" que envolveram as regionais de Saúde, municípios e universidades na realização de oficinas de planificação da atenção primária à saúde. As oficinas foram constituídas por módulos, que atingiram em torno de 30 mil trabalhadores e gestores em saúde, tanto do estado quanto dos municípios. Para se aprofundar no tema, acesse: <www.saude.pr.gov.br/modules/conteudo/conteudo.php?conteudo=2874>.

Indicadores ApSUS

- Percentual da população coberta por equipes de APS;
- Percentual de gestantes, crianças, hipertensos e diabéticos com estratificação de risco;
- Percentual de gestantes, crianças, hipertensos e diabéticos com plano de cuidado implementado;
- Percentual de gestantes vinculadas ao hospital para realização do parto conforme estratificação de risco;
- Percentual de diabéticos e hipertensos com níveis tensionais e hemoglobina glicada em níveis controlados;
- Taxa da população idosa internada por fratura de fêmur.

Indicadores Mãe Paranaense

- Cobertura vacinal em menores de 1 ano;
- Taxa de prevalência de aleitamento materno exclusivo em menores de 4 meses;

• Percentual de mulheres que iniciaram o pré-natal até 120 dias da gestação;

• Percentual de gestantes com sete consultas no pré-natal;

• Percentual de gestantes de risco vinculadas aos hospitais de gestação de alto risco.

V. Qualiss – Saúde Suplementar

O *Qualiss* visa a estimular a qualificação dos prestadores de serviços na saúde suplementar e a aumentar a disponibilidade de informações sobre essa qualificação. O intuito é ampliar o poder de avaliação e escolha de prestadores de serviços por parte dos beneficiários de planos de saúde.

O programa foi desenvolvido pela ANS em parceria com os representantes dos prestadores, dos consumidores, das operadoras, de instituições de ensino e pesquisa, da Anvisa e do Ministério da Saúde. O *Qualiss* está estruturado em dois componentes: divulgação da qualificação dos prestadores de serviços e monitoramento da qualidade dos prestadores de serviços.

Este último componente consiste em um sistema de medição que avalia a qualidade dos prestadores de serviço na saúde suplementar por meio de indicadores que possuem validade, comparabilidade e capacidade de classificação dos resultados. Para tanto, foi definido um conjunto de indicadores relacionados à qualidade dos prestadores que possibilitem a comparação entre os diversos prestadores, divulgando os resultados para os usuários. Para se aprofundar no tema, acesse: <www.ans.gov.br/espaco-dos-prestadores/qualiss/2042-monitoramento-da-qualidade-dos--prestadores-de-servicos>.

A avaliação dos prestadores se dá por meio de indicadores definidos pela ANS em conjunto com o Comitê Gestor do Programa Qualiss (Cogep), que é uma instância colegiada consultiva, composta por representantes dos prestadores de serviços de saúde, dos consumidores de planos de saúde, das operadoras, de instituições de ensino e pesquisa, da Anvisa e do Ministério da Saúde.

Em cada módulo de prestadores, são definidos indicadores para períodos de avaliação de dois anos e, em cada período de avaliação, são definidos indicadores essenciais e recomendáveis. Os indicadores são classificados quanto à relevância em:

• Essenciais: devem ser reportados obrigatoriamente por todos os participantes;

• Recomendáveis: reportados opcionalmente pelos participantes que desejarem, recebendo um bônus na pontuação final.

Indicadores Qualiss

DOMÍNIO	CÓDIGO	INDICADOR
Segurança	E-SEG-01	Taxa de densidade de incidência de infecção de corrente sanguínea associada a cateter venoso central (CVC), na UTI adulto.
	E-SEG-02	Taxa de densidade de incidência de infecção de corrente sanguínea associada a cateter venoso central (CVC), na UTI pediátrica.
	E-SEG-03	Taxa de densidade de incidência de infecção de corrente sanguínea associada a cateter venoso central (CVC), na UTI neonatal.
	E-SEG-04	Taxa de utilização de cateter venoso central (CVC) na UTI adulto.
	E-SEG-05	Taxa de utilização de cateter venoso central (CVC) na UTI pediátrica.
	E-SEG-06	Taxa de utilização de cateter venoso central (CVC) na UTI neonatal.
	E-SEG-07	Conformidade com os padrões de cirurgia segura.
Efetividade	E-EFT-01	Implantação de diretrizes e protocolos clínicos.
	E-EFT-02	Taxa de mortalidade institucional.
	E-EFT-03	Taxa de mortalidade cirúrgica.
	E-EFT-04	Taxa de mortalidade neonatal RN < 1.500g.
	E-EFT-05	Taxa de mortalidade neonatal RN 1.500g – 2.500g.
Eficiência	E-EFI-01	Taxa de ocupação operacional geral.
	E-EFI-02	Taxa de ocupação operacional maternidade.
	E-EFI-03	Taxa de ocupação operacional UTI adulto.
	E-EFI-04	Taxa de ocupação operacional UTI pediátrica.
	E-EFI-05	Média de permanência geral.
	E-EFI-06	Média de permanência maternidade.
	E-EFI-07	Média de permanência UTI adulto.
	E-EFI-08	Média de permanência UTI pediátrica.
Equidade	E-EQI-01	Acessibilidade à pessoa com deficiência.
	E-EQI-02	Medidas para garantir nos atendimentos a prioridade às pessoas vulneráveis (pessoas com deficiência, idoso, crianças, gestantes e lactantes), excluindo urgência/emergência.
Acesso	E-ACE-01	Acolhimento com classificação de risco.
Centralidade no paciente	E-ACE-02	Tempo de espera na urgência e emergência.
	E-CPA-01	Satisfação do cliente.
	E-CPA-02	Monitoramento da manifestação do cliente: avaliação de reclamações e sugestões.

Além dos indicadores para o *Qualiss Hospitais*, no final de 2013 foram concluídas as reuniões com os subgrupos do Cogep para definir os indicadores para laboratórios de análises clínicas, serviços isolados de oncologia (quimioterapia e/ou radioterapia) e anatomia patológica e citopatologia. No entanto, na presente data, esses indicadores estão sendo aprovados para inclusão no site da ANS. Para futuras pesquisas e aprofundamento, acesse: <www.ans.gov.br/espaco-dos-prestadores/qualiss/2043-modulos-e-indicadores>.

Infelizmente, em meados de 2014, o projeto *Qualiss* foi suspenso sem uma justificativa formal por parte da ANS às instituições participantes do Cogep. No entanto, no final desse mesmo ano, a ANS publicou a RN 363 determinando que nos contratos entre as operadoras de planos de saúde e seus prestadores deverá haver um "fator de qualidade", que influenciará o índice de reajuste desses contratos.

1.5 – Conclusões do capítulo

• Qualidade em Saúde é um conceito multidimensional e o valor em Saúde está ligado diretamente à qualidade;

• O custo é um componente da qualidade e, portanto, fundamental de ser avaliado;

• Vários países investem em medir a qualidade e alguns já associam incentivos aos programas. O foco sempre tem sido a geração de valor ao paciente e a difusão pública desses resultados;

• Algumas ações no Brasil já estão sendo estruturadas para medir a qualidade.

2

Modelos de remuneração em Saúde

2.1 - Introdução

Tradicionalmente, existem dois sistemas simples de remuneração: prospectivo e retrospectivo. No primeiro, o custo é conhecido antes da prestação do serviço. Os clássicos exemplos são a remuneração por salário e por capitação. No segundo sistema, o custo é conhecido apenas após o evento ter ocorrido. É o caso do pagamento por procedimento, ou *fee for service* (FFS).

Atualmente, no Brasil, a grande maioria dos planos de saúde remunera seus médicos por procedimento ou no modelo FFS, através de tabelas de honorários criadas pela classe médica. O maior embate da Associação Médica Brasileira com os planos de saúde está na adoção dessa tabela que, segundo essa associação, representa os anseios da classe médica para honorários justos. Um dos pontos negativos mais fortes dessa forma de remuneração está no que muitos estudiosos chamam de "desincentivo" perverso à qualidade na Saúde. Ou seja, a produção é estimulada e não a qualidade da prestação do serviço. Vários autores debateram o assunto e comprovaram que sistemas estruturados com essa forma de remuneração tendem a ser insustentáveis em longo prazo.

O sistema de remuneração por salário (ou por hora) já está se tornando comum em muitas operadoras de Medicina de grupo e é o sistema predominante no SUS. Aqui é observado o extremo oposto, também nocivo, do modelo FFS: quanto menor a produção, maior o ganho individual por paciente atendido, pois o salário é fixo. Um fenômeno chamado "armadilha da eficiência" é observado nesse modelo de remuneração, ou seja, a recompensa do profissional mais resolutivo e eficiente com mais serviço.

O diretor do Berkeley Center for Health Technology, James C. Robinson, apresenta algumas críticas ao modelo de remuneração por salário. Ele fala que esse modelo induz a uma mentalidade burocrática, onde cada procedimento é problema do outro. No entanto, a professora Lise Rochaix, pesquisadora do Groupement de Recherche en Économie Quantitative d'Aix-Marseille (Greqam), da Aix-Marseille School of Economics (AMSE), coloca um ponto positivo nesse modelo. Ela comenta que médicos assalariados têm mais incentivos para prestar um serviço adequado, pois não têm motivação para a sub ou superprodução. Já Tobar *et al.* propõem que o sistema de remuneração por salário não estimula a relação médico-paciente, pois a liberdade para escolher o médico é reduzida e também dificulta a avaliação da qualidade do serviço prestado (TOBAR, ROSENFELD & REALE, 1997).

Outro sistema prospectivo de remuneração é a capitação (ou *capitation*). Esse sistema é pouco utilizado no Brasil, mas merece destaque, pois apresenta uma forma diferente de pensar e vem tomando força com a nova proposta do governo americano para a Saúde. A capitação tem muitas variações, mas, em termos gerais, o profissional ou grupo de profissionais recebe um valor por vida para atender em uma determinada área de abrangência.

O maior problema desse modelo está no desenho feito pelos pagadores e pela inexperiência de gestão dos prestadores, que passam a assumir o risco pela assistência, pois, geralmente, os valores mensais são levados para baixo, sendo que o prestador sempre alega que não é o suficiente para atender à necessidade do paciente. Além disso, existem alguns contratos onde não há ajustes de risco ou, ainda, provisão para casos de alta complexidade, o que exaure o fundo de saúde. Não obstante, muitos provedores geralmente executam suas funções de maneira inadequada, pela falta de infraestrutura administrativa e clínica para gerenciar efetivamente o risco financeiro que assumem.

Em termos assistenciais, muitos autores observaram comportamentos de seleção de risco, isso é, os prestadores buscam ter em sua carteira "capitada" somente pacientes saudáveis ou – pior – produzir o mínimo serviço possível para seus pacientes. Analisando essas e outras evidências, o comentário feito por Robinson, em 2001, traduz, de forma irônica, os modelos de remuneração médica. Ele afirma: "Existem vários mecanismos de remuneração médica. Alguns são bons outros ruins. Os três piores são: pagamento por procedimento (FFS), capitação e por salário".

Já Rochaix, em 1998, afirmava que sistemas simples de pagamento se provaram ineficientes. Os sistemas de pagamento prospectivo levam a problemas de microeficiência, ou seja, relacionados à eficiência produtiva e alocativa. Por outro lado, no modelo retrospectivo, os problemas são da ordem da macroeficiência, ou seja, relacionados à contenção de custos.

Os problemas já conhecidos de modelos simples de remuneração já foram escrutinizados em muitas publicações científicas há mais de duas décadas. Em 1993, Robinson foi muito claro a respeito dos problemas observados nos modelos simples de remuneração. Ele coloca que qualquer movimento para pagamentos prospectivos (com salário e capitação) aumenta os incentivos para subtratamento e seleção de risco. Por outro lado, aponta o professor, todo movimento compensatório para pagamentos retrospectivos revive o tradicional incentivo de práticas inconsequentes de custos (ROBINSON JC, 1993).

A tendência observada em vários países é a adoção de modelos híbridos de remuneração, associando a um modelo simples um componente de performance, ou, ainda, criando *bundles* para eventos de maior prevalência dentro de um sistema de saúde. A lógica desses *bundles* está em transferir parte do risco para o prestador de serviço, pois este assume a responsabilidade pelo atendimento em todo o ciclo de cuidado, sempre associado a um componente de performance. Na sequência, serão detalhados os modelos de remuneração.

2.2 – Modelos simples de remuneração

a) *Fee for service* (FFS)

É o clássico pagamento por serviço prestado. Nesse modelo, os médicos recebem seu pagamento por cada serviço que prestam. Assim, cuidar de um paciente extra traz ao médico um lucro financeiro. Os pagamentos FFS são sistemas abertos, os quais dão cheques em branco aos prestadores, que podem induzir a demanda se assim o desejarem, afirma Lisa Rochaix, em seu clássico artigo de 1998. A principal questão aqui está no poder de discricionariedade do médico em induzir a própria demanda. Esse fenômeno já foi muito estudado pelos economistas de Saúde, denominado "demanda induzida pelo fornecedor" (DIF) e é um dos grandes responsáveis pela ineficiência dos sistemas de saúde no mundo.

O modelo FFS dá ao médico total liberdade sobre o nível e sobre o *mix* de serviços, encaminhamentos e outras opções de tratamento. No entanto, os médicos têm incentivos para expandir os volumes e preços dos serviços que prestam. O risco da DIF é particularmente forte com esse tipo de sistema de pagamento, por exemplo, aumentando os serviços disponibilizados *in house*, mesmo tendo vantagens, como a economia de escala, em produzir mais.

Muitos artigos foram publicados a respeito dos efeitos nocivos dos modelos de pagamento FFS. Um trabalho publicado em 1979, ou seja, há mais de 35 anos, mostrou o que aconteceu com a demanda nos médicos na Califórnia, nos Estados Unidos. O resultado de seu estudo apontou o aumento da quantidade e intensidade dos serviços prestados pelos médicos que atendiam aos beneficiários do Medicare (sistema público americano) em resposta ao congelamento dos honorários médicos durante a década de 1970. O efeito da DIF também foi observado não apenas na própria demanda do médico, mas nos encaminhamentos (ROBINSON, 2001).

Com relação à qualidade gerada no modelo FFS, alguns autores divergem. O professor Thomas H. Rice, do Departamento de Economia da Saúde da UCLA, questiona os aspectos de qualidade. Por um lado, esse autor afirma que a qualidade é encorajada nesse modelo, pois os médicos não têm incentivos para reter serviços. Por outro lado, o excessivo uso dos serviços pode causar dano ao paciente (RICE, 2006). Já outro autor salienta que a continuidade do cuidado e a liberdade de escolha pelo paciente, ambas as características clássicas da qualidade, são aumentadas sob um regime de pagamento FFS (ROCHAIX, 1998).

O efeito positivo na continuidade do cuidado também foi observado em outro estudo, que indicou que os pacientes tinham mais probabilidade de serem acompanhados por seu médico do que em outros modelos. Ele afirma que os médicos generalistas fazem duas vezes mais visitas domiciliares a seus pacientes e quatro vezes mais consultas de retorno (KRISTIANSEN & MOONEY, 1993).

Vale ressaltar que a continuidade do cuidado está diretamente ligada à qualidade em Saúde. A relação contínua entre médicos e pacientes reduz a assimetria de informação, encoraja o médico a fazer encaminhamentos apropriados e reduz o custo da transferência de informação sobre história médica e preferências do paciente aos demais médicos. Outras formas de remuneração podem prejudicar essa relação médico-paciente (FOLLAND, 2004).

b) Capitação

No sistema de pagamento por capitação (ou *capitation*), o prestador de serviço recebe uma quantia por paciente para prover serviços de saúde por um período de tempo. É um pagamento por uma responsabilidade, em que o médico aceita a obrigação de prover o cuidado à saúde de pacientes que estão em uma lista e fazer o que for melhor para eles. O ganho do médico não varia com o nível de atividade, mas somente é alterado em relação ao número de pacientes em sua lista. O objetivo desse modelo é motivar os prestadores a controlar os custos e a prover serviços custo-efetivos.

É logico que os médicos que recebam por procedimento (FFS) queiram ver mais pacientes possíveis. No entanto, quando o médico é remunerado por capitação ou salário, quanto menos pacientes ele vê, maior é o superávit que ele tem. Esse efeito é conhecido como *cream skimming*. Robinson, em seu artigo de 2001, aponta que a capitação recompensa a negativa dos serviços apropriados e o descarte dos pacientes com doenças crônicas. Isso também foi demonstrado por Ellis e McGuire em 1986, quando comentam, no artigo *Provider behaviour under prospective payment,* que os prestadores são motivados a remover ou evitar pacientes doentes, que provaram não ser lucrativos.

A atenção primária é reconhecida universalmente com uma das mais importantes formas a ser buscada quando se fala em qualidade em Saúde. Quanto melhor for a atenção primária, melhor é a utilização de todo um sistema de saúde. Quanto pior a atenção primária, mais utilização e ineficiência acontecem nesse sistema. Safran afirma que o modelo de remuneração por capitação foi associado negativamente com a maioria dos indicadores para a avaliação da atenção primária, tirar como acesso, continuidade, integralidade, integração clínica e relacionamento médico-paciente (SAFRAN, 2000).

A capitação cria incentivos para prestar o mínimo cuidado possível ao paciente. Os médicos preferem tratar os pacientes utilizando recursos mínimos em vez de atingir um determinado nível de qualidade. A preocupação é que os médicos limitarão seus esforços, restringindo o acesso do paciente ao cuidado, especialmente a recursos intangíveis requeridos pela produção do serviço de saúde, como: tempo disponibilizado ao paciente, habilidade e desejo de ouvir, e o esforço mental despendido no caso.

Por outro lado, já se demonstrou que subtratamento pode dar um impulso no ganho do prestador que recebe por capitação em um curto prazo. Mas é contraprodutivo ao longo do tempo, pois os pacientes encontrarão outros prestadores que terão um melhor nível de cuidado (RICE, 2006). Além disso, caso os pacientes se mantenham na lista desse prestador, chegará um momento em que o custo do subtratamento será elevado, pois as complicações aparecerão e o prestador deverá se responsabilizar por isso.

c) Salário

Salário é quando o médico recebe um ganho fixo por certo período de tempo. Assim, o ganho não muda com o nível de atividade. Rochaix argui que o ganho por salário proporciona um incentivo para prover uma alta qualidade do cuidado, pois os médicos não têm incentivos para sub ou sobretratamento e, dessa forma, esse sistema proporciona um nível apropriado de serviço.

No entanto, pode ser demonstrado que o ganho por salário debilita a produtividade, pois o médico não pode impulsionar seu ganho provendo mais serviço, visto que ele recebe o mesmo pagamento independente do esforço durante os atendimentos.

O ganho por salário não encoraja uma provisão eficiente do cuidado. Por exemplo, se o médico é lento ou preguiçoso, vai disponibilizar menos cuidado. Se ele não é dedicado, pode oferecer um cuidado de baixa qualidade. Agora, se o médico se esforça e produz um serviço de boa qualidade, os pacientes fazem questão de ser atendidos por ele. Esse profissional é recompensado com mais serviço. Esse fenômeno é chamado de armadilha da eficiência.

A relação médico-paciente reflete em todo o sistema de saúde. Por um lado, essa relação representa um dos mais importantes efeitos no processo de cura. Por outro lado, ela pode impactar profundamente no custo do sistema de saúde. Nas pesquisas observadas, o modelo FFS foi o melhor modelo simples de remuneração, que reforça essa relação médico-paciente. No caso do médico assalariado, isso é diferente, pois o ganho por salário não estimula essa relação, visto que há redução de liberdade de escolha pelo paciente. Além disso, torna difícil a avaliação da qualidade da atenção (TOBAR *et al.*, 1977).

d) Contribuições das evidências

Inúmeras evidências estão disponíveis para analisar pontos críticos do cuidado em relação ao modelo de remuneração. Na tabela a seguir, são apresentados alguns pontos relevantes:

ASPECTO DO CUIDADO	AUTOR	FFS
Demanda induzida pelo fornecedor (DIF)	Rice, 2006	Incentivos para produzir mais serviços.
	Holahan, 1979	Os médicos da Califórnia aumentaram a quantidade e a intensidade dos serviços prestados em resposta a um "congelamento" nos honorários.
	Labelle, 1990	O "congelamento" dos honorários levou a um aumento tanto no número quanto na complexidade dos procedimentos médicos analisados.
Encaminhamentos	Stearns, 1992	
	Robinson, 2001	Recompensa o "pingue-pongue" entre especialistas.
	Rice, 2006	Incentiva a produção de mais serviços. Uma redução de 10% nos honorários aumentou em 6% a intensidade dos serviços prestados.
	Kristiansen, 1993	
Cream skimming	Scott, 2000	
	Robinson, 2001	
	Ellis & McGuire, 1996	
Comportamento médico	Piola, 1999	Elevado nível de corrupção no FFS.
	Robinson, 2001	
Atenção primária e relacionamento médico-paciente	Piola, 1999	Não estimula ações de prevenção.
	Safran, 2000	
	Shmueli & Glazer, 1999	
	Tobar, Rosenfeld & Reale, 1997	
Qualidade da atenção	Rice, 2006	Por um lado, melhor qualidade é encorajada, em que os médicos não têm incentivos para evitar serviços. Por outro lado, o uso excessivo de serviços pode prejudicar o paciente.
	Schuster, 1998	30% dos serviços realizados não foram necessários.
	Rochaix, 1998	Aumenta a liberdade e a grande continuidade da atenção. Médicos que recebem FFS não delegam a outros profissionais da Saúde alguns serviços (enfermeiras em particular).

CAPITAÇÃO	SALÁRIO
Incentivo para produzir o mínimo serviço possível ao paciente.	
Houve uma redução de 45% nos encaminhamentos quando houve a mudança do sistema de pagamento de FFS para capitação.	
	O número total de exames por consulta foi levemente menor entre médicos assalariados comparados com os FFS.
Incentivos para atrair pacientes de baixo custo.	
Recompensa a negação de serviços apropriados. Estimula a não atender o crônico.	
Em um sistema de pagamento prospectivo, os prestadores de serviço são motivados a excluir os pacientes doentes, que não são lucrativos.	
Menos tempo durante as consultas.	
	Induz uma mentalidade burocrática, onde cada procedimento é problema de outro.
Foi associado negativamente com a maioria dos indicadores de avaliação de atenção primária à saúde, como: acesso, continuidade, integralidade, integração clínica e relacionamento médico-paciente.	
Resulta em uma violação séria dos princípios de equidade	
	Não estimula a relação médico-paciente. A liberdade para escolher o médico é reduzida e também dificulta a avaliação da qualidade do serviço prestado.
	Proporciona um incentivo para alta qualidade de atenção à saúde. O problema está na falta de incentivos econômicos para propiciar serviços mais eficientes.

Pagamentos prospectivos podem encorajar os prestadores a diminuir o valor do tratamento por meio da redução do tempo da consulta, do lazer no trabalho, da excessiva prescrição ou, ainda, por encaminhar acima da necessidade para hospitais.

Os Estados Unidos são os que mais produzem estudos sobre modelos de remuneração. Mas o que se destacou foi a contratação, por parte da Sociedade Americana de Medicina Interna, de um comitê nacional para discutir a reforma do modelo de remuneração. Doze especialistas no tema compuseram esse comitê, em sua grande maioria, médicos e todos em posição de destaque na indústria, academia, planos de saúde, saúde pública, empresas de benefícios e formadores de opinião no assunto.

A conclusão em destaque desse estudo, publicado em março de 2013, foi a seguinte: "Nossa nação (Estados Unidos) não pode controlar os gastos desenfreados da Saúde sem alterar fundamentalmente como os médicos são remunerados". Seriam 12 recomendações muito interessantes. Nove delas são aplicáveis para a realidade brasileira. Por isso, estão destacadas a seguir:

• No devido tempo, as instituições deverão eliminar os pagamentos isolados por procedimento em vista da ineficiência e dos problemas de incentivos financeiros (perversos);

• A transição para a abordagem baseada em qualidade e valor deve iniciar com novos modelos de atenção nos próximos cinco anos, incorporando esses aspectos a um número crescente de práticas, com o objetivo de adoção ampla até o final da década;

• O modelo de pagamento por procedimento ainda permanecerá como uma boa parcela dos pagamentos. Dessa forma, será necessário recalibrar constantemente o modelo para encorajar um comportamento que melhore a qualidade e a custo-efetividade e penalize comportamentos de uso inadequado ou excessivo do cuidado;

• Reajustes anuais devem ser maiores para códigos de avaliação e gerenciamento, que são, atualmente, subvalorizados. Reajustes para códigos de procedimentos de diagnóstico devem ser congelados por um período de três anos, exceto para aqueles que demonstraram estar atualmente subvalorizados;

• Pagamentos mais elevados para serviços feitos em hospitais que podem ser realizados em ambientes de mais baixo custo devem ser eliminados;

• Contratos para pagamentos por procedimento devem sempre incorporar métricas de qualidade dentro dos pagamentos negociados (pagamentos adicionais por performance);

• Pagamento por procedimentos deve encorajar os prestadores de serviços de menor porte (com até cinco prestadores) para formas de relacionamento virtual e, assim, compartilhar recursos para atingir melhores patamares de qualidade;

• Pagamentos fixos devem, inicialmente, focar em áreas onde haja maior potencial de redução de custos e melhor qualidade, como atenção a pessoas com múltiplas condições crônicas e procedimentos hospitalares e em seus seguimentos;

• Medidas para salvaguardar o acesso a cuidados de alta qualidade, para avaliar a adequação de indicadores ajustados pelo risco e para promover forte comprometimento dos médicos com os pacientes, devem ser colocadas em prática para modelos de pagamento fixo.

2.3 – Pacotes, procedimentos cirúrgicos padronizados, DRG e pagamentos baseados em episódios

a) Os "pacotes"

Há que se considerar uma diferença clássica dos "pacotes" – os procedimentos cirúrgicos gerenciados, propostos pela ANS – e os *bundles*, em ascensão nos Estados Unidos. No Brasil, a contratação de "pacotes" em hospitais tem sido prática corrente por parte das operadoras de planos de saúde, em que negociam com sua rede hospitalar credenciada o pagamento de alguns procedimentos cirúrgicos mais prevalentes em um valor único pelo procedimento, geralmente incluindo diárias, taxas, matérias, medicamentos e outros insumos, mas, na grande maioria das vezes, deixando de fora os honorários médicos.

O ponto preocupante desses "pacotes" é que eles são construídos com base na média ou mediana dos valores pagos pelas operadoras. Obviamente, se o hospital não tem um modelo de gestão de custos adequados, isso poderá ser um problema, além de ser muito frequente um trabalho enorme das auditorias, tanto do financiador como do prestador, para se enquadrar ou não dentro dos pacotes negociados. No entanto, é nítida a melhoria nos processos administrativos, principalmente na operadora de saúde. Já no hospital, nem tanto, pois, invariavelmente, a instituição acaba elaborando duas contas paralelas, uma aberta (pois é assim que está acostumada a faturar) e outra com o "pacote".

O grande objetivo dos "pacotes" é facilitar o processo de faturamento e tornar mais previsível um procedimento mais prevalente. No entanto, não há transferência de risco ao prestador, pois qualquer situação que saia do padrão é, normalmente, cobrada fora do "pacote".

Vale ressaltar a preocupação, por parte dos pagadores, com relação aos procedimentos "empacotados", no que diz respeito ao subtratamento ou o uso de materiais ou medicamentos. Mas são poucas as operadoras que avaliam a qualidade desses pacotes.

b) Procedimentos cirúrgicos padronizados

Em 31 de agosto de 2010, foi assinado um documento pelas várias entidades que compuseram um grupo de trabalho sobre remuneração hospitalar, auspiciado pela ANS. O documento, chamado *Sistemáticas de remuneração dos hospitais que atuam na Saúde Suplementar: diretrizes e rumos*, destaca as premissas básicas visando assegurar a sustentabilidade das mudanças propostas em relação ao atual cenário que permeia as relações entre a rede provedora e as operadoras de planos de saúde – tangibilização dos serviços, sustentabilidade, multiplicidade das formas de remuneração, engajamento dos médicos, ajuste de risco, livre concorrência, remuneração por desempenho, contratualização e padronização.

No âmbito da fundamentação conceitual, o grupo de trabalho chegou ao consenso de que o modelo de remuneração – *fee for service* ou conta aberta – deveria ser ampliado para outras alternativas que promovam mais padronização dos insumos e serviços e, em decorrência, permita mais previsibilidade do preço final dos serviços assistenciais. O quadro a seguir descreve os três principais níveis de risco de estruturação do novo modelo de remuneração:

Figura 2

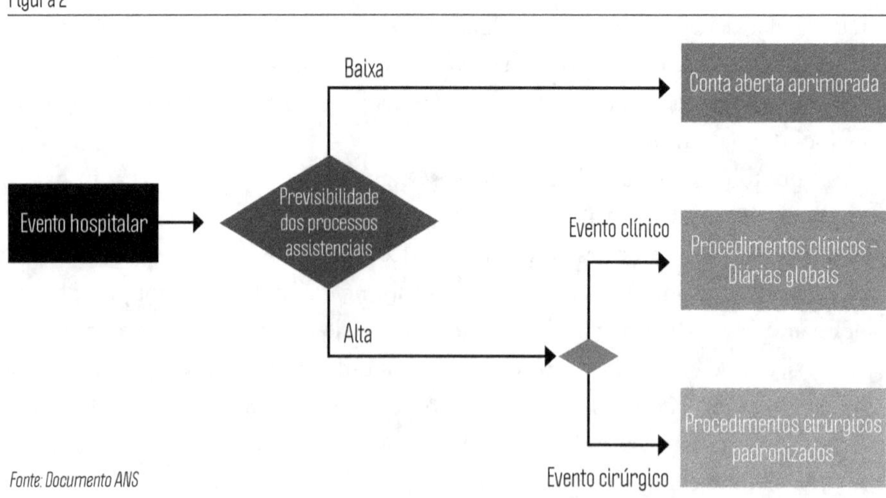

Fonte: Documento ANS

Conta aberta aprimorada: para os procedimentos hospitalares que ofereçam dificuldades de padronização dos insumos e serviços, o grupo de trabalho definiu a manutenção do modelo de remuneração *fee for service* – conta aberta. A aplicação dessa orientação estende-se aos procedimentos clínicos e cirúrgicos cuja utilização de insumos e serviços tenha grande variabilidade. O grupo de trabalho também destacou que, embora seja mantida essa metodologia de remuneração, as tabelas de preços deverão ser analisadas visando à definição de um modelo mais compactado em relação à prática atual.

Procedimentos cirúrgicos padronizados: para a adoção do modelo de remuneração sob a expressão de "procedimentos cirúrgicos-pacotes", o grupo de trabalho definiu como elegíveis os procedimentos padronizáveis com baixa variabilidade na utilização dos insumos e serviços. Em razão, entretanto, de limitações na aplicação de um único perfil de preços para os procedimentos, em geral provocadas por diferentes perfis de estado clínico do paciente, o grupo recomenda a segmentação desses procedimentos por faixas de risco e, em decorrência, negociação de preços diferenciados de forma a contemplar o nível de intensidade dos insumos e serviços requeridos para adequação às diferenças no âmbito da assistência médica aos pacientes.

Procedimentos clínicos – diárias globais: os procedimentos sob o título de "procedimentos clínicos – diárias globais" consistem das alternativas com eventual variabilidade na permanência do paciente, porém com chance de padronização dos insumos e serviços sob a unidade do paciente-dia. Nessas condições, o grupo de trabalho recomenda que seja utilizado o instrumento de diárias globais para os referidos procedimentos clínicos, com possibilidade de padronização dos insumos e serviços.

O modelo mais impactante estava nos procedimentos cirúrgicos padronizados (PCP). Para isso, foi apresentada ao grupo de trabalho uma metodologia prática para essa ação ser executada pelas empresas que davam apoio a esse grupo. As empresas eram a Planisa – <www.planisa.com.br> – e a 2iM – <www.2im.com.br>.

A ideia seria disponibilizar ao mercado um conjunto de serviços e ferramentas para a formulação de preços fixos, sob a orientação de referências médicas, para procedimentos hospitalares, sendo definidos os procedimentos clínicos e/ou cirúrgicos de alta frequência e baixa variabilidade de desfecho clínico e utilização de insumos e serviços, com o objetivo de viabilização de negociação com as operadoras de saúde. As entregas com esse trabalho seriam:

• Sugestões de melhorias para os sistemas de informações assistenciais e de custos, a partir de um diagnóstico inicial no hospital;

• Lista dos procedimentos escolhidos, após validação pelo núcleo técnico do hospital, para serem convertidos ao novo modelo de remuneração;

• Gabarito técnico e documento contendo análise das evidências médicas, níveis de estratificação de risco e elegibilidade dos pacientes por procedimento escolhido;

• Ficha de apuração do custo dos procedimentos escolhidos;

• Formatação do preço dos procedimentos hospitalares escolhidos e documento com sugestões para as negociações com operadoras de planos de saúde do novo modelo;

• Projeto de formatação de modelo de avaliação do corpo clínico (equipes médicas envolvidas com os procedimentos escolhidos) e critérios de incentivos às referidas equipes médicas;

• Sistema informatizado de avaliação do desempenho das equipes médicas envolvidas e utilização dos incentivos definidos;

• Projeto de sistema de monitoramento dos procedimentos executados no novo modelo de remuneração visando à identificação e ao processamento das intercorrências;

• Projeto de sistema de acompanhamento da performance econômica dos procedimentos realizados no novo modelo de remuneração.

Infelizmente, esse grupo se desfez no início de 2013, depois de muitos investimentos por parte de todas as instituições envolvidas. Várias operadoras e hospitais buscaram, mesmo após a extinção desse grupo, conduzir projetos independentes, devido à importância percebida em se mudar a lógica da remuneração dos hospitais.

c) DRG

Desenvolvido por Fetter *et al.* e adotado pelo governo americano na década de 1980, o DRG (*Diagnosis Related Groups*) constitui um sistema de classificação de pacientes internados em hospitais que atendem casos agudos, ou seja, aqueles em que a média de permanência do paciente não ultrapassa 30 dias (PALMER, 1989). Esse sistema de classificação relaciona os tipos de pacientes atendidos no hospital com os recursos consumidos durante o período de internação, categorizando pacientes semelhantes em suas características clínicas e no consumo de recursos (NORONHA, 1991).

Nos anos de 1980, o DRG sofreu grande evolução metodológica, tornando-se o sistema utilizado pelo governo americano em todo o seu território para avaliação do consumo de recursos para o tratamento hospitalar de pacientes agudos. A partir da década de 1990, o uso do DRG foi adotado em diversos países, como Alemanha, Austrália, Espanha, França, Inglaterra, Itália e Portugal.

O uso do DRG possibilita comparar a assistência hospitalar, que é disponibilizada em categorias de produtos e seus respectivos custos, permitindo análises de produtividade (relação entre o que foi entregue e os recursos consumidos), além da comparabilidade do desempenho do hospital entre instituições. Isso é conseguido graças à facilidade da categorização com base nas altas hospitalares. A aplicação do DRG tem sido voltada para o pagamento dos hospitais e para planejamento e gestão.

Em sua versão 31.0 (MS-DRG), o DRG do Medicare possui 746 produtos, que esgotam toda a variedade de internações hospitalares. No Brasil, algo semelhante ao DRG americano é feito no SUS com as autorizações de internação hospitalar (AIHs). A grande diferença está no fato de que, no DRG, a classificação não é apenas pelo diagnóstico, mas leva em conta as complicações, a idade e os procedimentos associados.

No início, para formação dos grupos de procedimentos utilizados para pagamentos no SUS, foi avaliada a chance de utilização do DRG desenvolvido nos Estados Unidos. No entanto, isso foi descartado por dificuldades do sistema de informações existente e de pessoal especializado. Por outro lado, a ideia de agrupamento foi mantida, criando as tabelas de procedimentos e o formulário de AIH. Assim, cada paciente passa a ter anotado em seu resumo de alta o procedimento principal, que se torna a unidade de produção para reembolso pelo sistema.

Os autores aproveitaram da metodologia do DRG a ideia de agrupamento dos procedimentos clínicos e cirúrgicos, em grupos menores. Com a tabela de procedimentos e o formulário de AIH construídos e as regras do sistema de pagamento definidas, cada paciente passa a ter anotado em seu resumo de alta hospitalar o principal procedimento a que foi submetido em seu tratamento hospitalar, sendo este a unidade de produção relativa ao paciente utilizada para o reembolso.

Atualmente, alguns hospitais têm adotado a metodologia DRG para sua melhor gestão interna, principalmente para avaliação de desempenho das equipes médicas, analisando essencialmente a permanência hospitalar dentro das DRGs e comparando com *benchmarks* internacionais. Com isso, é medida a eficiência do serviço. Tais ações são unilaterais por parte das instituições e não são, ainda, utilizadas para faturamento.

O grande desafio de implantar DRGs no Brasil está na capacidade de geração dos dados adequados para esses agrupamentos. No entanto, algumas evidências já foram demonstradas em trabalhos científicos, principalmente em como pode ser melhorada a eficiência dos hospitais quando observada a diferença entre o praticado e as referências internacionais. Essa comparação somente foi possível visto que um DRG no Brasil é o mesmo nos Estados Unidos.

Em uma dissertação de mestrado da Universidade Federal de Minas Gerais (UFMG), o médico José Carlos Serufo Filho apresentou o tema *Avaliação da produtividade de hospitais brasileiros pela metodologia do diagnosis related groups*, analisando 145.710 altas em 116 hospitais. Entre diversos resultados, o que mais chamou a atenção foi que a produtividade dos hospitais estudados foi 28,4% menor que a dos hospitais americanos.

O DRG foi avaliado na Suíça como base para o reembolso dos prestadores. Houve ganho na prática de atendimento ambulatorial. Porém, observou-se aumento no total de reinternações. Por outro lado, a redução do tempo de internação não foi relacionada à implantação do DRG. O G-DRG (*Germany Diagnosis Related Group*) foi adotado na Alemanha em 2004, com base no AR-DRG (*Australian Refined* DRG). Registrou-se alta qualidade na alocação de recursos hospitalares, porém, houve limitações no custo total de gerenciamento e no custeio individualizado do paciente. Segundo os autores, o sistema apresentou, ainda, viés de representatividade ao adotar um modelo nacional único.

Em Portugal, chamado de Grupo de Diagnósticos Homogêneos (GDH), é a forma escolhida para a remuneração em 100% dos hospitais. No GDH, tudo está incluído, desde remunerações e honorários; material de consumo clínico e medicamentos; exames complementares de diagnóstico e terapêutica; hotelaria; outros consumos e atendimento de urgência (se foi a via de admissão). Desde 1989, as informações são registradas via *web* e, mensalmente, recolhidas na Base de Dados Nacional do GDH, controlada pela Administração Central do Sistema de Saúde (ACSS).

O DRG é uma alternativa necessária para aprofundar mais a reforma no modelo de remuneração hospitalar no Brasil. No entanto, o mundo já tem discutido modelos mais inovadores, mas para o Brasil chegar a eles, o DGR poderá ser uma alternativa intermediária, pois exigirá dos hospitais maior maturidade na apuração de seus custos e nos sistemas de informações utilizados.

d) Pagamentos baseados em episódios

Conhecidos nos Estados Unidos por *bundle payments*, eles oferecem reembolso para todos os serviços necessários a um específico paciente por um tratamento ou condição particular.

Dependendo dos termos negociados, o "pacote" ou *bundle* pode incluir pagamentos para todos os prestadores e serviços de saúde que possam ser necessários para o tratamento relativo ao determinado procedimento ou doença.

Esse modelo está em franco crescimento nos Estados Unidos, iniciado em 2007 e sendo muito estimulado com o programa do presidente Obama, a partir de 2010, que propôs uma reforma profunda no modelo de atenção à saúde e remuneração dos serviços de saúde, visto a necessidade da inclusão de quase 40 milhões de americanos no sistema. O racional da proposta é que com esse volume de vidas ingressando no sistema, seu custo iria reduzir (saiba mais sobre *The Affordable Care Act* no link: <http://kff.org/health-reform/fact-sheet/summary-of-the-affordable-care-act/>).

Os pagamentos baseados em episódios (PBE) têm sido vistos como uma forma potencialmente eficaz de transferir o risco financeiro gerenciável para os provedores através de uma taxa única (global) por caso. Essa transferência de risco "técnica" possibilita a um prestador entender o ganho financeiro que teria ao disponibilizar um serviço global por menos do que um valor negociado. Um PBE requer calcular a taxa ou o valor a pagar pelo caso todo "na frente" e, portanto, pagar o valor total do caso de forma prospectiva para o prestado "integral", isto é, aquele prestador que disponibiliza todos os serviços necessários para todo ciclo de cuidado. Assim, esse prestador poderá distribuir os recursos internamente para todos os envolvidos. No entanto, o pagamento não deve ocorrer "na frente" – ele pode ser rastreado durante o curso do Episódio do Cuidado e reconciliado uma vez que o Episódio é concluído. Como um primeiro passo para os contratos por *bundles*, os planos de saúde precisarão analisar os prós e contras de um modelo prospectivo ou retrospectivo de pagamento (para maiores informações, acesse: <http://www.hci3.org/sites/default/files/files/ThatWasThenThisIsNow-2011-11-10.pdf>).

Para um entendimento prático desse modelo de remuneração, acesse: <http://www.hci3.org/sites/default/files/files/CMS-CMMI-GenericCaseStudy.pdf>. Esse documento apresenta um estudo de caso para um projeto de *bundle payment* que iniciou em fevereiro de 2011, demonstrando a implementação de um *bundle* para casos de prótese total de joelho.

2.4 – Modelos mistos de remuneração

São modelos que combinam mais de um modelo simples de pagamento e podem, ainda, ter uma parcela condicionada à melhoria de indicadores de qualidade.

Em 1994, a Organização para a Cooperação e Desenvolvimento Econômico (OCDE) afirmava: "Espera-se que modelos mistos de pagamento combinem aumento da produtividade com uma grande preocupação com a satisfação dos pacientes e um controle adequado dos custos". Essa organização congrega países desenvolvidos e tem se mostrado muito preocupada com alguns pontos críticos na saúde, como produtividade, satisfação dos pacientes e a elevação dos custos com a assistência.

O autor deste livro (ABICALAFFE, 2006), em seu ensaio chamado *Toward Mixed Reimbursement System*, sugere alguns pontos a serem pensados quando se buscar modelos mistos de remuneração.

Primeiramente, deve-se considerar questões estratégicas, como vontade política de mudança pelos tomadores de decisão, a importância de entender o sistema vigente de remuneração e, finalmente, medir os riscos envolvidos nessa mudança, da maneira mais acurada possível.

A vontade política está mais relacionada aos esforços por parte dos gestores na mudança, sejam eles investimentos, profissionalização e contratação de pessoal, comunicação adequada e aquisição ou melhorias nas ferramentas de gestão, como sistemas informatizados, entre outras.

A questão relacionada ao entendimento do sistema de remuneração atual está principalmente na compreensão da lógica da prática médica e como esta é afetada pelo modelo de remuneração (ROCHAIX, 1998).

Além dos pacientes, os médicos são os principais atores do sistema. Existem evidências mais do que suficientes para comprovar isso, demonstrando, muitas vezes, que o médico é responsável por mais de 80% dos custos gerados num sistema de saúde. Portanto, qualquer mudança na atual forma de pagamento do médico impactará nas reformas, positiva ou negativamente.

Para não promover grandes mudanças ao mesmo tampo, as evidências têm mostrado que os países, que vêm precisando resolver problemas de microeficiência, estão incluindo incentivos positivos na forma de recompensas financeiras para encorajar procedimentos específicos ou linhas de ação. Esse é o movimento observado para a busca de modelos mistos de remuneração. Países como Suécia e a Dinamarca, e mais recentemente os Estados Unidos, são bons exemplos disso.

Evidências empíricas também foram demonstradas em alguns planos de saúde privados nos Estados Unidos. Certos planos estabeleceram um valor por vida para um grupo de médicos, em vez de médicos individualmente. Cada médico no grupo é pago por procedimento (FFS), dentro de limites disponibilizados pelo fundo, e muitos planos imputam ao médico generalista parte da reponsabilidade direta pelos custos do encaminhamento. No entanto, eles são encorajados a reduzir os encaminhamentos, oferecendo bônus no final do ano, advindos do fundo orçado para pagamento dos especialistas.

Esse modelo, chamado *Managed Care*, nos Estados Unidos, foi muito criticado e evoluiu consideravelmente no final dos anos 2000. Profundas reformas têm sido feitas nos Estados Unidos, tanto no sistema público quanto no privado, modificando o relacionamento com os profissionais através de modelos de *Accountable Care Organization* (ACO) e pagamento por *bundles*, sempre com adicional por desempenho, tema este que será trabalhado mais profundamente no próximo capítulo.

Por outro lado, macroeficiência é comumente identificada com contenção de custos, isto é, o gasto em saúde deveria ser restrito a limites predefinidos como partes constantes do Produto Interno Bruto (PIB). Países com sistemas de remuneração FFS precisam resolver essas questões de macroeficiência como prioridade de suas reformas.

Alemanha, Canadá, França e Estados Unidos, por exemplo, associaram pagamento por performance, inicialmente, para atingir metas ou tetos financeiros. Mais recentemente, o foco tem sido metas de qualidade associadas a redução de custos (HURST, 1992).

O ponto relevante é que quando se estabelecem metas e tetos financeiros, muitos autores consideram isso como incentivo negativo, e quando aplicados isoladamente são custosos e instáveis, pois alteram o *status quo* dos médicos.

O terceiro ponto a ser abordado nas questões estratégicas para a implantação de modelos mistos de remuneração tem a ver com o entendimento e, muitas vezes, a previsão dos riscos ocasionados pelas mudanças. Não se pode negar que o sistema de saúde possui uma rede de relacionamento extremamente complicada, envolvendo múltiplos atores (médicos, pacientes, governo, hospitais, cidadãos, outros profissionais etc.), e os médicos têm o poder de manipular o sistema (fenômeno chamado de *gaming*), seja qual for o modelo de pagamento vigente.

Em qualquer um dos modelos simples de remuneração, as reações observadas têm relação com o comportamento do médico. Assim, não se pode negar que o poder de discricionariedade que o médico tem é relacionado com seu conhecimento, o que traz a essa agência de relacionamento (médico, paciente, terceiro) assimetria de informação, que é o substrato para qualquer problema observado na saúde.

O risco da mudança de modelo pode ser bem explicado quando se decide introduzir incentivos. Eles podem ser manipulados pelos sujeitos a quem querem afetar e, muitas vezes, têm consequências inesperadas ou, pior, podem gerar efeitos opostos àqueles intencionados (ROCHAIX, 1998).

Assim, é fundamental medir os riscos da implantação de um modelo misto de pagamento, pois alguns *trade-off* são invitáveis, como simplicidade *versus* complexidade; equidade *versus* liberdade de escolha; preferências individuais *versus* coletivas, dentre outras.

Outro ponto a considerar na busca por modelos mistos de remuneração é a possível elevação de custos ao sistema. Para os pagadores, deve-se pensar nos custos dos pagamentos adicionais por desempenho e o custo de monitorar a qualidade. Já os prestadores poderão ter custos administrativos diretos, assim como custos para aderir aos requerimentos regulatórios.

O modelo de remuneração variável por desempenho, por exemplo, pode trazer custos adicionais, caso não seja bem analisado. Na Inglaterra, o primeiro ano após a introdução do pagamento por performance aos médicos trouxe um gasto adicional de 600 milhões de libras ao que foi orçado para 2005 e 2006.

A parte das questões estratégicas a serem analisadas, quando se buscar uma reforma do modelo de remuneração simples para um modelo misto, está em questões táticas e operacionais do dia a dia.

Por exemplo, o sistema de informação existente é a ferramenta gerencial mais importante a ser considerada. Não apenas em função dos dados que geraram, mas pelos processos que registram esses dados. Assim, não apenas para predizer o impacto das mudanças, isso é importante para medir os resultados com a mudança.

Infelizmente, no Brasil, os sistemas de informação ainda são focados no faturamento e não na gestão da clínica. Menos de 20% dos hospitais brasileiros são informatizados e menos de 8% possuem prontuário eletrônico do paciente. Além disso, o foco dos sistemas de informação, tanto para o lado do pagador como para o prestador, ainda está no faturamento, limitando consideravelmente os dados gerados.

Quanto às questões mais operacionais a serem discutidas, estão focadas na capacidade de gestão das partes e no relacionamento com os médicos.

O sucesso da implementação de novos modelos de pagamento está diretamente relacionado com a capacidade de gestão dos gestores que são responsáveis pela implementação e monitoramento dos planos táticos e operacionais, principalmente porque esses profissionais terão que lidar com a mudança no *status quo* dos prestadores e, por isso, será importante saber gerenciar possíveis conflitos com os profissionais. Como já discutido, médicos (assim com outros profissionais) são muito sensíveis a mudanças, que podem, direta ou indiretamente, afetar sua liberdade, ganho e relacionamento com o cliente.

2.5 - Conclusões gerais sobre os modelos simples de remuneração

Fee-for-service (FFS)

• FFS tem a vantagem de melhorar a continuidade da atenção. Os pacientes são vistos por seu médico de forma regular quando a remuneração é FFS. Os médicos generalistas (GP) realizaram visitas domiciliares duas vezes mais e tiveram quatro vezes mais acompanhamentos dos pacientes em casa do que nos consultórios;

• "Incentivos perversos": os prestadores são mais bem remunerados pela quantidade do que pela qualidade do serviço prestado;

• Médicos podem evitar delegar serviços a outros profissionais de saúde.

Capitação

• Procura motivar o controle dos custos e a provisão de serviços custo-efetivos;

• Cria incentivos para produzir o mínimo serviço possível por paciente. Há uma preocupação de que os médicos limitarão seus esforços, restringindo o acesso à atenção, especialmente aos recursos intangíveis, isto é, a qualidade;

• No entanto, uma provisão de serviços abaixo da necessidade aumentará o ganho num curto prazo, mas pode ser contraprodutiva em longo prazo, pois os pacientes acabarão buscando outros profissionais (RICE, 2006);

• Grande risco de comportamentos seletivos, isto é, *cream skimming*;

• Estimula um grande índice de encaminhamentos e aumento do volume de prescrições, no sentido de reduzir os esforços não remunerados;

• Geralmente, os contratos não são ajustados pelo risco dos pacientes atendidos;

• Além disso, os valores mensais são levados para baixo, sendo que o prestador sempre alega que não é o suficiente para atender à necessidade do paciente;

• Em alguns contratos, não há provisão para casos de alta complexidade, o que compromete o fundo;

• Os provedores geralmente executam suas funções inadequadamente pela falta de infraestrutura administrativa e clínica para gerenciar efetivamente os valores do risco financeiro que assumem.

Salário

• Médicos assalariados têm mais incentivos para prestar um serviço adequado, pois não têm motivação para a sub ou superprodução;

• No entanto, a produtividade é comprometida, visto que não há incentivos para aumentar o volume de serviços, já que o ganho é independente da atividade;

• Não há encorajamento de uma eficiente provisão de serviços, a **armadilha da eficiência**:

    – Se o médico é "preguiçoso", pouco serviço será prestado;

    – Se o médico não é dedicado, o serviço poderá ser de baixo padrão;

    – Se o médico é muito bom, ele é "recompensado" com mais serviço.

3

Pagamento por performance em Saúde (P4P)

3.1 - Introdução

O maior estímulo para a revisão do modelo de remuneração médica através de pagamento por performance em saúde foi publicado pelo Instituto for Healthcare Improvement (IHI), quando aventou uma proposta para resolver os problemas de remuneração identificados em diversos estudos na época. A proposta foi a seguinte: "... Criar e implementar, em larga escala, métodos de pagamento que recompensem os prestadores pela qualidade (resultados) e adequação (eficiência) em vez de por volume e complexidade".

O principal motivador para essa proposta é a falência dos modelos simples de remuneração. Ficou claro, no Capítulo anterior, que esses modelos são um desincentivo à qualidade.

O CEO da Kaiser Permanente nos Estados Unidos, até o final de 2013, George Harvorson, publicou um livro chamado *Health Care Will Not Reform Itself*. A Kaiser é um dos maiores planos de saúde privados nos Estados Unidos, com quase 9 milhões de beneficiários e um modelo de gestão altamente inovador, centrado no paciente e extremamente verticializado. Harvorson foi um dos grandes revolucionários do modelo de gestão da Kaiser, principalmente no que tange ao uso de tecnologia de informação como pilar de sua proposta para esse modelo.

Nesse livro, Harvorson ressalta diversos aspectos interessantes com relação à falência dos modelos de remuneração. Ele aponta que: "Nenhuma indústria no mundo aumentaria investimentos para melhorar seus níveis de eficiência se o resultado do sucesso dessa "reengenharia" fosse diminuição de vendas, redução do faturamento ou diminuição do lucro". Para exemplificar esse paradoxo, ele registra o que aconteceu em uma clínica de imagem nos Estados Unidos. Os diretores, observando que essa clínica estava com um índice de exames muito acima do que as evidências médicas preconizavam, investiu em treinamento dos profissionais, melhorou processos etc. e, com isso, reduziu consideravelmente os exames solicitados, pois eles passaram a ser indicados dentro de critérios médicos baseados em evidências. Sob o aspecto da qualidade da assistência isso foi impressionante, no entanto, passados alguns meses, a clínica precisou demitir funcionários, pois a melhoria na qualidade diminuiu a solicitação e realização de exames e, consequentemente, o faturamento da clínica.

Outro aspecto observado por Harvorson foi que "... nos Estados Unidos, os prestadores fazem mais dinheiro com cuidado ruim". Isso é observado na prática, por exemplo, de um hospital que recebe por DRG[1] ou por contas abertas no modelo *fee-for-service*. Um paciente internado em determinado hospital para realizar uma simples cirurgia eletiva que custaria três mil dólares, por exemplo, acaba adquirindo uma infecção hospitalar, evento adverso evitável, e a conta a ser faturada pode chegar a 20 vezes esse valor. Ou seja, quanto pior e de mais risco for o cuidado prestado, mais dinheiro o sistema recebe. Esse "desincentivo" à qualidade foi observado em inúmeros exemplos citados no Capítulo anterior.

Em função disso, modelos de pagamento por performance (P4P) têm sido amplamente aplicados, não apenas nos Estados Unidos, mas em vários países do mundo. Alguns exemplos práticos serão apresentados em seguida.

3.2 - Conceitos

O pagamento por performance (P4P) tem recebido uma série de definições por autores e instituições de renome em saúde no mundo. A seguir estão as mais relevantes:

• "Relaciona diretamente uma parte da remuneração dos prestadores aos resultados atingidos em indicadores de qualidade" (HERCK, 2010);

• "O uso de métodos de pagamento e outros incentivos para encorajar melhoria na qualidade e alto valor do cuidado centrado no paciente" (CMS, 2006);

• "Uma diversidade de mecanismos desenhados para incrementar o desempenho do sistema de saúde através de pagamentos baseados em incentivos" (BASINGA, 2010);

• "Pagamento por performance é baseado em medições críticas, pelas quais o desempenho de um médico é comparado com um padrão de referência. O nível de desempenho de um indivíduo é o que determina a remuneração" (BAUMANN, 2006);

• "Programas de P4P são desenhados para oferecer incentivos financeiros aos médicos ou outros prestadores de serviços de saúde para atingirem metas definidas de qualidade, eficiência ou outras metas" (AHRQ, 2014).

---

[1]DRG - *Diagnosis Related Groups constitui um sistema de classificação de pacientes internados em hospitais. Veja detalhamento no Capítulo 2.*

Percebe-se que todas relacionam incentivos à melhoria do desempenho. No entanto, o conceito mais forte aqui proposto é que o P4P deva relacionar incentivos à geração de valor para o paciente. Ou seja, o prestador que disponibilizar serviços de saúde que incrementem os benefícios (isto é, qualidade de vida relacionada a saúde e satisfação) e minimizem os esforços (isto é, acesso e preço) gera valor para o paciente. E isso deve ser medido e valorizado através de incentivos.

Como foi apresentado no primeiro Capítulo, o conceito de valor é diretamente relacionado ao de qualidade. Pode-se inferir que são sinônimos. Portanto, gerar valor é gerar qualidade. E isso deve ser incentivado através de modelos de P4P.

Nos Estados Unidos, observa-se um fenômeno interessante: os gestores, autores e tomadores de decisão costumam criar nomes novos para as mesmas coisas, talvez com a expectativa de que o "novo" conceito gere impacto na mídia, seja mais bem divulgado e aceito pelos envolvidos, ou na expectativa de o autor do "novo" nome conseguir seu lugar na História, ou, ainda, isso pode estar ligado com a cultura americana de sempre ter um bom marketing para tudo o que fazem. Esses "novos" nomes passaram a surgir mais fortemente após 2007, quando se institucionalizou, no sistema público americano, a aplicação de contratos com pagamentos por performance. Alguns nomes mais relevantes observados nas apresentações em congressos ou publicações, que falam praticamente a mesma coisa, mas com pequenas variações em detalhes do modelo de avaliação e a lógica de aplicação de incentivos, são os seguintes: *pay for value*, *fee for value*, *pay for quality*, *value-based contracts*, *value-based payment*, *performance-based contracts*, *risk sharing contracts*, dentre outros. Enfim, criar um novo nome pode ser interessante, embora, na essência, todos sejam modelos de pagamento por performance.

A palavra "performance" é considerada um neologismo e a tradução literal é "desempenho". No entanto, o sentido da palavra "performance" em inglês é um pouco mais abrangente que a palavra "desempenho" em português.

Performance: an action or achievement, considered in relation to how successful it is; the ability to operate efficiently, react quickly, etc. (Oxford Advanced Learner's Dictionary).

Desempenho: execução de um trabalho, atividade, empreendimento etc. que exige competência e/ou eficiência; atuação, comportamento (Novo Dicionário Aurélio da Língua Portuguesa, 3ª Edição).

Performance: atuação, desempenho (Novo Dicionário Aurélio da Língua Portuguesa, 3ª Edição).

Alguns autores, objetivando diferenciar o pagamento por performance do pagamento por valor, por exemplo, colocam que o pagamento por performance estaria relacionado com melhoria de processo, enquanto o pagamento por valor, com a melhoria de resultados.

O conceito de valor é mais abrangente que somente resultado, conforme já apresentado no Capítulo I; tem a ver com qualidade. Portanto, este livro propõe o conceito de pagamento por performance como o uso de incentivos para melhoria da qualidade da assistência em suas principais dimensões: eficiência (processo e custo), efetividade (resultado) e centralidade no paciente (experiência do paciente com o cuidado recebido).

3.3 - O uso de incentivos em Saúde

A vinculação de incentivos para os prestadores que, comprovadamente, melhoram a geração de valor ao paciente é o racional de modelos de P4P, seja o nome que queiram dar.

Existem várias formas de incentivos que são aplicadas na prática. Os incentivos financeiros são os mais tangíveis e seu uso possibilita análises de impacto orçamentário, custo-efetividade ou, ainda, de retorno sobre o investimento. Esses incentivos podem ser disponibilizados através de bônus distribuído aos prestadores baseado em sua produção ou tempo de atividade, o qual pode ser dado mensalmente ou no final de um ciclo de monitoramento. Este último é o preferível, visto que a avaliação ocorre após um período de tempo em que o profissional ou prestador avaliado acompanhe seu desempenho e, com isso, possibilite seu entendimento de onde está o problema e buscar, com isso, a melhoria contínua de seus serviços. Vale aqui ressaltar que o grande objetivo é a geração de valor para o paciente e é isso que deve ser estimulado. Não se recomenda associar modelos punitivos com o pagamento por performance. Alguns modelos de contratos de compartilhamento de risco podem propor compartilhamento do prejuízo causado ao sistema. Isso vai ser discutido separadamente neste Capítulo.

Os incentivos não financeiros aplicados na prática são inúmeros, mas funcionam tão bem quanto os financeiros. Alguns exemplos: reconhecimento público; passar a compor uma rede de prestadores preferenciais com direcionamento de pacientes; efetivação da contratação no serviço, ou o profissional torna-se "de referência" ou um médico de retaguarda no hospital; preferências por horários em centro cirúrgico ou ambulatório; ter a sua disposição consultórios com toda a infraestrutura dentro do hospital, da empresa ou do centro médico do plano de saúde sem custo algum; políticas de descontos para familiares, quando estes necessitarem utilizar o hospital; prêmios como viagens, participação em congressos, subsídios em taxas dos conselhos regionais, seguros profissionais ou associações de classe; antecipação de recebíveis; liberações ou autorizações mais rápidas; apoio administrativo em contas e atividades particulares; dentre inúmeras outras propostas já observadas na prática, dependendo da criatividade do gestor. Independente da forma do incentivo ele deve ser expressivo o suficiente para gerar mudanças.

Uma das revisões sistemáticas da literatura mais marcantes com relação ao uso de incentivos foi realizada pela doutora Gerd Flodgren e colaboradores, publicada pela Cochrane em 2011. Nesse estudo, foram revisadas 32 publicações. Na tabela a seguir, os principais resultados são apresentados.

CONDIÇÃO AVALIADA	MELHORIA NOS RESULTADOS	MELHORIA NOS RESULTADOS	N. ESTUDOS
Pagamento por trabalho em um período de tempo	Inefitivo	3 de 11 indicadores	1
Pagamento por serviço, visita ou episódio	Efetivo	7 de 11 indicadores	5
Pagamento por prover cuidado para um paciente ou população	Efetivo	48 de 69 indicadores	13
Pagamento por prever nível pré-específico ou mudanças em uma atividade ou qualidade do cuidado	Efetivo	17 de 20 indicadores	10
Melhoria dos processos	Efetivo	41 de 57 indicadores	19
Melhoria das indicações e internações	Efetivo	11 de 16 indicadores	11
Melhoria em *compliance* com diretrizes de resultados	Inefitivo	5 de 17 indicadores	2
Melhoria em prescrições com resultados em custos	Efetivo	28 de 34 indicadores	10

As duas conclusões marcantes foram que "os incentivos financeiros podem ser eficazes para modificar a prática clínica de um profissional de saúde", no entanto, a autora não encontrou evidências significativas de que os incentivos financeiros impactam os resultados na saúde dos pacientes.

No mesmo ano desse estudo, um artigo no *British Medial Journal*, escrito pelo professor Brian Serumaga, *fellow* da Harvard Medical School, e colaboradores, mostrou que a qualidade do cuidado já era estável ou melhorava mesmo antes de o Sistema de Saúde Inglês (NHS) instituir o pagamento por performance para seus médicos. Os autores concluíram que: "Incentivos financeiros generosos oferecidos nas políticas de pagamento por performance no NHS podem não ter sido suficientes para melhorar qualidade do cuidado e de resultados para hipertensão e outras condições crônicas comuns" (SERUMAGA, 2011).

Para saber, o NHS remunera seus médicos generalistas (GP) por performance desde 2004. Atualmente, um terço do ganho de um GP na Inglaterra advém de incentivos baseados em sua performance.

Esse artigo do BMJ deve ser lido com muito cuidado e crítica. Pois se a análise for feita por um leitor pouco crítico, ele pode concluir que o P4P não funciona. Não é bem assim.

A professora doutora Maria Goddard, diretora do CHE (Centre for Health Economics) da Universidade de York da Inglaterra, palestrou durante o I Simpósio Internacional sobre P4P, em São Paulo, em 2009, e apresentou, em detalhes, o programa de Pagamento por Performance implantado no Reino Unido.

Lá os médicos elaboram e reportam seus próprios relatórios. E já foi evidenciado por vários autores que as metas estabelecidas foram muito baixas. Escutando a professora Maria Goddard, ficou claro que o objetivo inicial do NHS foi melhorar o ganho do médico generalista. A prova disso é que mais de 95% dos médicos atingiram as maiores pontuações nestes anos.

Outro problema apontado nessa discussão diz respeito aos critérios de avaliação do programa. Segundo Goddard, quando se desenha um programa de pagamento por performance é muito importe definir uma linha de base para estudo, e se deve considerar os efeitos do incentivo no estudo, assim como incluir medidas de custo-efetividade. Além disso, não se deve esquecer as áreas de difícil medição e é muito importante avaliar os impactos intencionais e não intencionais do programa. A professora fechou a apresentação defendendo a necessidade de "... experimentar, experimentar e experimentar".

Há outra questão fundamental quando se desenha um programa de pagamento por performance: o que medir. E, principalmente, considerar até que ponto é correto utilizar um indicador em que o prestador que está sendo avaliado não tem total controle sobre ele. Por exemplo, no caso do estudo, foi concluído que mesmo com (altos) incentivos os médicos não conseguiram melhorar os indicadores de resultado da hipertensão. Isto é, não conseguiram baixar os níveis de pressão arterial de sua população hipertensa. Um questionamento que devemos fazer é até que ponto é justo responsabilizar um médico pelo controle de PA de seus pacientes? Existem tantos outros fatores que influenciam isso.

Um estudo feito pelo Center for Disease Control and Prevention, nos Estados Unidos, mostrou que a assistência médica influencia menos que 10% na mortalidade abaixo dos 70 anos nesse país. As demais influências vêm do estilo de vida (51%), condições ambientais (20%) e biológicas e genéticas (20%). Ou seja, é, no mínimo, injusto atribuir ao médico 100% da responsabilidade na melhoria de desfecho das doenças crônicas. Portanto, os indicadores de desfechos ou resultados, que muitos autores defendem que são só os que importam, devem ser monitorados com muito cuidado.

Obviamente, o problema não está no pagamento por performance ou quantidade de incentivo, mas, sim, no modelo desenhado, em que seus indicadores e *benchmarks* são definidos no início do programa.

Uma forte crítica de François de Brantes, diretor executivo da Health Care Incentives Improvement Institute[2] (<www.hci3.org>), nos Estados Unidos, foi feita a esse estudo. Diversos trabalhos publicados pelos autores dessa renomada instituição evidenciaram: o que se mede é importante. Nesse item, os autores defendem a medição de desfechos intermediários e indicadores de processos como os mais importantes e reforçam que grandes incentivos levam a grande aderência.

Nesse ponto, os autores concordam com a iniciativa do NHS de dar altos incentivos, em contraponto aos modelos de P4P nos Estados Unidos, em que os incentivos, no início, eram pífios dois por cento (N.A.: isso tem mudado consideravelmente ao longo dos anos. Atualmente, os incentivos chegam a 40% em alguns casos). Finalmente, os autores defendem que melhor qualidade leva a baixo custo. Esse é um ponto que os autores consideram crítico, pois, se as metas são baixas (como no caso do NHS), então a "qualidade melhor" é nada mais que a "qualidade média". E quando as metas são realmente adequadas, a "qualidade melhor" será efetivamente "qualidade melhor". Veja que, novamente, o problema está no desenho do modelo e não no conceito de P4P.

Atente para a conclusão de um estudo da PricewaterhouseCoopers, em 2007: "pagamento por performance é uma importante ferramenta para relacionar pagamentos financeiros à melhoria da qualidade. Mas a grande variação nas estruturas dos programas, medidas de performance e estruturas de incentivos financeiros minimiza seu impacto potencial" (PWC, 2007).

Outra conclusão mais profunda foi divulgada pelo professor Alan Maynards, também da Universidade de York, Reino Unido, com relação ao uso de incentivos em modelos de pagamento por performance: "um modelo de P4P que seja desenhado para aplicar incentivos deve garantir que não apenas se identifiquem os efeitos relativos das intervenções financeiras ou não financeiras, mas também que as reformas melhorem e não corroam os incentivos não pecuniários como o dever, confiança e reputação" (MAYNARD, 2012).

Enfim, não existe um percentual padrão e, muito menos, um modelo de incentivos ou de pagamento por performance que seja perfeito ou que atenda a todos os prestadores, sejam eles hospitais ou médicos. John R. Thomas, CEO da MedSynergies, empresa americana que tem discutido alinhamentos na relação dos hospitais com seus médicos, afirma que os incentivos devem ser de 25% a 40% do ganho médio dos profissionais para realmente impactar em mudanças. Reforçando o que já dito anteriormente: vários artigos mostram que o inventivo deve ser expressivo o suficiente para motivar mudanças.

---

[2] *A HCI3 é uma instituição que trabalha com diversos projetos de* bundle payments, *como os programas de P4P da Bridge to Excellence, um modelo de pagamento baseado em episódios (veja o detalhamento do Capítulo 2) denominado Prometheus.*

No início de 2015, foi publicado um artigo da professora Jessica Greene e colaboradores, que detalha os resultados de um estudo de três anos de um programa de pagamento por performance dos médicos de atenção primária contratados pelo Fairview Medical Center, em Minnesota, Estados Unidos. Esse programa de compensação médica foi avaliado de 2010 a 2012, sendo que 40% do ganho médico estavam ligados aos indicadores de qualidade. O resultado observado é que esse incentivo levou a uma melhoria substancial dos profissionais que estavam no terço inferior da linha de base da performance. Eles melhoram três vezes mais do que os médicos que estavam no terço médio e seis vezes mais que os do terço superior.

No Capítulo anterior ficou demonstrado o efeito nocivo à qualidade dos modelos simples de remuneração, sejam eles retrospectivos (isto é, *fee-for-service*) ou prospectivos (salário ou capitação). De forma geral, o primeiro estimula a produção excessiva e o segundo o subtratamento e seleção de risco. O estudo da professora Greene demonstrou algo já conhecido, mas que sempre se pode relembrar: os médicos com melhor desempenho continuarão com ótimo desempenho mesmo que os desincentivos dos modelos de remuneração vigentes os empurrem para a mediocridade. Em outras palavras, eles têm desafiado e continuarão a desafiar as previsões. Para esses casos, afirma De Brants, o dinheiro não motivou e não motivará esses médicos. São outros motivos que os mantêm com alto desempenho.

No entanto, aqueles profissionais que têm baixo desempenho conseguem melhorar significativamente seus indicadores, desde que devidamente motivados através de elevados incentivos e uma boa gestão. Essa boa gestão estaria relacionada à disponibilização de condições adequadas para o profissional melhorar seu desempenho, divulgação dos indicadores de desempenho que apresente comparações robustas com seus pares, *benchmarks* ajustados pelo risco e com referenciais externos, além de intervenções pontuais e oportunas em casos específicos. O profissional deve ter todo o apoio necessário da instituição em que trabalha para melhorar seu desempenho.

Infelizmente, em todas as instituições de saúde, sejam públicas ou privadas, dentro de hospitais ou ambulatórios, existem diferentes níveis de profissionais, seja por motivos de formação, personalidade, caráter, ideais ou objetivos de vida etc. O que importa é que todos entendam que essa diferença existe e precisa ser medida e gerenciada.

Esta gestão da performance, centrada na geração de valor para o paciente, deverá possibilitar revisões no modelo de remuneração, criando modelos híbridos que valorizem cada vez mais os profissionais de alta performance e estimulem, da mesma forma, os profissionais de baixa performance a elevarem seus níveis de desempenho dentro de critérios claros, objetivos e exequíveis.

São três as principais exigências aos pagadores que desejem utilizar incentivos em seus modelos de remuneração: o programa deve ter consistência, transparência e comunicação adequada para todos os envolvidos.

3.4 - O que tem ocorrido no mundo

São inúmeros exemplos práticos observados, e não é intenção deste livro fazer uma revisão sistemática desses modelos. O objetivo aqui é ampliar e aguçar a mente do leitor a aprofundar a leitura nesse tema.

Inglaterra

O programa de pagamento por performance aos médicos generalistas no Reino Unido iniciou em 2004 e vem sofrendo ajustes deste então. Os mais recentes ocorreram nos anos de 2013 e 2014 (<http://qof.hscic.gov.uk/>).

Esse modelo, chamado de Quality and Outcomes Framework – QOF, é um programa de recompensa anual e voluntária aos médicos generalistas (GP) da Inglaterra.

O QOF possui cinco principais componentes, conhecidos como domínios: Clínico; Saúde Pública; Saúde Pública - Serviços Adicionais; Experiência do Paciente; Qualidade e Produtividade.

Cada domínio consiste em um conjunto de medidas (indicadores), em que os médicos marcam pontos, de acordo com o nível de atingimento. Nos anos de 2013 e 2014, eram medidos 121 indicadores. Os profissionais marcam pontos em função de suas realizações em cada indicador, podendo chegar a um máximo de 900 pontos.

A **dimensão Clínica** consiste em 93 indicadores, cobrindo 20 áreas, como doenças renais crônicas, insuficiência cardíaca, hipertensão, entre outras. Nessa dimensão, os médicos podem chegar a até 610 pontos (o que corresponde a 68% da pontuação total possível).

A **dimensão Saúde Pública** possui nove indicadores, em que se pode chegar a até 113 pontos (13% do total de pontos), abrangendo quatro áreas clínicas: pressão arterial, prevenção primária de doenças cardiovasculares, obesidade e fumo.

A **dimensão Saúde Pública - Serviços Adicionais** consiste em nove indicadores, que podem responder por até 44 pontos, correspondendo, assim, a 5% da pontuação total. Essa dimensão cobre quatro áreas: *screening* de câncer de colo de útero, vigilância infantil, contracepção e serviços maternos.

Para fins de facilidade de acesso, as oito áreas cobertas nas duas dimensões anteriores são encontradas apenas em uma classificação: Saúde Pública.

A **dimensão Qualidade e Produtividade** possui nove indicadores, que podem chegar a 100 pontos, correspondendo à 11% do total da avaliação.

O QOF dá uma indicação do atingimento global do GP através de um sistema de pontuação. Quanto maior o escore, maior a recompensa. O pagamento final é ajustado com o volume de trabalho do médico, condições demográficas e a prevalência de condições crônicas na área em que o profissional atende. Aqui vale ressaltar que o modelo de remuneração do médico generalista é por capitação, ou seja, ele recebe um valor por paciente em sua área de abrangência. Dessa forma, o paciente tem "seu" médico generalista para atenção primária.

Para reportar os dados, o Centro de Informações de Saúde e Assistência Social (HSCIC) tem desenvolvido ferramentas on-line para tornar a informação mais relevante e acessível aos pacientes e ao público em geral, além de reguladores, profissionais de saúde e decisores públicos, para buscar melhorias em conhecimento e eficiência.

A difusão pública de resultados é algo estimulado no QOF. O site, no momento deste estudo, apresenta condições de procurar os médicos na Inglaterra, encontrar o escore final do profissional avaliado, separar os resultados por indicador, comparar o atingimento de um médico local com outros, além das médias regionais com nacionais, encontrar explicações sobre os indicadores clínicos e exportar dos dados encontrados para diversas finalidades.

Para fins de entendimento do modelo na Inglaterra de forma genérica, em 2009, cada médico generalista (GP) recebia, em médica, £56,20 por paciente por ano[3]. O número médio de profissionais por 100 mil pacientes na Inglaterra varia entre 43 a 88 (DEPARTMENT OF HEALTH, 2007). Em 2012, um estudo mostrou que um terço de todo o orçamento com a saúde do NHS (Sistema de Saúde Inglês) é destinado a pagamentos por performance (APPLEBY, The Kings Fund, 2012). E mesmo sendo um programa voluntário, praticamente 100% dos médicos participavam do programa no momento desta análise.

Estados Unidos

O modelo americano de saúde é bem mais complexo que o modelo inglês, e os programas de pagamento por performance variam consideravelmente. No entanto, o que se tem demostrado é o crescimento nesses programas desde o início dos anos 2000.

---

[3] *Em abril de 2015, a libra esterlina valia R$4,49.*

A maior reforma ocorreu após o *Affordable Care Act*, do governo Obama, publicado no ano de 2010, mais especificamente na seção 3012, que incumbe o Center for Medicare and Medicaid Innovation de testar modelos inovadores de pagamento e de serviços, com foco na redução dos gastos desses programas, mantendo ou melhorando a qualidade da assistência. Apelidado de *Obamacare*, esse ato estimulou, de forma impressionante, a revolução dos modelos assistenciais e dos modelos de remuneração nos Estados Unidos, inclusive na saúde privada. O compartilhamento de risco com os prestadores e a vinculação de parte do ganho ou, até, de punições financeiras à qualidade (ou à falta de) foram os grandes norteadores das mudanças.

Não é intenção deste livro detalhar essas diversas mudanças, no entanto, é importante entender alguns conceitos, mesmo que de forma superficial, para que o leitor possa aprofundar seus estudos, à medida que se interesse. No entanto, vale ressaltar, novamente, uma característica dos definidores de políticas e alguns autores americanos, que é criar nomes novos para modelos existentes, diferenciando em pequenas coisas. É uma necessidade quase patológica de "criar" ou dar a impressão de que estão criando coisas novas. Como dizem: *old wine in new bottles* (vinhos velhos em garrafas novas).

Um dos exemplos dessa inovação foi a criação das *Accountable Care Organizations* (ACOs), com objetivos de alinhar incentivos a sistemas de saúde que promovam alta qualidade do cuidado para populações atendidas e uma grande responsabilização pelo custo total do cuidado. Além disso, houve a proposta de *bundles payments* para iniciativas de melhoria do cuidado com uma série de modelos para realinhar incentivos para provedores hospitalares e prestadores de cuidados pós-agudos. Outra iniciativa foi a da priorização da atenção primária, disponibilizando incentivos *up-front* para transformar a prática da atenção primaria, focando os incentivos para a coordenação do cuidado, qualidade e eficiência. Cada modelo foi desenvolvido para criar um *business case* para a melhoria da qualidade, contando com a inovação de mercado para reduzir a variabilidade e desperdícios, melhorando a experiência dos pacientes e os resultados de saúde (SHRANK, 2013).

As *Accountable Care Organizations* podem ser definidas genericamente como uma entidade local ou um conjunto de provedores relacionados, contemplando, pelo menos, médicos de atenção primária, especialistas e hospitais, que são responsabilizados pelo custo e qualidade da saúde disponibilizada a um definido grupo de beneficiários. A principal forma de uma entidade desse tipo se tornar responsável por sua performance é através de mudanças na forma tradicional de reembolso feita pelo pagador, seja ele público (isto é, *Medicare* e *Medicaid*) ou privado (isto é, planos comerciais ou seguradoras de saúde), destacando recompensas financeiras pela boa performance baseadas na qualidade e na medição e monitoramento dos gastos.

Difusão pública dos resultados de custo e qualidade que afetam a percepção de valor da ACO pela população é outra forma de tornar a ACO responsável por sua performance.

Três características são essenciais nas ACOs: 1) habilidade de prover, a seus pacientes, um cuidado contínuo através de diferentes prestadores de saúde, incluindo, pelo menos, ambulatório e hospital com possibilidade de cuidado pós-agudo; 2) a capacidade de planejar orçamentos de forma prospectiva e necessidades de recursos; 3) tamanho suficiente para suster indicadores de performance abrangentes, válidos e confiáveis (DEVERS K, BERENSON R, 2009).

Especificamente para o contrato das ACOs com o *Medicare*, os contratos de compartilhamento de risco (*risk sharing contracts*) foram desenhados para que a ACO participe da economia ou seja penalizada com o gasto excessivo. Na política definida, as ACOs poderiam participar em uma de duas formas de contrato em três anos. Na primeira forma, nos anos 1 e 2, elas seriam elegíveis para compartilhar qualquer ganho que atingissem quanto a uma meta de gastos sem aceitar o risco. No ano 3, a ACO deveria reembolsar o *Medicare* por um percentual do gasto acima da meta. Na segunda forma, uma ACO aceitaria o risco de prejuízo, começando desde o ano 1, no entanto, seria elegível a uma proporção maior da economia gerada (60% *vs* 50%).

Todos os pagamentos de economia compartilhada seriam condicionados ao atingimento de metas de qualidades preestabelecidas e a um mínimo de economia (3,9% para a primeira forma e 2% para a segunda forma). Esses pagamentos não excederiam a 7,5% da meta total de custos com a ACO; pagamentos pela ACO ao *Medicare* não excederiam 5% dos custos no primeiro ano caso a ACO participasse do risco de prejuízo (e 7,5% no ano 2 e 10% no ano 3) (ROSENTHAL *et al.*, 2011).

A figura abaixo traduz, na prática, as consequências dos contratos de compartilhamento de risco entre o *Medicare* e as ACOs.

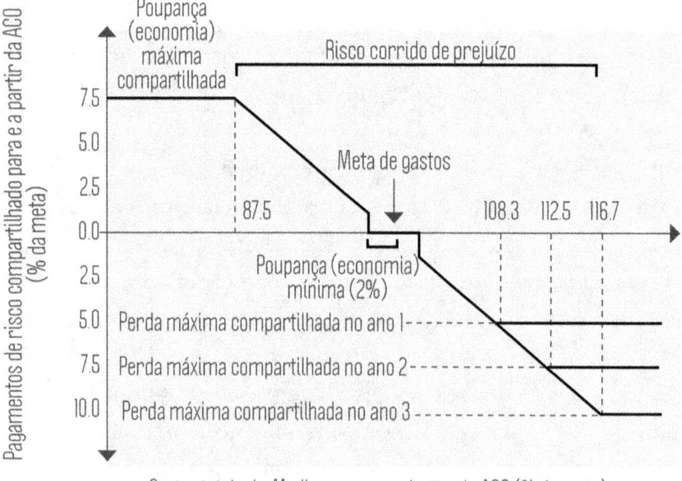

Fonte: Rosenthal M, Cutles D, Feder J. The ACO Rules - Striking the Balance between Participation and Transformative Potential. New England Journal of Medicine. 13 jul 2011.

Esse gráfico mostra as consequências de contratos de compartilhamento de risco para as ACOs que aceitaram a segunda forma, chamada *two-sided risk*.

A linha sólida azul indica o nível de pagamento do compartilhamento da economia para a ACO (linha é acima do eixo X) ou a obrigação de a ACO reembolsar o *Medicare* (linha abaixo do eixo X) como uma função do gasto do *Medicare* para a população de pacientes atribuídos à ACO. O compartilhamento da economia irá até 7,5% da meta e a ACO receberá 60% de qualquer economia acima do limiar mínimo da economia, o qual é 2% da meta do nível de gastos. Quando o *Medicare* gasta acima da meta, a ACO é obrigada a pagar 60% do excesso com um mesmo limiar de 2% para o pagamento. Pagamentos ao *Medicare* para o excesso de gastos pela ACO são de, no máximo, 5% no primeiro ano, e esse teto aumenta em 2,5% em cada um dos dois anos subsequentes (ROSENTHAL, 2011).

Existem alguns problemas com esse modelo, conforme alguns autores. Estes comentam que existe risco de voltar os mesmos problemas da era do *Managed Care*, como a reação dos pacientes e a insolvência do prestador de serviço. Além disso, os provedores podem ser levados a evitar pacientes de alto custo, um fenômeno conhecido como "seleção de risco". No entanto, isso pode ser mitigado com associação do pagamento por performance (metas de qualidade), com a definição dos tetos de pagamento, tanto dos ganhos como das perdas, e a falta da condição em que o paciente possa estar vinculado somente a uma específica ACO.

Em setembro de 2014, o Center for Medicare & Medicaid Services (CMS) publicou que os contratos de compartilhamento de risco com as ACOs trouxeram 372 milhões de dólares em economia, além de demonstrarem melhoria na qualidade. Para saber mais detalhes desses resultados, acesse: <http://www.hhs.gov/news/press/2014pres/09/20140916a.html>.

Em dezembro do mesmo ano, o CMS anunciou uma nova proposta para reforçar os programas de compartilhamento de resultados para as ACOs. A nova regra modifica diversos programas, incluindo a inscrição do beneficiário, compartilhamento de dados, modelos de risco de performance disponíveis, exigências de elegibilidade, renovação de acordo de participação etc. Para saber mais, acesse: <http://www.ofr.gov/(X(1)S(tofvuj12vvyo3oiwkp3jkln3))/OFRUpload/OFRData/2014-28388_PI.pdf>.

As discussões para novas formas de contrato também ocorreram fortemente nos planos de saúde privados nos Estados Unidos. O modelo que vem seguindo a onda de reformas americanas são os Contratos Baseados em Valor (*value-based contracting*) (UNITED HEALTHCARE, 2012).

Trata-se de em contrato entre o plano de saúde (ou financiador) com um provedor, que contém uma das seguintes alternativas de metodologias de pagamento:

• Uma porção do pagamento total potencial de um provedor é vinculada à performance desse provedor, medida por indicadores de qualidade e de custo-efetividade. Enquanto provedores podem, ainda, ter parte de seus pagamentos através de *fee-for-service*, eles também podem receber bônus ou, ainda, ter pagamentos retidos. Para contratos baseados em valor, esse bônus não é pago a menos que o provedor atinja metas de qualidade ou de custo-efetividade.

• Taxas pela integração clínica são pagas aos provedores que adotem tecnologias e processos que modifiquem sua maneira tradicional de prestar serviços. Um exemplo são os modelos de *patient-centered medical home* (PCMH)[4]. O PCMH é uma prática de atenção primária que dá ao paciente um cuidado individualizado e apoia suas necessidades, para mantê-lo saudável. Nesse serviço médico domiciliar, o paciente, o médico de atenção primária e a equipe de saúde trabalham juntos para desenvolver e implementar um plano de cuidado ao paciente que detalha o uso adequado da medicação, dieta, atividades físicas, mudanças de hábitos de vida etc. para obter e manter a saúde do paciente. Nos PCMHs, os planos de saúde pagam aos prestadores de atenção primária certa quantia em dinheiro por paciente e por mês para disponibilizar esse reforço na atenção, comunicação e coordenação do cuidado. Em troca, os prestadores devem atingir certos indicadores de performance.

Para esse tipo de contrato feito com as ACOs, PCMH e alguns tipos de prestadores referenciados, a United Healthcare, por exemplo, utiliza os seguintes indicadores de performance: custo total do cuidado ajustado pelo risco, percentual de reinternações, internações por mil, dias de internação por mil, consultas de emergência por mil, por não utilização de laboratório e por não utilização de cirurgias ambulatoriais.

No início de julho de 2014, a Blue Cross Blue Shields Association (BCBS) publicou um relatório referente às ações de seus mais de 250 planos nos Estados Unidos. A BCBS atinge perto de 24 milhões de beneficiários e 215 mil médicos naquele país. O relatório aponta que U$1 em cada U$5 é pago mediante contratos em que os prestadores têm metas de melhoria da qualidade e redução de custos.

As seguradoras associadas relatam que pagam mais de U$65 bilhões ao ano para modelos de pagamento baseado em valor. Os programas variam, desde atendimentos

---

[4] *Infelizmente não há uma tradução adequada para o PCMH, mas, se o conceito for observado na prática, será percebido que nada mais é do que a prática das Equipes da Saúde da Família no SUS.*

domiciliares, em que os médicos ganham valores adicionais para a melhor coordenação do cuidado, até modelos de *Accountable Care Organizations*, como já visto, correspondendo a contratos em que um grande prestador de serviço recebe parte da economia alcançada com a gestão das vidas sob sua responsabilidade, associada a metas de qualidade. Também há modelos em que o médico recebe um valor fixo por um procedimento específico, como para cirurgia de prótese de quadril.

Os resultados apontados pela BCBS, até a data da publicação deste livro, eram preliminares, mas promissores. Já se observava redução das internações, das consultas em pronto-socorro e até melhoria no cuidado de pacientes com doenças crônicas.

A Blue Cross Blue Shields da Califórnia aponta que 40% de seus contratos já estão sendo feitos através desse novo modelo. No entanto, os gestores afirmam que ainda muito se tem que melhorar e ajustar nos modelos, mas já é um bom começo. O economista em saúde professor Paul Ginsburg, da University of Southern California analisa que "os modelos precisam evoluir".

Outros grandes planos de saúde, como a Aetna e Cigna, além do que já foi falado sobre o UnitedHealth Group, também estão explorando caminhos semelhantes para remunerar seus médicos e hospitais. Contudo, o movimento feito pela BCBS é muito grande, visto seu tamanho e a atuação em diferentes mercados (BLUE CROSS BLUE SHIELDS ASSOCIATION, 2014).

O crescimento dos pagamentos por performance efetuados pelos planos de saúde americanos está sendo estarrecedor. Em 2014, 40% dos pagamentos efetuados pelos planos de saúde comerciais nos Estados Unidos possuíam componente de performance. Em 2013, eram apenas 13% (CATALYST FOR PAYMENT REFORM, 2014).

Movimentos de pagamento por performance em outros países

Indiscutivelmente, os movimentos de P4P estão presentes em diversos países do mundo. Em 2008, o professor Richard Scheffler conduziu uma pesquisa com os países da OCDE (Organização para a Cooperação e Desenvolvimento Econômico). Todos responderam, exceto os Estados Unidos. Os principais resultados foram os seguintes:

- 19 países reportaram que possuem programas de Pagamento por Performance.

- O número de países que possuem bônus para os médicos de atenção primária é 15; para os especialistas, dez; e para os hospitais, sete.

- A maior parte dos bônus é destinada para atingimento de metas de qualidade, como: cuidados preventivos e gerenciamento de doenças crônicas.

Vários projetos em países em desenvolvimento também têm evoluído com modelos de P4P. A diretora do projeto Health System 20/20, da USAID, doutora Catherine

Connor, apresentou alguns resultados durante o II Simpósio Internacional sobre P4P, no Brasil, em 2010. Os principais resultados da pesquisa poderão ser encontrados em: <www.healthsystems2020.org/content/resource/detail/2344/>.

A figura a seguir mostra os países com programas avaliados:

ÁFRICA	ÁSIA	AMÉRICA LATINA E CARIBE	EUROPA E EURÁSIA	ORIENTE MÉDIO
Benim	Bangladesh	Belize	Armênia	Egito
Burundi (2)	Camboja (2)	Brasil		
RDC (2)	Índia	Honduras		
Etiópia	Filipinas			
Gana				
Quênia (3,1)				
Ruanda				
Tanzânia				
Uganda				
Zâmbia				
15	5	3	1	1

Os principais destaques dos programas que foram encontrados na pesquisa, segundo a doutora Connor, foram os seguintes:

- A meta são melhores resultados para o paciente;

- Resultados na saúde materna são dominantes (22/25);

- Resultados na saúde da criança também são uma prioridade (14/25);

- Doenças infecciosas (Aids, malária) e doenças não comunicáveis (*screening* de câncer, diabetes e gerenciamento da asma) fazem parte, mas não tão frequentes;

- Usualmente são implantados por ONGs, planos de saúde ou doações (mas estas não lideram o programa);

- A maior parte são incentivos para os fornecedores (prestadores);

- Mas existem, também, incentivos para quem demanda (pacientes), como *vouchers* ou subsídios para transporte;

3.5 - P4P no Brasil

O movimento para o pagamento por performance no Brasil está em franco crescimento. Existem vários programas e modelos existentes, tanto no SUS como na Saúde Suplementar.

Na saúde pública, modelos de contratualização com hospitais da rede, organizações sociais de saúde e até para remuneração variável dos profissionais contratados já estão vigentes e bem estruturados, embora careçam, ainda, de processos sistematizados de coleta de dados, melhor organização dos indicadores, elaboração de relatórios e difusão pública dos resultados. Mas o caminho está traçado e não tem mais volta.

No Capítulo 1, foram apresentados alguns modelos de avaliação de desempenho no Brasil. Na área pública, todos eles (*HospSUS* e *ProHosp*) já disponibilizam incentivos financeiros aos hospitais participantes. No entanto, a fragilidade do modelo é grande. Os dados são autodeclarados e o incentivo é dado para o hospital que apenas divulgar seus dados. Não há avaliação da melhoria da qualidade alcançada, apenas indicadores macro de gestão. Promessas existem para melhoria no modelo, vinculando os incentivos à melhoria dos indicadores da qualidade, mas pouco tem sido feito para evoluir para isso.

Um modelo para médicos do SUS

O modelo de pagamento por performance para profissionais no SUS está bem estruturado para os profissionais ligados à Secretaria de Saúde do Estado de São Paulo.

Uma lei específica, com a finalidade de avaliar e remunerar de forma variável os médicos ligados ao Estado, foi criada: Lei Complementar n° 1.193, de 02/01/2013. No programa denominado Prêmio de Produtividade Médica (PPM), o profissional pode ser avaliado em três esferas:

Assistência: aplica-se aos médicos com atuação predominantemente relacionada à assistência direta de usuários das unidades que realizam assistência à saúde da população;

Comando: aplica-se aos médicos exercendo função de direção, chefia, encarregadura e supervisão, designados em pró-labore nos termos do artigo 20° da Lei Complementar n° 1.193/2013;

Gestão dos serviços: aplica-se aos médicos com atuação predominantemente relacionada à organização, gerenciamento, planejamento, coordenação, supervisão, regulação, auditoria, ensino e desenvolvimento, controle e/ou avaliação e vigilância.

Os médicos são avaliados levando em conta as seguintes dimensões:

I. Qualidade dos trabalhos prestados: capacidade de exercer as atividades com habilidade e qualidade, demonstrando conhecimento e atendendo às necessidades dos clientes internos ou externos;

II. Grau de resolutividade: capacidade de agir com rapidez e flexibilidade, antecipando-se na resolução de problemas e/ou na execução das atividades;

III. Responsabilidade e eficiência na execução das atividades: capacidade de assumir as tarefas e decisões com qualidade e comprometimento, utilizando, de maneira adequada, os recursos disponíveis;

IV. Assiduidade: refere-se ao dia efetivamente trabalhado, incluindo a pontualidade e permanência no trabalho;

V. Produtividade (peso 2): capacidade de produzir ações com qualidade, de acordo com os objetivos e prazos estabelecidos, utilizando métodos, técnicas e recursos disponíveis.

Na tabela a seguir, os indicadores da avaliação de competência são detalhados por tipo de avaliação.

PPM - Assistência

FATORES	INDICADORES / COMPORTAMENTOS OBSERVADOS
I. Qualidade dos trabalhos prestados	Estabeleceu relação de confiança com os pacientes, buscando os melhores resultados e informando sobre o andamento e desdobramentos das ações efetivas.
	Cumpriu as determinações legais e administrativas referentes à prescrição médica, ao preenchimento de documentos, prontuários, alta hospitalar, laudos, atestados, pareceres e demais documentos pertinentes às atividades.
	Interagiu com a equipe na busca pela conduta resolutiva, esclarecendo dúvidas e fornecendo suporte para a assistência integral ao paciente.
	Realizou atendimento satisfatório e humanizado aos pacientes sob sua responsabilidade e/ou corresponsabilidade.
II. Grau de resolutividade	Realizou de forma adequada os encaminhamentos internos e externos, analisando os impactos nas pessoas e nos resultados.
	Os atendimentos prestados foram assertivos, eficazes e efetivos.
	Minimizou a ocorrência de retrabalhos, corrigindo falhas e adotando medidas preventivas.
	Priorizou atividades conforme grau de relevância para atingir os resultados esperados.
III. Responsabilidade e eficiência na execução das atividades	Executou suas atividades de acordo com as normas e procedimentos para o alcance dos objetivos institucionais.
	Agiu com ética e profissionalismo, em contextos diversos, de forma positiva e produtiva, com clientes internos e externos.
	Assumiu os compromissos que lhe foram atribuídos, considerando os riscos de suas decisões, de maneira a responder pelos resultados.
	Seguiu as normas, orientações e medidas de segurança na execução de suas atividades.
	Utilizou recursos e/ou equipamentos disponíveis de forma racional, resolutiva e adequada, zelando por sua durabilidade e eficiência.
IV. Assiduidade	Em relação à frequência ao trabalho.
	Em relação ao cumprimento de horários e prazos.
	Em relação a sua presença no trabalho: utilizou o tempo adequadamente para a realização das atribuições do cargo.
	Informou sobre imprevistos que impediram seu comparecimento ou o cumprimento do horário.
	Produziu volume de trabalho compatível com as atribuições do cargo e sua carga horária.
V. Produtividade	Atingiu os objetivos individuais propostos, realizando as ações que foram acordadas.
	Colaborou de forma interdisciplinar para o alcance dos objetivos globais propostos para as demais unidades.
	Agiu com determinação e persistência frente a cenários imprevisíveis, superando obstáculos na execução das atividades.
	Realizou as ações cumprindo suas atribuições, observando os prazos estabelecidos.
	Atingiu média percentual entre 85% e 100% das metas/produtividade.
	Atingiu média percentual entre 68% e 84% das metas/produtividade.
	Atingiu média percentual entre 51% e 67% das metas/produtividade.
	Atingiu média percentual igual ou inferior a 50% das metas/produtividade.

PPM - Comando

FATORES	INDICADORES / COMPORTAMENTOS OBSERVADOS
I. Qualidade dos trabalhos prestados	Compartilhou com a equipe novas ferramentas e maneiras de executar o trabalho, visando à melhoria dos processos e dos resultados. Buscou aperfeiçoar-se continuamente para a melhoria dos processos de trabalho de sua área. Procurou prover os meios de preencher as lacunas de competências técnico-funcionais. Contribuiu para a melhoria da execução dos trabalhos.
II. Grau de resolutividade	Reservou tempo para análise das variáveis do problema e tomada de decisão. Tomou decisões analisando os impactos nas pessoas e nos resultados. Demonstrou ter visão do todo, fazendo análises totais e parciais para a tomada de decisão. Previu riscos decorrentes de suas decisões, planejando medidas para contorná-los.
III. Responsabilidade e eficiência na execução das atividades	Executou suas atividades de acordo com as normas e procedimentos para o alcance dos objetivos institucionais. Agiu com ética e profissionalismo, em contextos diversos, de forma positiva e produtiva, com clientes internos e externos. Assumiu os compromissos que lhe foram atribuídos, considerando os riscos de suas decisões, de maneira a responder pelos resultados. Elaborou e apresentou soluções criativas e viáveis para situações observadas em sua área de atuação. Utilizou os recursos e/ou equipamentos disponíveis de forma racional, resolutiva e adequada, zelando por sua durabilidade e eficiência.
IV. Assiduidade	Em relação à frequência ao trabalho. Em relação ao cumprimento de horários e prazos. Em relação a sua presença no trabalho: utilizou o tempo adequadamente para a realização das atribuições do cargo. Informou sobre imprevistos que impediram seu comparecimento ou o cumprimento do horário. Produziu volume de trabalho compatível com as atribuições do cargo e sua carga horária.
V. Produtividade	Planejou e organizou a aplicação dos recursos disponíveis. Aplicou novas técnicas de planejamento para realização de trabalho eficaz. Identificou e avaliou os problemas relacionados a sua área. Contribuiu para o aperfeiçoamento dos procedimentos e processos de trabalho da área.

PPM - Gestão de Serviços

FATORES	INDICADORES / COMPORTAMENTOS OBSERVADOS
I. Qualidade dos trabalhos prestados	Foi capaz de criar novas metodologias ou de ter ideias que auxiliaram na obtenção dos resultados.
	Cumpriu com as determinações legais e administrativas referentes ao preenchimento de documentos.
	Interagiu com toda a equipe na busca pela conduta resolutiva, esclarecendo dúvidas e fornecendo suporte para o desenvolvimento das atividades de todos.
	Apresentou soluções criativas e viáveis para os desafios vivenciados na área em que atua.
II. Grau de resolutividade	Conseguiu resultados satisfatórios e eficazes nas atividades desenvolvidas.
	Procurou prover meios de preencher as lacunas de competências técnico-funcionais, solicitando, quando necessário, apoio institucional.
	Minimizou a ocorrência de retrabalhos, corrigindo falhas e adotando medidas preventivas.
	Priorizou atividades, conforme o grau de relevância, para atingir os resultados esperados.
III. Responsabilidade e eficiência na execução das atividades	Executou suas atividades de acordo com as normas e procedimentos para o alcance dos objetivos institucionais.
	Agiu com ética e profissionalismo, em contextos diversos, de forma positiva e produtiva, com clientes internos e externos.
	Assumiu os compromissos que lhe foram atribuídos, considerando os riscos de suas decisões, de maneira a responder pelos resultados.
	Seguiu as normas, orientações e medidas de segurança na execução de suas atividades.
	Utilizou recursos e/ou equipamentos disponíveis de forma racional, resolutiva e adequada, zelando por sua durabilidade e eficiência.
IV. Assiduidade	Em relação à frequência ao trabalho.
	Em relação ao cumprimento de horários e prazos.
	Em relação a sua presença no trabalho: utilizou o tempo adequadamente para a realização das atribuições do cargo.
	Informou sobre imprevistos que impediram seu comparecimento ou o cumprimento do horário.
	Produziu volume de trabalho compatível com as atribuições do cargo e sua carga horária.
V. Produtividade	Atingiu os objetivos individuais propostos, realizando as ações que foram acordadas.
	Desempenhou suas funções para o alcance dos objetivos globais da instituição.
	Agiu com determinação e persistência frente a cenários imprevisíveis, superando obstáculos na execução das atividades.
	Realizou as ações cumprindo suas atribuições, observando os prazos estabelecidos.
	Atingiu média percentual entre 85% e 100% das metas/produtividade.
	Atingiu média percentual entre 68% e 84% das metas/produtividade.
	Atingiu média percentual entre 51% e 67% das metas/produtividade.
	Atingiu média percentual igual ou inferior a 50% das metas/produtividade.

Para cada indicador é atribuído um valor de 1 a 4, sendo 1 insuficiente e 4 muito bom. É o próprio médico quem preenche seu formulário, que é corroborado pelo chefe direto. Ainda assim existe possibilidade de recurso por parte do avaliado, caso não concorde com a nota atribuída pela chefia.

O adicional por desempenho pode até dobrar o salário mensal do médico. Em uma análise simples dos avaliados em um mês, observou-se que mais da metade dos avaliados atingiram 100% do desempenho. Um viés claro já demonstrado em modelos em que os dados são autodeclarados e subjetivos.

Exemplos de pagamento por performance na saúde suplementar

Ainda de forma tímida, as operadoras de planos de saúde têm iniciado modelos de pagamento por performance para médicos. As discussões na saúde suplementar começaram de maneira mais intensa em 2009 e 2010, quando o I e o II Simpósio Internacional sobre Pagamento Por Performance reuniram, em São Paulo, palestrantes da Inglaterra, Estados Unidos e Holanda, além de representantes da USAID e de grandes instituições públicas e privadas brasileiras.

No entanto, esse movimento na saúde suplementar foi abafado pela oposição do Conselho Federal de Medicina, que permitiu discutir o tema em plenária somente no início de 2015. Veja, a seguir, neste Capítulo, a discussão sobre os desafios para a implantação de modelos de pagamento por performance. A oposição do CFM, à época, fica justificada. Mas o importante é que a porta foi aberta por esse conselho em 2015, quando se permitiu discutir o tema pagamento por performance e avaliação de desempenho médico em plenária. A discussão foi de alto nível e promessas para aprofundamento no tema ocorreram.

Mesmo com a resistência do CFM no início do movimento, várias operadoras, principalmente as Medicinas de Grupo e Unimed's, estruturam programas de pagamento por performance, vinculando o ganho dos médicos e dos hospitais a alguns indicadores de qualidade, embora muito focados na eficiência do sistema (como custo e utilização).

Medicina de grupo

No ano de 2008, este autor, junto a colaboradores, analisou os resultados de um modelo de pagamento por performance que haviam proposto dois anos antes ao ambulatório de uma empresa de medicina de grupo no estado do Paraná. O programa foi implantado em 2007, quando essa instituição necessitou verticalizar o ambulatório para atender a uma população de 20 mil vidas que iria ingressar no plano. A verticalização foi necessária, acreditando que a assistência verticalizada, integrada e hierarquizada teria mais baixo custo, visto que essas 20 mil vidas advinham de um contrato por capitação dos funcionários públicos, dependentes e aposentados ligados à prefeitura local, sendo o prêmio mensal muito inferior ao que as demais vidas pagavam a essa operadora para ter disponível uma rede ampla. O desafio era oferecer um modelo assistencial de mais baixo custo comparado com o vigente, no entanto sem comprometer a qualidade da assistência.

A lógica era um modelo assistencial com rede restrita e rigorosa porta de entrada, mas que, da mesma forma, facilitasse o acesso aos beneficiários do plano, gerenciando em um só lugar o atendimento das especialidades básicas e secundárias de alto volume, SADT, odontologia e equipe de gestão de pacientes crônicos. Processos de pré e pós-consulta foram implementados, neste último caso, facilitando o acesso de pacientes e familiares à atenção secundária e terciária, caso houvesse necessidade, além de rigorosas orientações sobre as condutas médicas prescritas.

Mas para fazer valer a teoria de que o modelo de remuneração médica estava diretamente ligado à qualidade e geração de valor para o paciente, os autores propuseram um modelo híbrido de remuneração médica, em que 50% eram relativos ao tempo do profissional na forma de salário, 25% correspondentes à produção (modelo *fee-for-service*) e os demais 25% viriam da melhoria dos indicadores de qualidade.

O componente da performance era medido por indicadores de eficiência (custos e utilização), efetividade (desfechos intermediários), experiência do cliente (através de pesquisas de satisfação padronizadas), indicadores de formação do profissional e envolvimento em programas de treinamento da instituição. Esse modelo será detalhado no próximo Capítulo, embora tenha sido implantada uma versão mais rústica do processo de avaliação, pois os controles eram feitos com planilhas Excel e os *benchmarks* eram definidos somente com o referencial local, o que, no entanto, já foi uma grande revolução para aquela época (ABICALAFFE, 2008).

Os resultados observados após um ano de projeto foram notáveis. Houve uma redução de 34,5% do custo médio gerado pelas consultas, uma diminuição média de 50% dos exames gerados nas consultas realizadas pelas mesmas especialidades quando comparadas com a rede aberta, e uma redução maior que 10% nos índices de internação por essas especialidades.

O índice de satisfação foi elevadíssimo, pois, como se tratava de um ambulatório disponível apenas aos beneficiários que possuíam contratos de rede restrita, os usuários da rede aberta somente o utilizavam se quisessem. O que foi observado é que, além de um índice de satisfação maior que 95%, o ambulatório precisou ser aumentado, pois 38% das consultas realizadas nele eram provenientes de usuários da rede aberta, denotando uma procura maior pelo serviço, que tinha uma reorganização completa na forma de atendimento, facilitando o acesso dos beneficiários. Como já foi apresentado, o acesso é um dos componentes importantes na geração de valor para o paciente. Além disso, ficou provado um conceito equivocado no mercado de saúde suplementar: os pacientes não querem rede ampla e irrestrita, eles querem ser cuidados.

a) Unimed Belo Horizonte

O caso da Unimed Belo Horizonte for um marco para a implantação de modelos de pagamento por performance para as Unimed's em nosso país, embora tenha servido apenas como referência, visto que não foi observada, na prática, a replicabilidade desse modelo em outras operadoras, algo explicado, talvez, pela resistência dos Conselhos de Medicina. Muitas Unimed's, como a de São José dos Campos e a de Juiz de Fora, tiveram processos nos Conselhos de Medicina quando tentaram implantar pagamentos variáveis aos médicos.

Os únicos estudos disponibilizados que detalharam os modelos da Unimed BH foram a publicação do doutor Paulo Borem *et al.*, até então diretor dessa operadora, em 2009, e o trabalho de mestrado em Economia da Saúde de Rita Isabel Neves de Farias, na Universidade de York, em 2010. Este último será usado como referencial para apresentar o modelo da Unimed BH, pois tomou como base o trabalho do doutor Borem e foi muito bem estruturado.

Dois programas e incentivos foram desenvolvidos nessa operadora. Um focado para melhorar a remuneração dos hospitais e outro para os médicos gerenciarem certas doenças crônicas.

O programa de qualificação da rede hospitalar apenas avaliava se o hospital tinha ou não acreditação ONA. A forma de recebimento dos incentivos era um percentual relativo ao valor da diária cobrada pelo hospital. Na tabela abaixo estão apresentados os critérios e percentuais envolvidos.

INDICADOR	RECOMPENSA: AUMENTO NO VALOR DA DIÁRIA
Início do processo de acreditação	7%
Mantendo o processo de acreditação dentro do cronograma	7%
Atingindo ou mantendo o nível de acreditação	
Nível I	7%
Nível II	9%
Nível III	15%

O outro programa na Unimed BH era para pagamento direto aos médicos para gerenciamento de doenças crônicas e fazia parte da estratégia mais abrangente dessa operadora no incremento da atenção primária.

Na tabela[5] a seguir estão apresentados os indicadores e seu detalhamento utilizado nesse programa.

---

[5]*Nota do Autor: O estudo foi apresentado em dólares norte-americanos, visto que as referências acessadas foram em língua inglesa e são uma cópia fiel ao que foi publicado.*

ESPECIALIDADE	TIPO	INDICADOR	META	META RECOMPENSA
Cardiovascular	Processo	Encaminhamento para reabilitação cardíaca	-	US$7,5/paciente que comparecesse à reabilitação
	Processo	Encaminhamento para curso para cessação do fumo	-	US$7,5/paciente que participasse do curso
	Processo	Gerenciamento de doenças cardíacas	-	US$7,5/consulta até 4 por ano
	Processo	Gerenciamento da hipercolesterolemia	-	US$7,5/ consulta até 4 por ano
	Resultado	Pressão arterial menor que 140/90mmHg	75% dos pacientes elegíveis	US$13/paciente
	Resultado	LDL< 130mg/dL	50% dos pacientes elegíveis	US$13/paciente
Diabetes	Processo	Encaminhamento para oftalmologista	-	US$6/paciente que fez o exame
	Processo	Encaminhamento para curso para cessação do fumo	-	US$6/paciente que participou do curso
	Resultado	Pressão arterial < 130/800mmHg	25% pacientes elegíveis	US$8,8/paciente
	Resultado	LDL< 100mg/dL	36% pacientes elegíveis	US$8,8/ paciente
	Resultado	Hemoglobina glicada < 7%	40% pacientes elegíveis	US$8,8/paciente
Pediatria	Processo	Consultas no PS para crianças abaixo de um ano	< 2 visitas para os pacientes por ano	US$38/paciente
Asma	Resultado	Internação hospitalar	Sem internação	US$17,50/paciente/6 meses
Ginecologia e Obstetrícia	Processo	Proporção de parto normal	20% dos partos	US$100/paciente

Os principais resultados desse programa, medidos entre 2007 e 2010, foram os seguintes:

ESPECIALIDADE	DIABETES	CARDIOVASCULAR
Número de pacientes elegíveis	50.000	30.000
Número de pacientes que completaram 12 meses de programa	4.460	5.624
Número de pacientes com registro de resultados	750	583

RESULTADOS NOS PACIENTES ANTES E DEPOIS DO PROGRAMA

INDICADOR	PA ABAIXO DA META	LDL ABAIXO DA META	HEMOGLOBINA GLICADA < 7%
Antes do programa	34,3%	59,3%	47,1%
Depois do programa	51%	72,5%	57%

A pesquisadora aponta os possíveis vieses desses resultados: o viés de seleção pode ter ocorrido, visto que os médicos puderam selecionar apenas pacientes que concordaram em entrar no esquema. Ou, ainda, que os profissionais poderiam ter selecionado pacientes para maximizar os resultados e, assim, receber os bônus. O viés de atrito foi possível porque os médicos apenas tiveram incentivos para registrar os resultados se os pacientes atingissem o resultado. Além disso, os resultados de antes e depois da metodologia poderiam ser afetados pelos inconvenientes típicos de medidas de antes e depois: a inabilidade para controlar as mudanças temporais e um fenômeno estatístico de regressão à média. Independente desses possíveis vieses, o custo total dos pacientes no programa caiu de 90 mil dólares para 75 mil dólares em hospitalizações. Mesmo sem ter medido o incremento do custo dos pagamentos pelo programa, esse fato sugere que o programa teve alguns resultados em melhoria desses números.

3.6 - Contratos de compartilhamento de risco (*risk sharing*) com a indústria

Por Doutor Marcelo Nita[6]

Esse assunto merece um destaque à parte, pois, além de considerar modelos de pagamento por performance, apresenta uma peculiaridade muito grande na relação contratual entre um financiador e a indústria.

---

[6]*Doutor Marcelo Eidi Nita é médico gastroenterologista pelo Hospital das Clínicas da FMUSP; especialista em Administração de Serviços de Saúde pela Faculdade de Saúde Pública da USP; mestre em Epidemiologia Clínica pelo Centre of Clinical Epidemiology and Biostatistics, da Universidade de NewCastle, AU; doutor em Medicina pela Graduate School of Medicine da Universidade de Tokyo, JP; docente da área de economia da saúde e pesquisa de desfecho em cursos da FIPE/HAOC, USP; profissional da área de acesso ao mercado na indústria farmacêutica. Doutor Marcelo Nita concordou em fornecer estudos sobre o* risk sharing, *pois concordamos que esse assunto é de extrema relevância e aplicável para o tema deste livro (N.A.).*

A indústria de materiais e medicações é o setor que teve a maior parcela de crescimento em termos de receitas no mercado de saúde. O acesso a novos medicamentos e materiais é um desafio para todos e, portanto, novas formas e estratégias de acesso têm sido estabelecidas. Modelos de Compartilhamento de Risco são uma delas.

O sistema vigente de aprovação de novas tecnologias[7] em saúde agrega uma série de métodos epidemiológicos e estatísticos que visam garantir a identificação de tecnologias com claro benefício clínico. No entanto, há uma notória limitação da evidência, principalmente, na ocasião do lançamento de muitas dessas novas tecnologias. Isso decorre do fato de que muitas medicações, hoje, têm a aprovação condicionada à demonstração de eficácia e segurança (em ambiente controlado do estudo clínico), mas sem a experiência de utilização na vida real, a efetividade, na qual uma série de fatores, geralmente colocados sob rígido controle no experimento clínico, afloram na prática clínica da vida real, podendo impactar a performance dos novos medicamentos. Somam-se a esses fatores uma série de incertezas relacionadas à população efetivamente tratada (heterogeneidade na indicação da tecnologia), como os medicamentos serão utilizados e ao real impacto nos desfechos de longo prazo.

Outra variável importante para a utilização plena das novas tecnologias na prática clínica refere-se à elevação dos custos de medicamentos inovadores, principalmente com o advento dos biológicos, entre eles os oncológicos, vacinas e outros. Como consequência desses crescentes aumentos nos custos em saúde, as políticas atuais enfatizam o uso cada vez maior de métodos para avaliação de tecnologias em saúde, e, por consequência, um ambiente onde todos os atores dos sistemas de saúde demandam por mais e melhores evidências para a gestão dessas complexas e caras tecnologias, e, com certeza, medidas de contenção de custos (NITA, 2010).

Os benefícios dos esquemas de risco compartilhado, ou *risk sharing*, incluem a otimização dos ganhos em saúde, levando em conta os recursos disponíveis (criando uma eficiência econômica maior) um maior acompanhamento dos resultados clínicos e de segurança e a possibilidade de atuar com medidas concretas para aumento da aderência ao tratamento.

Esses benefícios, no entanto, têm de ser confrontados com as incertezas em relação aos resultados clínicos (eficácia *versus* efetividade na vida real), ao impacto orçamentário resultante do crescente uso de uma dada tecnologia e, mesmo, aos sinais de segurança não detectados no programa de desenvolvimento clínico de um dado medicamento.

A definição de esquemas de risco compartilhado ainda é confusa, pois envolve uma série de possibilidades. Para fins de conceituação do assunto neste livro, serão considerados os acordos de risco compartilhado como aqueles com tratos estabelecidos por pagadores e companhias farmacêuticas, visando reduzir o impacto orçamentário das

---

[7] *Os termos medicamento ou tecnologia são usados como sinônimos neste capítulo e seguem a definição do Ministério da Saúde.*

novas tecnologias inerentes às incertezas do comprovado valor clínico (efetividade e segurança) do mesmo e, também, dos orçamentos limitados dos sistemas de saúde (ADAMSKI, 2010). O risco é variável conforme estes dois parâmetros: o valor, em termos de ganhos em saúde, ou o impacto nos gastos com as novas tecnologias. Essa é uma definição bem mais especifica do que a proposta por Garrison *et al.*, que definem como acordos entre um pagador e uma companhia farmacêutica, em que o nível de preço e/ou a receita recebida são condicionados à performance futura da tecnologia. Por essa razão, estes autores trabalham com o conceito de esquemas baseados em performance das tecnologias, enquanto aquela utiliza a definição mais prática relacionada com esquemas financeiros ou modelos de performance clínica.

Em suma, os esquemas de risco compartilhado visam diminuir os impactos negativos das inúmeras fontes de incertezas quando da introdução de uma nova tecnologia e a forma de cobertura ou pagamentos de medicações, particularmente, daquelas de alta complexidade e custo, através de uma nova proposta de acordo entre os produtores de insumos e os financiadores dos sistemas de saúde. Claramente, as negociações que meramente envolvem os descontos nos preços, ou contratos de preço/volume, não se aplicam a essa definição (ver tabela 1).

Tabela 1: classificação proposta por Carlson *et al.* sobre os esquemas de risco compartilhado. Aqui, o foco está nos acordos focados em desfechos de saúde.

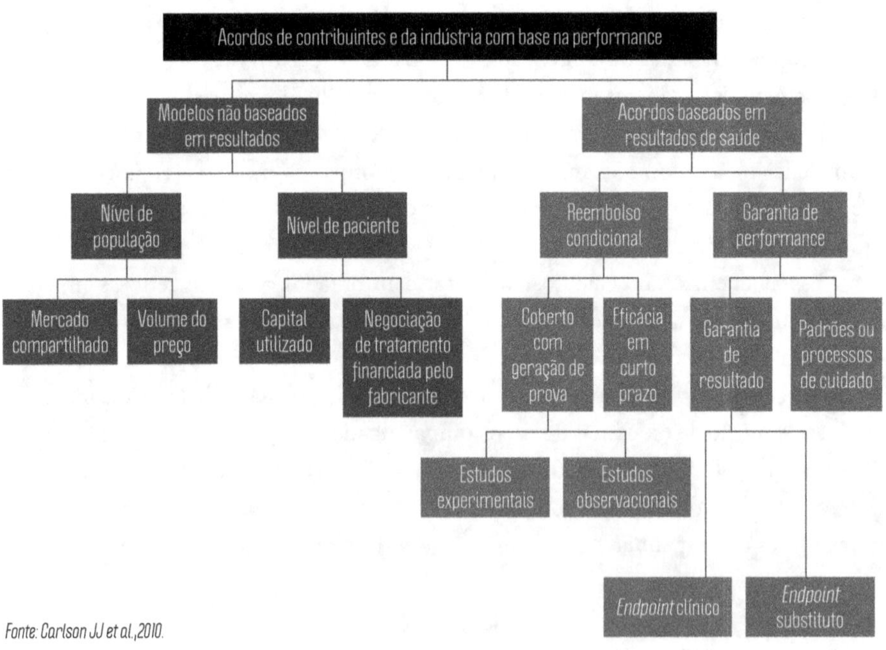

Fonte: Carlson JJ et al.,2010.

Segundo a força-tarefa da International Society for Pharmacoeconomics and Outcomes Research (ISPOR) para as boas práticas de esquemas de risco compartilhado, estes têm algumas características (GARRISON, 2013):

a) Um programa de coleta de dados acordados entre as partes, podendo ser de pacientes individuais ou de uma dada população;

b) Tipicamente, a coleta de dados inicia logo após a aprovação sanitária;

c) O preço, reembolso e/ou receita para a tecnologia são vinculados aos desfechos desse programa de coleta de dados. Em muitos casos, o reembolso acaba vinculado à performance desse medicamento;

d) A coleta de dados visa responder às incertezas inerentes à eficácia ou efetividade, à performance ao longo do tempo, às questões de segurança e aderência ao tratamento e ao impacto do gerenciamento ativo das doenças crônicas exercidas pelos provedores de assistência clínica;

e) A distribuição diferenciada dos riscos associados com a nova tecnologia entre os atores dos sistemas de saúde.

Os acordos inovadores de *risk sharing* têm sido explorados nos mercados mais sofisticados com foco em modelos econômicos, ou seja, os resultados são mensurados em termos de efetividade e confrontados com os custos que lhes são associados. A Inglaterra, com certeza, foi um dos países pioneiros nesses acordos, sendo normatizada no contexto dos chamados *Patient Access Schemes* (PAS). Estes poderiam ser esquemas financeiros com, basicamente, descontos em valores, ou baseados em desfechos em que se fosse comprovado o valor clínico. Então, o preço poderia ser aumentado, ou o contrário, e em outros casos, poderia ser proposto do risco compartilhado. Alguns pontos relevantes do PAS são: a) Os esquemas baseados em desfechos, por serem bem mais complexos, deveriam ser somente implementados em casos excepcionais; b) O aumento de preços pode ser condicionado à análise de novos dados coletados. Se esses novos dados não suportarem a análise do preço, este poderia, então, ser reduzido.

Entre os vários exemplos de risco compartilhado, pode ser visto o da Johnson & Johnson com o National Health System (NHS) da Inglaterra, em que o Velcade (oncologia) era reembolsado somente nos casos em que os pacientes se beneficiavam da tecnologia. Assim, a Johnson & Johnson se comprometeu a estornar o dinheiro gasto com pacientes que não respondem à medicação. Ainda na Inglaterra, a Biogen Idec também negociou um acordo de risco compartilhado com o NHS para a entrada gerenciada do medicamento Avonex para esclerose múltipla.

A Austrália tem vários acordos com a indústria de biológicos para artrite reumatoide. Estes têm reembolso condicional em curto prazo (adalimumabe e etarnecepte: 16 semanas; infliximabe: 22 semanas), e reembolso contínuo aos respondedores. Os benefícios para a indústria foram que todos os três produtos tiveram acesso inicial. Já para o governo australiano, o reembolso continuava apenas para os respondedores. Houve uma clara percepção de que o governo foi, assim, capaz de gerenciar melhor os gastos com imunobiológicos e, também, focar seu uso apenas em quem estava se beneficiando com o acordo. Outro exemplo implementado pelo Australian Department of Health foi um registro de pacientes para monitorar a mortalidade dos indivíduos tratados com bosentana como condição para que o Pharmaceutical Benefits Scheme custeasse seu uso. Todos os modelos econômicos e a avaliação de custo-efetividade iriam monitorar esse resultado, e caso houvesse mortalidade acima de 5% ao ano, conforme indicaram os estudos iniciais, então, o preço da bosentana seria reduzido para se montar a razão de custo-efetividade originalmente aprovada pela autoridade de saúde da Austrália.

Na prática, observou-se que um perfil de pacientes mais grave levou a uma taxa de mortalidade de 11,8%. Esta foi corrigida por alguns critérios epidemiológicos, e o valor final ficou em 8,8%. Baseado nesse valor, e na entrada de um novo medicamento para a mesma indicação, o governo australiano demandou um desconto de 15% para correção do modelo de custo-efetividade.

Esse estudo de vida real teve impacto em um perfil de pacientes mais graves, mas a empresa negociou uma correção desses valores. A participação de centros especializados e indicados pelo governo, que foram monitorados por um terceiro, garantiu a idoneidade dos resultados. Os médicos e pacientes reconheceram um grande avanço no tratamento da doença. E o governo não sofreu pressão de uma eventual restrição do preço. A empresa conseguiu acesso universal na Austrália, com um desconto gerenciável para o mercado em tela, e muito menor do que era o esperado.

Na França, a Johnson & Johnson fez um acordo em que o Risperdal® era reembolsado no preço demandado, conquanto fossem feitos estudos para avaliar a aderência e persistência aos medicamentos. A Johnson concordou em estornar os custos do produto em pacientes que não tinham documentado a efetividade em longo prazo. O critério de efetividade era que o paciente continuaria a tomar o produto via oral. Nesse acordo de *risk-sharing*, a meta era alcançar uma documentada aderência ao produto. Ao longo de um ano, a empresa mostrou que esse fármaco melhorava a aderência e diminuía as crises e hospitalizações, reduzindo, assim, o custo total da doença.

A Itália implementou, em ampla escala, múltiplos esquemas inovadores com as indústrias farmacêuticas. É interessante notar que não há qualquer legislação específica normatizando esses acordos, e eles foram frutos de uma negociação, caso por caso, por preço e reembolso. A escolha do modelo de acordo dependia muito dos dados originais dos medicamentos e da área terapêutica sendo discutida.

Por exemplo, houve casos de pagamento por resultados para leucemia, com o uso de dasatinibe e nilotinibe, bem como de esquemas meramente financeiros com sorafenibe e sunitinibe em câncer renal e, finalmente, de risco compartilhado por performance clínica com cetuximabe em câncer colo retal.

A Bayer fez um acordo em que sorafenibe era pago em seu preço total pelos dois primeiros meses de tratamento. Nos pacientes que respondiam, o tratamento era continuado. Nos outros, a Bayer devolvia o valor cobrado. O acordo foi bom para a Itália porque aliviava a pressão orçamentária dos não respondedores, e também evitava a exposição pública de negar acesso. A Bayer recebia o preço cheio de todos os pacientes que respondiam ao tratamento. Nesse caso, o pagador ficou responsável pelos gastos com a coleta dos dados clínicos e econômicos.

Apesar de esses acordos inovadores de risco compartilhado representarem um notável avanço na forma de relacionamento entre os vários atores dos sistemas de saúde, existe ainda uma falta de confiança generalizada entre eles. Outras barreiras que podem dificultar a implementação dos acordos incluem os custos associados com essas transações, as enormes barreiras para os sistemas de informações gerenciarem ativamente os resultados em saúde e o alinhamento dos detalhes dos esquemas de compartilhamento de risco, como a discussão de quais desfechos serem utilizados ou qual é a medida financeira a ser utilizada.

Assim, alguns pontos-chave para o sucesso na elaboração desses acordos de risco compartilhado são os seguintes:

a) Acordo prévio entre os participantes do processo de coleta de dados, incluindo a gestão deste;

b) Os desfechos podem ser clínicos, tais como mortalidade reduzida, ou meramente financeiros, como um teto de cobertura, ou ainda modelos mais sofisticados de custo-efetividade baseados na manutenção de certo limiar de custo-efetividade em parâmetros aceitáveis;

c) A cobertura na utilização desses medicamentos serem vinculadas aos desfechos mais relevantes e mensuráveis dos programas, como os citados acima.

Em conclusão: o programa de risco compartilhado deve valorizar o sistema de saúde. De maneira efetiva, garantir a eficácia no mundo real e maximizar o impacto nos gastos, ou seja, ser eficiente. Será necessária a estruturação de centros de gerenciamento de casos crônicos com capacitação em várias áreas do conhecimento. Mas todas essas atividades devem ser implementadas visando não criar grandes rupturas ou complexidades que inviabilizem todo o projeto. A discussão nos sistemas de saúde deve se voltar agora a valorizar o sistema e não ser meramente uma discussão de custos menores.

3.7 - Desafios para implantar modelos de P4P

Em 2005, a Associação Médica Americana sugeriu alguns objetivos dos programas de pagamento por performance quando aplicados aos médicos. Os principais, aplicáveis a nossa realidade, são os seguintes:

* Remunerar a qualidade através da criação de incentivos financeiros expressivos o suficiente para motivar mudanças estruturais;

* Efetuar mudanças no sistema de saúde necessárias para reduzir erros, melhorando a qualidade, e diminuir custos, melhorando a eficiência da atenção;

* Encorajar médicos para aumentarem a disponibilização dos serviços aos pacientes além do atendimento de consultório (gerenciamento de grupos de risco);

* Colocar maior responsabilização (*accountability*) na prática médica.

Levando em conta esses objetivos e o que tem sido observado por diversos países e financiadores dos sistemas de saúde, vários desafios têm sido ou serão enfrentados quando um gestor decide colocar em prática de programas de P4P. Para fins de organização do raciocínio e percepção da realidade no Brasil, tais desafios são classificados em culturais, legais, éticos, de gestão e operacionais.

Desafios culturais

Os desafios culturais são principalmente três: o falso conforto do *status quo*; o médico ter seu desempenho avaliado e questionado; e o engajamento do profissional na agenda da qualidade do hospital ou do serviço em que trabalha.

Sabe-se que a grande maioria das pessoas tem dificuldade em lidar com mudanças e, muitas vezes, mesmo convivendo e vivendo de forma aparentemente insustentável, o ser humano tem dificuldades de mudar o padrão. Percebem-se duas realidades bem diferentes nos profissionais de saúde, principalmente nos médicos. Se esse profissional é assalariado em uma instituição, tende a ser levado à acomodação e à insatisfação. Como, geralmente, o valor pago pelo volume de horas trabalhadas é baixo, ele a tende a ter vários empregos ou subempregos. Mesmo que o sindicato diga que a carga horária de um médico em um emprego deve ser de quatro ou, no máximo, seis horas, é raro encontrar um profissional que trabalhe apenas esse tempo. Se o médico vai para a área pública, busca melhorar seu rendimento com novos concursos para ter mais "padrões" e, mesmo assim, dificilmente cumpre sua carga horária, pois precisa ir para outro local de trabalho. O maior desafio de um gestor público é colocar um cartão-ponto para médicos. Definitivamente não funciona.

Por outro lado, grande parte dos médicos no Brasil tem seu ganho advindo de contratos em que recebe por produção de serviços, tendo credenciamento com diversos convênios e trabalhando em vários serviços para aumentar sua produção, pois recebe no modelo *fee-for-service*. Quanto maior a produção, maior o ganho. Se esse profissional tira férias, gasta e não ganha, assim, nos períodos sem férias, tem que trabalhar pelo menos 10% a mais para gerar ganhos suficientes para relaxar algumas semanas do ano. O desgaste é tanto que são raros os profissionais que conseguem manter este ritmo, chegando ao ponto de, após 20 ou 25 anos de formados, muitos estarem deixando a profissão para viver de outras fontes de renda, movidos pelo excesso de trabalho nos anos anteriores. Excelentes profissionais têm abandonado o sonho de ser médico, pois estão desgastados e cansados.

E o mais interessante é que esse falso conforto do *status quo* dificulta a mudança. Mesmo vivendo um inferno, é melhor ficar ali, pois já se conhece o ambiente.

Outro desafio cultural é o médico aceitar ter seu desempenho avaliado e questionado por seus clientes. Ainda existe, em alguns lugares, a cultura de que o médico é um profissional diferenciado, que tem em seu poder a vida e a morte. Como alguém que tem esse poder pode ser questionado? Ou ainda: "Como pode um paciente, que não tem o conhecimento que eu, médico, tenho, conseguir questionar ou avaliar o que eu faço"? (Essa fala ocorreu durante uma assembleia em uma Unimed, em que se discutiam os indicadores de desempenho a serem avaliados para programa de pagamento por performance). A percepção e a experiência do paciente são tão importantes que já são consideradas por muitos autores como indicadores de resultado. Isso será mais bem detalhado no próximo Capítulo.

Além desses desafios culturais, um dos mais importantes a serem transpostos é o de engajar o médico na agenda da qualidade no serviço em que trabalha. Os hospitais já perceberam, e as evidências demonstram, que o engajamento do profissional melhora os indicadores da qualidade do hospital (GOSFIELD, 2008).

Isso é tão importante que as principais acreditadoras de serviços de saúde colocam o monitoramento do corpo clínico ou a governança clínica com um dos critérios de avaliação. A Joint Commission International (JCI) explicita essa preocupação quando aponta as seguintes exigências quanto à gestão do corpo clínico: monitoramento e avaliação contínuos de todos os médicos do corpo clínico; comparações internas e externas; análises do comportamento, crescimento profissional e resultados clínicos; revisão anual; documentação das ações em função das análises de desempenho (CONFIRA A NORMA SQE.11 NO MANUAL DA JCI DE 2014).

Elementos mensuráveis do SQE.11 (a íntegra da norma JCI, revisada em abril de 2014, pode ser encontrada no Manual da JCI disponibilizado aos serviços que buscam essa acreditação)

1. Todos os membros do corpo médico são incluídos em um processo contínuo de monitoramento e avaliação da prática profissional, conforme definido pela política do hospital e padronizado no nível do departamento/serviço (Consulte também SQE.3, ME 5).

2. O processo de monitoramento e avaliação identifica áreas de melhoria em potencial com relação a comportamentos, crescimento profissional e resultados clínicos do membro do corpo médico comparado a outros membros do corpo médico do departamento/serviço.

3. Os resultados clínicos das informações disponíveis sobre membros do corpo médico são revisados com dados objetivos e baseados em evidências, conforme disponíveis, para definição de padrões de referência externos.

4. Os dados e as informações do monitoramento são revisados, pelo menos, a cada 12 meses pelo chefe do departamento ou serviço do indivíduo, pelo gerente médico sênior ou pelo corpo médico, e os resultados, as conclusões e todas as providências tomadas são documentados no arquivo de credenciais do membro do corpo médico e em outros arquivos relevantes.

5. Quando as constatações afetam a designação ou os privilégios do membro do corpo médico, há um processo para tomar providências em relação às constatações e tais ações "por justa causa" são documentadas no arquivo do profissional de saúde e refletidas na lista de privilégios clínicos. A notificação é enviada aos locais em que o profissional de saúde presta serviços.

Sabe-se que muito pouco acontece em um sistema de saúde sem prescrição médica (KENNEY, 2008). Estudiosos falam que, pelo menos, 80% do custo de um sistema de saúde advêm de uma prescrição médica. Isso tudo reforça muito a importância do engajamento do médico.

Por outro lado, um dos pontos que comprometem esse engajamento está na dificuldade de padronização das condutas médicas. Toda vez que é discutida padronização com médicos, invariavelmente alguém fala: "Não existe linha de montagem na saúde. Nós não estamos fazendo carros, nós estamos lidando com seres humanos e cada paciente é diferente".

Já apontamos no primeiro Capítulo deste livro, mas merece destaque a observação de Donald Berwick: "... a barreira para o envolvimento dos médicos pode ser o fator mais importante para impedir o sucesso da melhoria da qualidade na saúde. A qualidade nas indústrias confia em medições e estandardizações das práticas, e os médicos são geralmente suspeitos das duas, pois estão associadas com definições de políticas; e medições alegadamente por melhoria podem, em vez disso, serem usadas para julgamento e vigilância".

Um dos comentários mais interessantes sobre o aspecto de que "cada paciente é único" é o do doutor Lucian Leape, médico e professor da Harvard School of Public Health e um dos grandes *experts*, nos Estados Unidos, sob o tema erro médico: "... não é sobre a variação dos pacientes que nós estamos falando. É em nossa variação que está o problema – defeitos em nossa performance".

Outro ponto importante percebido que dificulta o engajamento do médico é seu foco nas práticas individuais. É muito difícil delegar seus serviços, o que é agravado nos modelos de remuneração *fee-for-service*, conforme apresentado no capítulo anterior. A perversidade desse modelo leva, inclusive, à discussão de leis como a do ato médico. Sem desmerecê-la, o que está em discussão aqui não seria apenas o risco do atendimento ao paciente, mas, sim, a condição de ter atividades que irão tirar o paciente do consultório do médico, drenando seus ganhos para outra profissão. Muitos países utilizam, por exemplo, o profissional de enfermagem para consultas de casos simples e triagem (na Inglaterra, o paciente com conjuntivite, por exemplo, nem chega ao médico, o diagnóstico e conduta são feitos pelo enfermeiro). Outros exemplos podem ser citados, como a prática das parteiras, enfermeiros especializados, inclusive, em prescrições de medicamentos psiquiátricos, hospitais de retaguarda que atendem pacientes de longa permanência sendo conduzidos por profissionais de enfermagem, dentre outros.

O foco nas práticas individuais não deve ser atribuído apenas aos modelos de remuneração. Tem uma questão muito particular, enraizada desde o ensino médico: a crença da responsabilidade pessoal pela qualidade. "Se nós trabalhamos e estudamos muito, nós não cometemos erros...". Logo, o erro pode ser percebido pelo médico como sendo de sua única responsabilidade, pois "não estudou ou não trabalhou o suficiente" (REINERTSEN, 2007). Seguindo esse raciocínio, é muito difícil para o médico declarar e assumir um erro. Esse é um paradigma que vem sendo discutido no mundo todo.

Desafios legais

O uso de ganhos adicionais por performance pode ser um problema para profissionais assalariados. Infelizmente, o Brasil adota uma legislação trabalhista da década de 1940, e se um ganho adicional ao salário é feito com frequência, é incorporado ao salário e aí vem a cascata de tributos e descontos sobre ele. Esse é um dos motivos que levam à proposta de que o ganho por desempenho deva ser feito após um ciclo de monitoramento a cada seis ou doze meses, evitando ganhos mensais que possam ser incorporados ao salário.

Por outro lado, alguns hospitais podem ter receio de avaliar e divulgar o desempenho a seus médicos do corpo clínico, pois isso poderia caracterizar vínculo empregatício, outra pérola da retrógrada legislação trabalhista brasileira. Obviamente, essa é uma preocupação excessiva, mas, em alguns hospitais, pode levar os gestores a temerem a aplicação de qualquer ferramenta que meça a qualidade e discuta o que foi encontrado com os avaliados. Vários juristas já deixaram claro que essa é uma preocupação exagerada, pois, se o médico quiser, pode comprovar vínculo somente pelo fato de ter seu nome e assinatura no prontuário do paciente. Mas não deixa de ser um desafio a transpor.

Além disso, para profissionais assalariados no serviço público, leis específicas precisam ser criadas para um possível ganho variável. Como exemplo, o estado de São Paulo criou uma lei, em 2013, para pagamento por desempenho aos profissionais de saúde do serviço público (Lei Complementar nº 1.193 de 02/01/2013). Alguns dos critérios utilizados nesse estado foram apresentados anteriormente neste Capítulo.

Outro desafio legal observado é o que as cooperativas médicas enfrentam quando decidem remunerar seus cooperados de maneiras diferentes. Remunerar diferente quem tem comportamentos diferentes. Esse é um princípio básico de equidade que, infelizmente, as cooperativas têm dificuldade em transpor, sendo necessárias discussões infindáveis em assembleias para quebrar esse conceito ilógico de que todos os médicos são iguais e devem ser remunerados da mesma forma. Os médicos são diferentes em sua essência: são pessoas criadas por famílias diferentes, são profissionais formados em escolas diferentes, fazem residência médica em serviços diferentes, lidam de forma diferente com suas ansiedades, preocupações, alegrias, tristezas etc., desempenham seus serviços em estruturas e com equipes diferentes, têm necessidades financeiras diferentes, entre outros aspectos. Definitivamente, os seres humanos são diferentes um dos outros. Tratar pessoas ou profissionais diferentes em sua essência da mesma forma é um grave equívoco e, invariavelmente, trará inúmeros problemas. O segredo é tratar os diferentes de forma diferente.

Algo semelhante ocorre quando os honorários são tabelados. Por melhor que sejam as tabelas de honorários médicos padronizadas nacionalmente, elas também levam a esse princípio equivocado da equidade. Veja que incongruência: valorizar o mesmo ato profissional, feito por profissionais diferentes e em ambientes diferentes, da mesma forma. Além de o modelo *fee-for-service* ser pernicioso à qualidade em todas as suas dimensões, conforme apontado no Capítulo anterior, quando esse modelo obriga a utilizar tabelas padronizadas de valores dos honorários, o prejuízo para o sistema de saúde é enorme. Sem desmerecer o trabalho hercúleo da Associação Médica Brasileira na organização da CBHPM (Classificação Brasileira Hierarquizada de Procedimentos Médicos) e sua utilização como padrão na saúde suplementar brasileira, quando da criação da TUSS (Terminologia Unificada da Saúde Suplementar), se não forem criadas condições para, preferencialmente, aumentar o valor de um procedimento, levando em conta a qualidade e a consequente geração de valor paciente, cada vez mais, o modelo vigente estimula não apenas o uso excessivo, mas a manutenção de uma qualidade medíocre.

Desafios éticos

O artigo 62 do Código de Ética Médica é implacável: "É vedado ao médico subordinar os honorários ao resultado do tratamento ou à cura do paciente". Muito cuidado deve-se ter ao implantar modelos de pagamento por performance para que esse artigo não seja desrespeitado. Nenhum modelo de pagamento por performance no mundo preconiza esse tipo de prática. O ganho deve ser adicional, com base em melhoria de indicadores de qualidade. O que se tem discutido é que o prestador deve se responsabilizar por seus atos, recebendo mais pela qualidade diferenciada que presta e, ainda, partilhar o risco com os pagadores.

Um desafio ético que precisa de revisão, principalmente no Brasil, diz respeito às transações eletrônicas de informações sobre o diagnóstico do paciente. Obviamente, as informações clínicas e de diagnóstico são fundamentais para estudos epidemiológicos de grupos de pacientes, mas, também, para a geração de indicadores de desfechos finais e intermediários, que serão utilizados para avaliação da qualidade do serviço prestado. Sem essas informações, as avaliações de desempenho ficam prejudicadas. Não são impossíveis de fazer, mas ficariam muito mais robustas se fossem feitas com esses dados.

Aqui, novamente, cabe um aparte: por que para pacientes do SUS, essas informações podem transitar eletronicamente e isso não pode na saúde suplementar? O que tem de diferente o paciente pobre que usa somente o SUS, daquele paciente com condições de pagar e utilizar um plano de saúde? Essas idiossincrasias dos legisladores médicos devem ser repensadas. Mais um desafio a ser sobrepujado.

A difusão pública dos resultados é um problema a ser vencido, da mesma forma. Países como a Inglaterra (através do QOF), Estados Unidos (por exemplo, LeapFrog Group, CMS etc.), França (CompaqH), entre outros, utilizam a difusão publica de indicadores de qualidade em saúde para empoderar os pacientes com as informações sobre a qualidade dos médicos e hospitais e diminuir a assimetria de informação desses pacientes. A assimetria de informação na área da Saúde é uma das principais causas do alto custo da saúde, visto em fenômenos de sua direta responsabilidade, como seleção adversa, demanda induzida pelo fornecedor e problemas na agência de relacionamento entre o principal (paciente) e o agente (médico) (FOLLAND, 2004).

A classificação dos médicos, assim como sua divisão em *rankings*, pode ser considerada antiética pelo CFM, mas pode ser algo necessário para o gestor médico de um sistema de saúde entender como gerenciar onde está a diferença entre os profissionais. Apenas deve ser tomado cuidado para não extrapolar a necessidade de gestão para outras ações que não foquem na geração de valor para o paciente.

Desafios de gestão

Alguns paradigmas precisam ser quebrados e novos conceitos têm que entrar na cabeça do gestor de um sistema de saúde. Está clara a importância de avaliação de desempenho como ferramenta de gestão e de governança clínica, no entanto, isso precisa fazer parte de seu dia a dia.

As principais acreditadoras de serviços de saúde já estão fazendo sua parte, quando incluem, nas normas para tornar um serviço acreditado, as exigências para monitoramento e avaliação do desempenho do corpo clínico. A JCI e a acreditadora canadense são mais prescritivas a esse respeito, mas também a ONA deixa clara a importância e a necessidade de avaliar o corpo clínico, se o hospital buscar o nível 2 ou 3 dessa acreditação.

Nos Capítulos subsequentes serão demonstradas várias ferramentas que o gestor poderá utilizar para ter essas informações em suas mãos, sem precisar de um profissional de TI a tiracolos.

Um fato tem sido observado logo após o gestor perceber a importância da avaliação de desempenho ou de implantar modelos de pagamento por performance: o gestor decide criar seu próprio modelo. Esses "modelos caseiros" de avaliação de desempenho e/ou de pagamento por performance são um novo desafio a superar.

A preocupação com esses "modelos caseiros" é porque eles poderão levar ao descrédito de toda uma proposta revolucionária, caso sejam aplicados sem base em evidências. O principal exemplo prático disso ocorreu no passado com algumas Unimed's que resolveram implantar modelos de "consulta bonificada". Nesse modelo, os médicos recebiam valores diferenciados em sua consulta, caso pedissem menos exames, que seu custo médio ficasse abaixo de um nível esperado para sua especialidade e/ou ainda que autogerassem exames apenas em percentuais aceitáveis.

Esse modelo foi execrado pelos médicos e pelo próprio sistema, pois se mostrou ineficiente: o custo não abaixou, pois o paciente transitava de um médico a outro ou usava os serviços de emergência, onde não havia restrição (a prova disso foi o aumento crescente dos níveis de sinistralidade das operadoras); houve uma insatisfação dos médicos, pois eles estavam sendo comparados sem considerar as características individuais dos pacientes que atendiam (o modelo não preconizava ajuste de risco), os padrões de comparações eram meramente estatísticos, com base no histórico e sem referenciais externos, e ficou claro aos profissionais que o objetivo não era a qualidade, mas baixar o custo de sua Unimed.

O problema foi tão grande que a ANS baixou uma resolução impedindo a aplicação de modelos dessa forma. Em resumo, a Súmula 16, de 12 de abril de 2011, diz: "É vedado às operadoras de planos privados de assistência à saúde adotar e/ou utilizar mecanismos de regulação baseados meramente em parâmetros estatísticos de produtividade, os quais impliquem inibição à solicitação de exames diagnósticos complementares pelos prestadores de serviços de saúde...".

Logicamente, isso foi uma reação a qualquer movimento que discutisse o uso de indicadores de desempenho para pagar de forma diferente aos médicos. A reação da classe médica com relação aos programas de pagamento por performance foi muito grande nessa época e muitos gestores acreditaram (alguns ainda acreditam) que a ANS é contra o P4P. A própria ANS divulgou posteriormente que não se opõe, muito pelo contrário, a movimentos de reforma no modelo de remuneração e, principalmente, a modelos diferenciados que melhorem a qualidade da assistência aos beneficiários de planos de saúde. Em diversas reuniões e apresentações da Agência, o tema pagamento por performance foi discutido de forma muito positiva, alertando, apenas, que não deveria ser utilizado como punição ou, ainda, como eram as consultas bonificadas.

A prova disso foi o lançamento do *Qualiss* (Programa de Monitoramento da Qualidade dos Prestadores de Serviços na Saúde Suplementar), nas Resoluções Normativas (RN) 267, de 24 de agosto de 2011, e RN 275, de 1º de novembro de 2011. Mais recentemente, a ANS publicou a RN 364, de 11 de dezembro de 2014, que institui o Fator Qualidade nos reajustes de contratos com os prestadores das operadoras de planos de saúde.

O último desafio para os gestores é entender que avaliar a performance e pagar por performance são coisas diferentes, mas complementares. Avaliar a performance de seus profissionais e prestadores de serviços é uma obrigação do gestor, mas pagar por performance passa a ser uma estratégia e pode ser utilizada dependendo do contrato existente entre as partes.

A avaliação da performance precede o pagamento por performance. Para pagar, tomando como base o desempenho, é necessário medi-lo de forma adequada. O próximo Capítulo inteiro será destinado a descrever, em detalhes, a metodologia de desempenho proposta neste livro. Após isso ser feito de forma clara, objetiva e muito consistente, pagar por performance passa a ser muito simples.

Na prática, se tem observado com muita frequência que somente o fato de monitorar o desempenho dos profissionais, permitir que eles acessem seus dados e comparem com seus pares, já melhora o desempenho. O uso de incentivos, seja ele financeiro ou não, é a cereja do bolo.

Desafios operacionais

Correspondem aos desafios para operacionalizar qualquer programa de avaliação e pagamento por performance.

O ponto principal está no baixo uso de sistemas informatizados em saúde. No Brasil, menos de 25% são informatizados e apenas 8% usam registros médicos eletrônicos (SILVEIRA, FROST & SULLIVAN, 2013).

Além disso, os serviços que utilizam sistemas de informação adotam diversos sistemas, com baixa integração, e a maioria dos dados é de faturamento. Novamente, a lógica dos modelos de remuneração fez, ao longo dos anos, com que as instituições focassem na gestão do faturamento e não na gestão da clínica.

No SUS, a situação é crítica. Em uma mesa redonda promovida pela Novartis em abril de 2015, o diretor do Datasus, Moacyr Perche, afirmou que o SUS tem 180 sistemas diferentes que fragmentam as informações utilizadas pelos municípios e estados. Muitas vezes, uma prefeitura é obrigada a registrar informações em 55 sistemas diferentes.

Se não bastassem os sistemas fragmentados, pouco ou quase nada integrados e com informações essencialmente de faturamento, a qualidade dos dados é extremamente baixa, com problemas básicos de registros e cadastros, na maioria das vezes.

Mesmo em grandes hospitais que possuem acreditação, têm sido observados problemas de processos para registro adequado das informações. Já foi identificado, por exemplo, que a conta hospitalar é gerada em nome do chefe de equipe. Ele recebe do convênio e repassa aos demais médicos. Como avaliar o desempenho individual dos profissionais dessa equipe? A Joint Commission International exige a avaliação de 100% dos médicos do corpo clínico de um hospital.

Além disso, é relativamente comum que um paciente seja internado pelo pronto-socorro de um hospital e toda a conta seja faturada em nome do médico que o internou, não do profissional que acompanhou o caso.

Vários outros problemas, como registros manuais de dados, por exemplo, os de infecção hospitalar, conformidade de prontuários, dentre outros, também dificultam o processo de avaliação ou trazem risco de existirem informações erradas e inconsistentes para gerar indicadores de desempenho.

Sem contar a resistência dos profissionais ao uso de registros médicos eletrônicos (RME), pois, muitas vezes, as ferramentas disponibilizadas aumentam o tempo de atendimento. Não existem planos de treinamento para utilização adequada de RME. Além disso, as empresas fornecedoras de sistemas hospitalares têm dificuldade para desenvolver sistemas adaptados a todas as situações clínicas. Os dados clínicos são de alta complexidade, inseridos por vários profissionais de saúde, cada profissional inclui os dados clínicos que acha relevantes em cada situação, normalmente são informações não estruturadas (são descritas em campo texto livre), dentre outros problemas.

Outros desafios culturais, éticos, legais, de gestão e operacionais poderão ser observados. Esse é um tema que merece aprofundamento e trocas de informação. Este autor sugere que os leitores com experiências diferentes no enfrentamento de desafios compartilhem o que observaram e as soluções encontradas para mitigá-los. Enviem essas experiências diretamente ao autor para que sejam compartilhadas em fóruns criados para essa finalidade.

3.8 - Resumo do capítulo

• Várias definições sobre P4P foram apresentadas. A definição mais condizente com a proposta deste livro é a indicada pelo CMS, nos Estados Unidos: "O uso de métodos de pagamento e outros incentivos para encorajar a melhoria na qualidade e alto valor do cuidado centrado no paciente" (CMS, 2006);

• A vinculação de incentivos para os prestadores que, comprovadamente, melhoram a geração de valor para o paciente é o racional de modelos de P4P. Se forem usados incentivos, eles devem ser expressivos o suficiente para gerar mudanças, e os critérios a serem empregados devem ser claros, objetivos, consistentes e com uma comunicação adequada a todos os envolvidos;

• Modelos de P4P estão em franco crescimento no mundo. Nos Estados Unidos, em 2013, eram 13% dos contratos; já em 2014, esse número subiu para 40%. Na Inglaterra, 1/3 do ganho do médico do NHS vem de incentivos baseados em sua performance. Modelos de P4P estão presentes em vários países em desenvolvimento;

• No Brasil, já existem modelos de P4P sendo aplicados em todas as esferas: SUS, entre secretarias de saúde e seus hospitais (ProHosp e HospSUS), médicos ligados aos estados de São Paulo e em outros estados e municípios; Unimed's e várias medicinas de grupo; e hospitais dando incentivos aos médicos do corpo clínico;

• Vários desafios têm sido observados para a implantação de modelos de avaliação de desempenho e pagamento por performance. Eles são classificados em culturais, éticos, legais, de gestão e operacionais.

4

Gestão da performance em Saúde

4.1 - Introdução

Nos capítulos anteriores, ficou demonstrado que gerar valor em saúde é buscar qualidade nessa área, em todas as suas dimensões. As evidências mostraram a direta correlação entre qualidade e remuneração médica, sendo que os modelos simples de remuneração médica, sejam eles retrospectivos (como o *fee-for-service*) ou prospectivos (salário e capitação) são perniciosos à qualidade da saúde e, portanto, no valor gerado para o paciente. A proposta para mitigar esses desincentivos à qualidade está na criação de modelos híbridos de remuneração, em que o pagamento por performance deve fazer parte importante da remuneração dos médicos e demais prestadores de serviços de saúde.

Ficou claro que mais importante que pagar por performance é avaliar a performance. O professor Laurence Casalino ressalta que esforços para melhorar a qualidade precisam de esforços para avaliá-la.

A proposta deste Capítulo é detalhar o modelo GPS.2iM©. O acrônimo GPS que dizer "Gestão da Performance em Saúde". Esse modelo passou por inúmeras evoluções desde 2007. Inicialmente, foi chamado de P4P©, mas a experiência mostrou que a avaliação da performance é uma prerrogativa para o pagamento, e por isso, não tinha mais sentido utilizar o P4P como nome do modelo que estava sendo proposto. No final de 2011, houve a mudança do nome para GPS.2iM©.

O modelo de avaliação da performance, que é base do GPS.2iM©, está registrado na Biblioteca Nacional sob o número 629776, cuja lavra é do autor deste livro. A disseminação desse conceito tem como grande objetivo sua utilização de forma que todo o sistema de saúde entregue uma qualidade melhor ao paciente.

Vale ressaltar que esse modelo está sendo divulgado neste livro com objetivo de ser utilizado como padrão nas análises de desempenho. Para viabilizar sua aplicação prática, recomendamos o uso de *softwares* específicos. Todo o exemplo dado, tanto neste Capítulo, como no próximo, baseia-se no uso do *software* padrão desenvolvido especificamente para essa finalidade. No entanto, a divulgação desse modelo, pela primeira vez de forma pública, permitirá desenvolvimentos de sistemas de informação independentes, embora essa iniciativa, muito provavelmente, não seja economicamente viável. Os sistemas atuais têm mais de sete anos de evolução e o aprendizado tem sido constante.

Assim, para aplicar, na íntegra, o modelo GPS.2iM© foram desenvolvidos *softwares* que possibilitam: agregação de dados e integração de sistemas, lançando mão de tecnologias de *analytics*; geração de indicadores; comparabilidade com *benchmarks*; formação de um indicador composto que reflita a qualidade disponibilizada pelo avaliado; transparência da metodologia e dos resultados aos avaliados para análises, acompanhamentos e contestações; suporte à gestão, para monitorar e avaliar a performance dos médicos, de outros profissionais assistenciais e de prestadores de serviços de saúde que estiverem no programa; e, ainda, gerar um volume de dados expressivos que, quando compartilhados, de forma desidentificada e com rigoroso *compliance*, possam gerar pesquisas em saúde, referenciais externos e análises econômicas, dentre outras funcionalidades que são desenvolvidas a cada novo projeto. Em quatro anos de aplicação prática dessas ferramentas, esses *softwares* estão em sua terceira versão no momento da publicação deste livro.

Sem essas ferramentas, o modelo GPS.2iM© torna-se difícil de aplicar e o risco de registro não acurado de dados para gerar indicadores pode ocorrer. O volume de informações é muito grande, existem inúmeros sistemas e planilhas que precisam ser integrados e, muitas vezes, num mesmo programa, milhares de médicos são avaliados. Dessa forma, um sistema informatizado passa ser necessário para aplicar o modelo de forma integral.

A seguir, detalharemos o modelo GPS.2iM© e as ferramentas informatizadas para auxiliar em sua efetiva implementação.

4.2 - Antes de começar

O sucesso de um Programa de Avaliação de Desempenho começa antes mesmo de sua implementação.

Cabe aqui repetir a conclusão de um estudo feito pelo PricewaterhouseCoopers' Health Research Institute em 2007, *Keeping Score: A comparison of pay-for-performance programs among commercial insurers*: "P4P é uma importante ferramenta para relacionar pagamentos financeiros à melhoria da qualidade. Mas a grande variação nas estruturas dos programas, medidas de performance e estruturas de incentivos financeiros minimizam seu impacto potencial".

Além disso, já ficou demonstrado, principalmente no Capítulo anterior, que quando um resultado de um programa de P4P não é adequado, deve-se pensar se o modelo desenhado para avaliar o desempenho estava adequado em sua origem. Novamente afirma-se: a avaliação de desempenho é mais importante que pagar por desempenho, pois o precede e, dependendo da modelagem e metodologia de avaliação, pode-se ter a aplicação de incentivos equivocada e injusta, comprometendo a credibilidade e aceitação do programa por parte dos avaliados.

A primeira pergunta a ser feita é a seguinte: qual é a perspectiva do Programa de Avaliação de Desempenho que será criado?

Geralmente, quem vai utilizar a avaliação de desempenho para a gestão adequada é o financiador ou pagador, que pode ser uma secretaria de saúde, um plano de saúde ou, ainda, um hospital ou prestador avaliando seus profissionais. No entanto, o programa pode ser criado para ter uma perspectiva apenas de avaliar a qualidade de um setor, como no caso do *Qualiss*, da ANS, ou do projeto *Sinha*, da ANAHP, em que os critérios são definidos para que, após divulgados por parte dos reguladores, as informações sejam compartilhadas com a sociedade em geral e gerem *benchmark* a ser utilizado por todo um setor.

Em termos gerais, existem dois tipos de avaliação: um horizontal e outro vertical. Veja alguns exemplos na figura 1, abaixo.

Figura 1

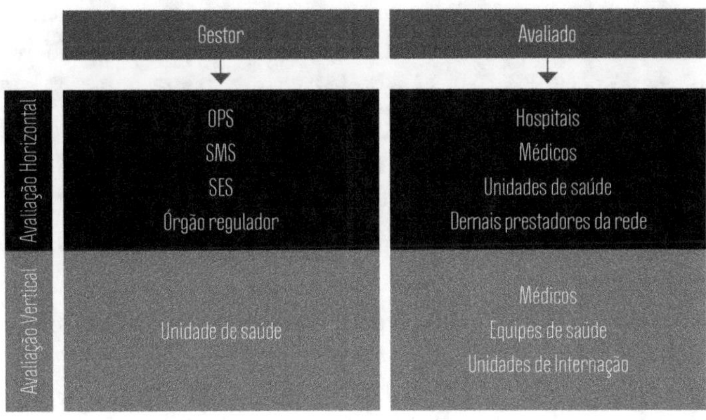

A avaliação horizontal geralmente é feita pelo agente financiador que busca avaliar seus contratados para estabelecer alguma forma de gestão sobre essas informações. Aqui poderá haver a aplicação de incentivos ou de modelos de pagamento por performance.

Na avaliação vertical, a análise é feita essencialmente para a gestão das equipes de saúde dentro das instituições ou unidades de saúde. Em alguns hospitais que avaliam desempenho de seu corpo clínico, também pode haver a aplicação de incentivos para os profissionais contratados ou não. Como visto, incentivos não são necessariamente financeiros.

Vale ressaltar que, por exemplo, quando um hospital é avaliado pelo agente financiador (avaliação horizontal) é desejável que ele avalie seu corpo clínico (avaliação vertical) para que, depois da avaliação, seja engajado na melhoria dos indicadores do hospital. Só assim esse hospital vai melhorar seus indicadores de qualidade que estão sendo avaliados pelo financiador. Enfim, a avaliação vertical é necessária para que a horizontal melhore. Um círculo virtuoso se estabelece.

A segunda pergunta a ser feita é: quem será avaliado?

Isso é importante, pois, para cada avaliado, existe um programa diferente, já que os indicadores são específicos, as regras de composição desses indicadores são outras, a lógica de divulgação é individualizada e os objetivos do programa podem ser diferentes. Na aplicação prática do modelo GPS.2iM©, ao longo destes anos, já foram e estão sendo avaliados: médico da rede credenciada em todas as especialidades, médicos do corpo clínico, equipes médicas, residentes médicos, profissionais de enfermagem, outras equipes assistenciais dentro dos hospitais (por exemplo, nutrição, fisioterapia, entre outras), hospitais, clínicas e unidades de imagem, unidades básicas de saúde, equipes de saúde da família, unidades de internação (UTI, Centro Cirúrgico, Unidade de Hemato-Oncologia, Pronto-Socorro etc.), saúde ocupacional, entre outros.

A próxima pergunta é destinada aos gestores: o que eu, gestor, quero com o programa?

Quando se traça os objetivos antes de iniciar um programa de avaliação de desempenho, é mais fácil avaliar, depois, seus resultados e medir se aquilo que foi planejado atingiu o que se esperava. Técnicas básicas de gestão, como o PDCA, são utilizadas para que os gestores planejem, desenvolvam, controlem e avaliem o que foi implantado. Alguns exemplos observados na prática: definição de políticas de incentivo ou programa de pagamento por performance; difusão pública; melhorar certa dimensão da qualidade; atender às exigências das acreditadoras; governança clínica; melhorar meus processos e informações; controlar a sinistralidade, entre outros.

O próximo passo é implantar o programa de avaliação de desempenho propriamente dito. Aqui é fundamental que se utilize modelos baseados em evidências e não modelos caseiros, pois isso pode comprometer a credibilidade do programa.

A seguir, detalharemos o modelo GPS.2iM©.

4.3 - Fundamentação do modelo de avaliação de desempenho e sua evolução

Toda a fundamentação apresentada nos Capítulos anteriores foi usada para a construção do modelo genérico de avaliação de desempenho deste autor. Mesmo assim, os pontos mais importantes serão resumidos a seguir, assim como a evolução nesse modelo ocorrida desde 2007 até a data da publicação deste livro.

O crescimento dos gastos com a saúde e os questionamentos sobre o uso racional dos recursos dos sistemas públicos e privados têm estimulado o debate e o surgimento de estratégias para aprimorar a qualidade da atenção em saúde. Segundo Porter (2006), a falta de qualidade na assistência é uma das grandes responsáveis pela crise nos sistemas de saúde.

O material publicado pelo Institute of Medicine (Estados Unidos) em 2007 defende que, em geral, a qualidade da saúde pode ser alcançada buscando atingir três dimensões: qualidade clínica, atenção centrada no paciente e a eficiência na prestação dos serviços. Essa publicação seguiu outra do mesmo instituto, que, em 2001, apontava: "Mesmo entre os profissionais de saúde motivados a prover a melhor atenção à saúde possível, a estrutura de remuneração pode não facilitar as ações necessárias para melhorar a qualidade da atenção e pode, da mesma forma, frustrar ações deste tipo" (IOM, 2001).

Dentro desse contexto, a avaliação de desempenho em saúde tornou-se uma temática constante e relevante no fomento de discussões sobre a melhoria da qualidade do cuidado (VAN HERCK *et al.*, 2010). De forma geral, avaliar o desempenho implica em analisar sistematicamente a atuação/performance do profissional/instituição/sistema de saúde em função das atividades que realiza, das metas estabelecidas e dos resultados alcançados (CROMWELL *et al.*, 2011).

Ao longo do tempo, inúmeros projetos testaram diferentes modelos de pagamento, vinculando incentivos financeiros ao desempenho atingido pelo prestador de serviços, nos chamados programas de pagamento por performance (P4P ou *Pay for Performance*) (ROSENTHAL, 2006; SCHATZ, 2008; ABICALAFFE, 2010; DORAN, 2012; SUTTON, 2012). Esses programas têm sido desenvolvidos e implantados em diferentes localidades, focados tanto na análise da performance global de sistemas de saúde (públicos e privados), como no desempenho de hospitais, médicos ou equipes interdisciplinares (NHS, 2004; WHO, 2007; MEHROTRA, 2009; COMPAQH, 2010; NCQA, 2010; CMS, 2011; WERNER, 2011; FIOCRUZ, 2011).

Embora ainda se discutam a efetividade e a grande variabilidade de seus resultados (subestimação ou superestimação), há indicações de que os programas de avaliação de desempenho e P4P melhoram a qualidade do cuidado quando são adequadamente delineados e alinhados ao contexto do sistema de saúde (SCHATZ, 2008; POMP, 2010; VAN HERCK *et al.*, 2010; SCHEFFLER, 2010).

Vários modelos foram apresentados nos Capítulos anteriores.

O modelo de avaliação de desempenho denominado GPS.2iM© vem sendo construído ao longo dos últimos nove anos a partir de modelos de consulta bonificada e dos modelos P4P testados pelo autor em 2007 e 2008. Esses modelos mostraram-se limitados em função do foco que era dado (em custos e exames autogerados, por exemplo) e das outras "armadilhas" que os gestores encontraram (como seleção de risco, diferentes perfis de médicos, entre outros).

Em 2008, esses conceitos foram analisados e criticados (ABICALAFFE, 2008 e 2009), o que culminou no desenvolvimento de um novo projeto com base em preceitos já utilizados nos Estados Unidos e Inglaterra. Esse modelo foi chamado de P4P© e registrado na Biblioteca Nacional em 2010.

Guiado pelo princípio de aperfeiçoamento constante do modelo, o autor realizou estudos comparativos entre o modelo P4P© e outros programas, a fim de identificar pontos de convergência/divergência, tanto em seu eixo conceitual, como nos métodos de cálculo e tratamento dos dados avaliados. Buscou-se também o alinhamento do modelo aos projetos recentes discutidos no contexto brasileiro e propostos pelo Ministério da Saúde e pela ANS.

Observou-se, ainda, que o nome "pagamento por performance" não combinava com a lógica proposta, pois "pagar por performance" é uma definição estratégica dos gestores que utilizam o modelo. Por outro lado, a avaliação de desempenho é um conceito mais abrangente a ser buscado, e, portanto, mais condizente com as premissas do modelo, conforme já apresentado.

Com isso, a evolução natural se deu porque o foco identificado no mercado era de uma necessidade de avaliar o desempenho para posterior pagamento por performance. Além disso, o processo de avaliar o desempenho, seguindo os ajustes propostos, poderia ser estendido aos demais profissionais e serviços de saúde, além do médico.

Sendo assim, a partir do segundo semestre de 2011, o modelo foi aprimorado e, em sua evolução, passou a ser designado como Gestão da Performance em Saúde - GPS.2iM©, cujo foco está na avaliação do desempenho de profissionais, prestadores e sistemas de saúde, a fim de nortear ações que conduzam à melhoria contínua da qualidade e, consequentemente, gerem valor para os pacientes. Em 2015, os *softwares* que comportam esse modelo chegaram em sua terceira versão, dada a evolução impressionante em função das aplicações práticas do modelo em vários ambientes: hospitais privados, públicos e universitários, operadoras de planos de saúde, organizações sociais de saúde, secretarias de saúde, clínicas especializadas e de SADT, entre outros.

Na sequência, apresenta-se o detalhamento do modelo GPS.2iM©, com o escrutínio de suas premissas e dos métodos de cálculo de suas variáveis.

4.4 - O modelo GPS.2iM©

Considera-se como modelo ideal de gestão da performance em saúde o que programa que:

• É focado no paciente;

• Encontra-se estruturado nas dimensões da qualidade na saúde;

• Estimula o comprometimento do médico ou prestador com o sistema em que está inserido;

• Estimula esses profissionais com incentivos expressivos o suficiente para motivar mudanças em sua forma de prestar serviço;

• Cria o sentido de responsabilidade no cuidado à saúde que extrapola o momento do atendimento;

• Respeite o Código de Ética Médica;

• Seja estruturante, isto é, estimule a maturidade dos dados e dos envolvidos no processo de avaliação e, assim, que esse processo evolua constantemente.

O modelo GPS.2iM© mostrou-se altamente aplicável em qualquer setor de saúde, isto é, planos de saúde, hospitais e o SUS, desde que suas premissas sejam seguidas (figura 2). São elas: uso de indicadores relevantes, sólidos e cientificamente inviáveis; agrupamento desses indicadores em domínios relacionados à qualidade na saúde; busca pela excelência, através do uso de *benchmarks* adequados; ajustes de risco de acordo com a complexidade dos casos atendidos; estruturação de *scorecards* robustos e de fácil entendimento por quem está sendo avaliado; o uso da avaliação de desempenho pelos gestores como estratégia educacional para a melhoria contínua do sistema; e, como ponto central, está a criação de um indicador composto único que traduza a qualidade da assistência de quem está sendo avaliado. Tais premissas estão estruturadas sobre dois conceitos fundamentais: modelo centrado no paciente e rigor ético.

Figura 2: premissas do modelo GPS.2iM°

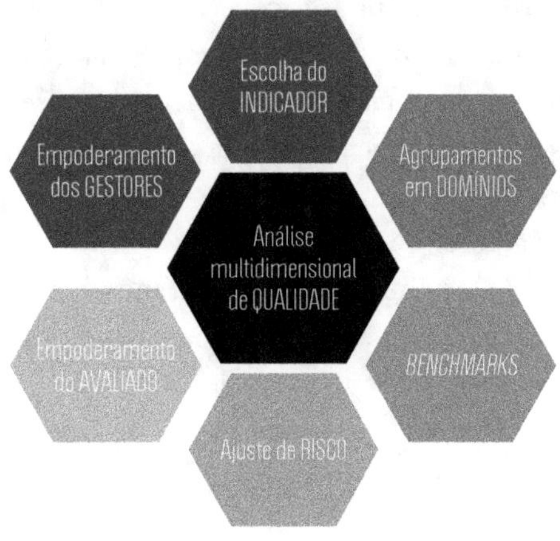

Fonte: Abicalaffe, 2010.

O desenho geral do modelo ainda contempla robustos *softwares* para agregação dos dados, geração dos indicadores e avaliação de desempenho dos participantes do programa, além de tecnologias para armazenamento e disponibilização dos dados e indicadores analisados.

Análise multidimensional da qualidade

A primeira etapa crucial na elaboração de um sistema de avaliação de desempenho é a definição de domínios ou dimensões da performance do profissional que o programa irá avaliar (CROMWELL *et al.*, 2011). Essas perspectivas previamente definidas orientam e embasam a escolha de indicadores relevantes ao modelo de avaliação que está sendo construído.

Conceitualmente, os domínios do GPS.2iM© são um agrupamento de indicadores de desempenho. Como a perspectiva desse modelo está centrada na qualidade da assistência à saúde dos pacientes, essa mesma lógica é seguida para definir os indicadores e agrupá-los em domínios ou dimensões da qualidade.

Diversas instituições que propõem modelos de avaliação de desempenho dos prestadores na área da Saúde foram estudadas para embasar a escolha dos domínios utilizados no modelo GPS.2iM©. As principais foram: National Comitee for Quality Assurance (NCQA/HEDIS - Estados Unidos), Institute of Medicine (IOM - Estados Unidos), Agency for Healthcare Research and Quality (AHRQ), The Leapfrog Group (Estados Unidos), Coordination pour la Mesure de la Performance et l'Amélioration de la Qualité Hospitalière (COMPAQH - França), Quality and Outcomes Framework (QOF - Inglaterra), Organização Mundial de Saúde (OMS), Compromisso com a Qualidade Hospitalar (CQH), entre outras. A análise se deu à luz dos conceitos de avaliação da qualidade na saúde de Avedis Donabedian. Esse autor propõe que a qualidade em saúde se avalia em termos de estrutura, processo e resultado.

A conclusão desse estudo apontou que, em maior ou menor grau, essas instituições avaliam a qualidade na saúde nestas três dimensões: estrutura, processo e resultado.

Seguindo essa mesma lógica, os indicadores utilizados no modelo GPS.2iM© estão organizados dentro de seu modelo conceitual, cuja estrutura é composta por seis dimensões: quatro domínios – estrutura, eficiência, efetividade e satisfação ou experiência do cliente; e duas perspectivas transversais – segurança e acesso. Aqui se apresenta um importante diferencial do modelo GPS.2iM©: **qualidade se avalia através de todos esses domínios combinados** e não isoladamente o de resultado, defendido por alguns autores.

No modelo proposto, as dimensões de segurança (não só relacionada à segurança do paciente, mas também à dos trabalhadores e do ambiente hospitalar) e acesso (acessibilidade do paciente ao serviço de saúde) são consideradas perspectivas transversais, pois permeiam os quatro domínios de forma complementar a eles. Caso a análise dessas dimensões de forma pontual e individualizada se faça necessária dentro do sistema de saúde a ser avaliado, é possível a expansão do modelo para seis domínios.

No domínio de **ESTRUTURA**, estão contemplados indicadores relacionados aos recursos humanos (como formação profissional, participação de eventos, treinamentos técnicos, publicações etc.) e ao uso de tecnologia de informação (uso de prontuário eletrônico, prescrição eletrônica etc.).

O domínio de **EFICIÊNCIA** está relacionado ao que Donabedian propõe como **processo**. Esse domínio possui indicadores essencialmente relacionados a processos, custos e utilização dos recursos do sistema. Seguimentos de *guidelines* ou protocolos são capturados nesse indicador. Alguns exemplos de indicadores nesse domínio: políticas de eventos adversos evitáveis, seguimento de determinado protocolo e custo médio da assistência, entre outros.

No domínio de **EFETIVIDADE**, estão relacionados indicadores de resultado ou desfechos intermediários e finais decorrentes do cuidado à saúde. São monitorados, aqui, indicadores de: mortalidade, infecção hospitalar, permanência no hospital, reinternações, compensação de hemoglobina glicada nos pacientes diabéticos, controle de pressão arterial e vários outros.

O domínio de **SATISFAÇÃO ou EXPERIÊNCIA do paciente** também é considerado como medida de resultado, pois se refere à percepção do cliente/paciente quanto ao atendimento disponibilizado. Aqui os indicadores são coletados a partir de pesquisas de satisfação diretamente com o paciente ou familiar. Nesse item, é recomendado abordar questões referentes a dificuldades de acesso aos serviços, informações e orientações sobre sua condição de saúde, qualidade de vida relacionada à saúde e questões quanto à confiança e satisfação.

Escolha dos indicadores

A etapa mais importante da implementação de um modelo de avaliação de desempenho é a definição do indicador a ser incluído no programa.

Em termos gerais, um bom indicador de desempenho deve ter as seguintes características: aceitabilidade – ser aceitável por quem está sendo avaliado; factibilidade – os dados devem estar disponíveis, ser válidos, confiáveis e consistentes; e confiabilidade – que a medida não tenha muitos desvios e que sejam reprodutíveis.

Além disso, o indicador escolhido deve ter espaço para melhoria, devendo gerar "luz" e não "calor", além de possuir um ciclo de vida. Um indicador que gere estresse, conflito ou questionamento pelo avaliado deve ser evitado, assim como indicadores que já atingiram seu nível máximo de performance ao longo de um período. Se o indicador não tiver espaço para melhorar, não tem sentido medi-lo. Só se mede o que se quer melhorar.

Questões importantes devem ser respondidas: O que faz um indicador ser desejável? Ou, ainda, onde uma mensuração pode fazer a diferença?

Para orientar a escolha correta das medidas, é recomendada uma análise dos atributos dos indicadores, seguida de uma análise estatística para a definição dos indicadores relevantes na avaliação do desempenho – a análise fatorial.

Como atributo dos indicadores, estes deverão ser analisados e julgados quanto a sua relevância, solidez científica e viabilidade (NCQA, 2012).

A seguir, será dado um exemplo de implementação prática do modelo, em que será possível detalhar o que foi explicado até aqui.

Uso de *benchmarks*

A **busca pela excelência** é conseguida através da obtenção de "bandas ideais", ou padrão de comparação, para cada indicador. Esse padrão de comparação tem um valor mínimo, usualmente chamado de *treshold*, e um valor máximo, também chamado de *benchmark*.

A metodologia de obtenção das bandas ideais segue um rigor estatístico, sendo baseada em evidências científicas, e teve uma robusta validação pela professora Ana Tereza Bittencourt Guimarães, que, à época, estava ligada à Universidade Federal do Paraná. Esse detalhamento, para o interessado em estudos estatísticos, poderá ser visto no **Apêndice A**.

Caso não haja nível de evidência disponível ao indicador selecionado, deve ser aplicada a análise das melhores práticas médicas estabelecida no Projeto Diretrizes da Associação Médica Brasileira em conjunto com o Conselho Federal de Medicina e a Agência Nacional de Saúde Suplementar.

Na falta de dados ou de aplicabilidade das fontes anteriormente citadas, uma alternativa é fazer uma análise comparativa baseada no padrão de comportamento dos prestadores que estão sendo avaliados e ajustá-los progressivamente. Deverá ser levado em conta que, nesse caso, a base de comparação será o que o setor pratica, o que, não necessariamente, representará boas práticas.

Caso, ainda assim, não se encontre o padrão de comparação adequado, sugere-se a utilização de metas a serem alcançadas pelos prestadores ou equipes objetos da avaliação. É importante que essas metas sejam estabelecidas de comum acordo entre a fonte pagadora e os prestadores avaliados.

O objetivo de criar bandas ideais é de estimular os prestadores avaliados à busca pela excelência, sempre pontuando com 100% do valor atribuído ao indicador quando seus valores encontrados estiverem dentro dessa banda, e, à medida que se afastam desta, para cima ou para baixo, o percentual reduz progressivamente. A figura 3 ilustra isso claramente.

Como já apontado, as bandas ideais são definidas por indicador e podem ser encontradas tendo como base as evidências publicadas, consensos com as especialidades, metas contratualizadas ou, ainda, analisando o histórico no período anterior. Obviamente, não se recomenda que o histórico se equipare à banda em 100%, pois, dessa forma, estamos atribuindo que não há o que melhorar. O bom indicador deve sempre ter espaço para melhoria.

Uma das grandes funcionalidades do modelo aplicado de bandas ideais é que permite a comparação dentro de especialidades aparentemente impossíveis de comparar, pois o que se compara é o atingimento da banda ideal (valor relativo), e não o valor absoluto do indicador.

Outra característica das bandas ideais é a possibilidade de serem ajustadas para cada perfil dentro de uma especialidade. Por perfil, entende-se a classificação de um profissional em função da complexidade dos casos que atende. Assim, uma mesma especialidade pode ter diferentes perfis. Para cada perfil, poderão existir bandas ideais diferentes, caso o indicador analisado exija ajuste de risco.

Como cada especialidade ou perfil tem uma banda ideal específica para determinado indicador, é possível, então, comparar determinado indicador para especialidades e perfis distintos.

Em resumo: um indicador poderá ser utilizado para diversas especialidades, no entanto, os *benchmarks* serão diferentes para cada especialidade e para cada perfil (ajuste de risco) dentro da especialidade. Sobre o ajuste de risco, falaremos na sequência.

Ajustes de risco

Ajuste de risco ou ajustamento de risco é um processo estatístico usado para identificar e ajustar variações nos desfechos de pacientes que decorrem de diferenças nas características do indivíduo (ou fatores de risco) dentre as organizações de saúde. Dependendo da presença dos fatores de risco na hora dos atendimentos aos pacientes, estes podem apresentar diferentes resultados, independentemente da qualidade do cuidado oferecido pelos prestadores de serviços em saúde. Comparar resultados dos pacientes entre os prestadores sem um apropriado ajuste de risco pode ser enganoso. Com as correções para os riscos associados com resultados de interesse, o ajuste de risco facilita uma comparação mais justa e precisa entre organizações e profissionais.

Assim, a análise do risco corresponde à investigação do padrão de atendimento do médico, equipe ou prestador em termos de complexidade de atenção, baseando-se na característica dos pacientes que estão sendo atendidos. Essa característica permite avaliar e comparar diferentes perfis dentro da mesma especialidade ou unidade, segundo o tipo de paciente que é atendido. Com isso, o "risco" é ajustado pela característica dos pacientes atendidos pelo médico/prestador durante o período definido.

Dentro do modelo GPS.2iM©, o ajuste de risco é feito com o deslocamento das bandas ideais, para mais ou para menos, dependendo do caso em questão, ou, ainda, definindo bandas específicas para especialidades com perfis diferentes.

O ajuste de risco é fundamental, pois o modelo deve tratar de forma diferente os que têm comportamento diferente. Além disso, o modelo não visa, de forma alguma, inibir a ação do profissional, mas, sim, auxiliar e disponibilizar todos os recursos para que a prática médica e a assistência à saúde sejam baseadas em evidências.

Geralmente, ajustes de risco são necessários para indicadores de resultados. No modelo GPS.2iM©, recomenda-se ajustes de risco para os indicadores de Efetividade e alguns indicadores de Eficiência, principalmente os relacionados a custos e utilização. Já para os indicadores de processos que fazem parte da dimensão Eficiência, não há necessidade de ajustar o risco, pois o seguimento de *guidelines*, por exemplo, deve ocorrer, independendo de o paciente ser ou não mais complexo.

No modelo proposto, acontece a criação de "perfis" dentro das especialidades avaliadas. Estes são identificados em função da complexidade dos casos atendidos. Infelizmente, um dos limitadores para um adequado ajuste de risco está na baixa informação clínica dos sistemas de saúde. Como já discutido, os sistemas informatizados, em sua grande maioria, têm como foco o faturamento, portanto, os dados de custos e utilização são bem organizados, mas, por outro lado, os dados clínicos e assistenciais são limitados, dificultando a análise e classificação dos profissionais avaliados com base no risco dos pacientes.

Como alternativa, existem algumas premissas que foram adotadas para ajustar o risco no modelo GPS.2iM© quando os médicos avaliados são, por exemplo, profissionais que compõem uma rede credenciada de certo plano de saúde. Dessa forma, infere-se que, devido a algumas características dos pacientes atendidos, é possível classificar esses profissionais em diferentes perfis.

Em função do comportamento observado por uma especialidade em uma base de dados compartilhada entre as operadoras que compõem o projeto e outras bases[1], percebe-se certo padrão e, com isso, é possível classificar os médicos dessa especialidade em diferentes perfis. Por exemplo, na especialidade da Cardiologia, notou-se que

---

[1] *A base de dados da empresa 2iM, proprietária do software GPS.2iM©, possui, na data da publicação deste livro, mais de 4 milhões de vidas atendidas em operadoras de planos de saúde (OPS), com mais de 20 mil médicos avaliados. Essa base cresce com cada novo projeto, pois a OPS e os hospitais podem optar em compartilhar seus dados com o pool das operadoras e hospitais participantes. Esse compartilhamento obedece a um rigoroso compliance, em que os dados são totalmente desidentificados, sendo utilizados exclusivamente para análises estatísticas, estudos de economia da saúde e fornecimento de referenciais externos aos participantes.*

pacientes com idade acima de 53 anos tinham maior complexidade, assim como pessoas acompanhadas, simultaneamente à Cardiologia, pelas especialidades de Nefrologia e Endocrinologia. Como dito, tais observações tiveram que ser inferidas em função da baixa qualidade da informação clínica registrada pelas operadoras de planos de saúde.

A seguir, apresentaremos alguns exemplos práticos de ajustes de risco.

Empoderamento do avaliado

A transparência quanto aos critérios utilizados em qualquer modelo de avaliação é fundamental, e sua ausência pode comprometer a confiança e causar um desestímulo em seus participantes. Isso é feito através da disponibilização de *scorecards* via internet com acesso exclusivo pelo avaliado.

Em sua revisão sistemática sobre o P4P no contexto da saúde, Herck *et al.* (2010) destacaram que vários estudos que não obtiveram resultados positivos na aplicação de um programa de avaliação de desempenho relacionaram seus achados à ausência de comunicação ou conscientização insuficiente da existência do programa e de seus critérios de avaliação aos participantes. Isso impossibilita o engajamento do avaliado em acompanhar a evolução de seu desempenho no decorrer do tempo, o que permitiria reavaliar sua atuação e conduta a fim de alcançar as metas estabelecidas e melhorar seu desempenho.

O modelo GPS.2iM©, priorizando a transparência e a confiança em seu processo avaliativo, disponibiliza via internet, ao avaliado, todos os componentes de sua avaliação, mediante o acesso ao *software* GPS.2iM©. Um demonstrativo do *software* pode ser acessado em: <www.2im.com.br>.

O *scorecard* representa a planilha visual de cálculo do índice de performance, medido de zero a 100, que determina o valor do desempenho do avaliado, calculado com base nos indicadores analisados.

Essa planilha contempla, de forma visual: os indicadores agrupados nos respectivos domínios; o valor atribuído para cada indicador e domínio; o valor encontrado no período de análise; a comparação deste com a banda ideal; o resultado (ou escore) atingido pela comparação; e, finalmente, a soma desses escores, que corresponde ao índice de performance, o qual servirá como base para distribuição de incentivos e para o reconhecimento público das melhores performances.

O *scorecard* é autoexplicativo e de fácil acesso, estimulando o profissional ou prestador avaliado a acessá-lo periodicamente. Na realidade, o *software* dispara um e-mail ao médico ou prestador avaliado, informando que seu *scorecard* está disponível. Ele mostra o índice de performance, o desempenho por domínio e o desempenho isolado de cada indicador em um período de tempo. Além disso, fornece rastreabilidade dos dados que geraram o indicador ou variáveis (isto é, dados do numerador e denominador) e a ficha técnica do indicador para que o profissional ou prestador avaliado entenda claramente o que e como é avaliado.

Na figura 4, modelo de *scorecard* é apresentado para um setor hospitalar.

DOMÍNIO INDICADOR – DEZEMBRO DE 2014	PONTOS MAX	VALOR INDICADOR	BANDA INFERIOR				
			0%	50%	60%	70%	80%
Efetividade							
(7026) CALC – Média de permanência por especialidade - Dias	12	7,566					
(7027) CALC – Taxa de pacientes de longa permanência (acima de 20 dias) - %	10	11,111					
(7078) CALC – Taxa de mortalidade geral - %	12	5,556					
TOTAL DO DOMÍNIO	34.00						
Eficiência							
(6077) FORN - História clínica - qtde	4	N.D	0,000 a 49,999	50,000 a 60,999		61,00 a 70,999	71,00 a 80,999
(6078) FORN - Resumo de alta	4	N.D	0,000 a 49,999	50,00 a 60,999		61,00 a 70,999	71,00 a 80,999
(7024) CALC - Ticket médio (geral) - R$	8	R$14,889,482	0,000 a 1.091,939				
(7066) CALC - Faturamento por médico por mês - R$	13	R$268.010,670	0,000 a 12.084,989				
(7071) CALC - Número de internação por médico - %	6	18,000	0,000 a 4,849				
(7074) - CALC - Altas dadas pelo médico até às 11h - %	7	12,500	0,000 a 5,139				5,140 a 13,369
(7079) CALC - Taxa de internação - %	8	62,069	0,000 a 0,979				
(7095) CALC - Margem de contribuição - %	0	70,840	0,000 a 0,000				
TOTAL DO DOMÍNIO	50.00						
ESTRUTURA							
(6101) FORN – Fazer parte voluntariamente da diretoria, conselhos, comissões e coordenar área do hospital	5	N.D	0,000 a 0,000				
(6103) FORN - Atividade Científica: Participação em congressos, coordenação e publicação científica com o nome do hospital	5	N.D	0,000 a 0,000				
TOTAL DO DOMÍNIO	10.00						
Satisfação							
(6106) FORN – Número de reclamações dos clientes - %	6	N.D					
TOTAL DO DOMÍNIO	6.00						
Total geral	100.00						

Fonte: 2iM, Scorecard V 3.0 GPS.2iM°.

| | BANDA IDEAL | | BANDA SUPERIOR | | | | | | SCORE |
90%	100%		90%	80%	70%	60%	50%	0%	
	0,000	1,190	1,191 a 1,890	1,891 a 2,590	2,591 a 3,990	3,291 a 4,690	3,991 a 4,690	Acima de 4,691	0.00
	0,000	10,950	10,951 a 14,260	14,261 a 17,570	17,571 a 20,880	20,881 a 24,190	24,191 a 27,500	27,501 a 100,000	9.00
	0,000	6,250						6,251 a 100,000	12.00
									21.00
	81,00	100,00							4.00
	81,00	100,00							4.00
	1.091,940	Acima de 1.091,940							8.00
12.084,990 a 37.611,389	37.611,390	Acima de 37.611,390							13.00
4,850 a 23,039	23,040	Acima de 23,040							5.40
13,370 a 21,599	21,600	Acima de 21,60							5.60
0,390 a 4,279	4,280	Acima de 4,280							8.00
	0,000	1,000							0.00
									48.00
	0,000	1,000							5.00
	0,000	1,000							5.00
									10.00
	0,000	0,000						Acima de 0,001	6.00
									6.00
									85.00

Nesse *scorecard* é possível entender o modelo GPS.2iM© em sua íntegra. Veja, por exemplo, o primeiro indicador de Efetividade, "Média de Permanência por Especialidade". Para esse indicador, definiu-se um peso, ou grau de importância, de 12 dos 100 pontos possíveis. Logo em seguida, compara-se o resultado alcançado por um médico com as bandas ideais. No caso, o valor observado foi de 7,56 dias. A banda ideal para esse indicador, para essa especialidade e para esse perfil é de 0 a 1,19 dias. Veja que o resultado do médico ficou muito acima da banda ideal. Com isso, pelo critério predefinido, esse médico, ficou com 0% do peso do indicador, portanto, o escore do indicador ficou em zero.

Agora tome como exemplo o terceiro indicador de Efetividade: "Taxa de mortalidade". Para este, foi atribuído, também, um peso de 12 de 100 pontos possíveis. Nesse caso, o resultado do médico foi de 5,55%. A banda ideal para esse indicador, para essa especialidade e para esse perfil vai de 0% a 6,25%. Assim, o médico ficou dentro da banda ideal. Assim, ele recebe 100% da pontuação máxima possível para o indicador, ou seja, o escore é igual a 12.

A soma dos escores de cada indicador traduz-se no índice de performance, ou seja, uma nota de zero a 100 (no exemplo acima, o índice foi de 85). É com essa nota final que será possível aplicar incentivos, comparações, estudos etc.

Empoderamento do gestor

Uma das principais premissas do modelo GPS.2iM© está na chance de definição de estratégias educacionais e de gestão a partir dos dados de avaliação de desempenho dos prestadores e equipes de saúde. É o empoderamento dos gestores com as informações coletadas.

A lógica do modelo vem do conceito de *analytics*, focado em revelar novos *insights* e compreensões do desempenho da organização, baseado em dados e métodos estatísticos.

Assim, os *softwares* GPS.Avaliado© e GPS.Gestor© possibilitam a agregação de dados e integração entre diferentes sistemas informatizados do sistema de saúde, o que permite gerar informações e inteligência médica.

O *software* GPS.Avaliado© apresenta o detalhamento do desempenho do avaliado (lembrando que esse avaliado pode ser um médico, uma equipe de saúde, um prestador de serviço etc.) de modo exclusivo e comparando com seus pares, obviamente sem identificá-los. É uma ferramenta 100% on-line, em que o avaliado pode acessar seu desempenho de qualquer *browser*, acompanhando seus indicadores com os respectivos dados que os geraram, as dimensões da qualidade, seu índice de performance, além de poder interagir com os gestores do programa, contestando indicadores que fiquem fora da curva. O sucesso de um programa de avaliação de desempenho está no envolvimento dos avaliados desde o início do programa. Só o fato dessa divulgação e monitoramento, por si só, leva a mudanças de comportamento bastante positivas.

O *software* GPS.Gestor© corresponde a um aplicativo sempre associado ao modelo GPS.2iM©. Possibilita a integração dos diversos programas implantados em uma organização de saúde, trazendo informações exclusivas para os gestores da instituição. O avaliado não tem acesso a esse *software*. O GPS.Gestor© representa uma importante ferramenta de apoio, uma vez que faz a consolidação do desempenho de todos os avaliados. Nele, todos os gráficos e análises são elaborados com o intuito de disponibilizar, à equipe de gestão, informações relevantes para orientação da conduta dos avaliados, alinhando-as com as expectativas e metas do sistema de saúde.

4.5 - Os programas GPS.2iM©

Um dos grandes objetivos durante o desenho do modelo GPS.2iM© foi que ele deveria ser generalizável para todo o mercado de saúde, isto é, onde existisse prestação de serviço de saúde, o modelo poderia ser aplicado, com variações óbvias nos indicadores e *benchmarks*. Dessa forma, são vários os programas que podem ser desenvolvidos. Por uma questão de mercado, diferentes necessidades, fontes dos dados e desenvolvimento dos *softwares*, o GPS.2iM© possui três segmentos distintos: um focado para operadoras de planos de saúde, chamado de GPS-OPS; outro para hospitais, nomeado GPS-HOSP; e aquele que é para o mercado SUS, denominado GPS-SUS. Após alguns anos de aplicabilidade prática desse modelo, percebeu-se que seria possível modificar o foco da avaliação, e surgiram, assim, duas propostas ainda em estudos, mas que vale a pena trazer para discussão: um modelo em que o paciente é o avaliado, chamado de GPS-Pacientes, e outro para avaliação de tratamentos específicos, para o caso de contratos de compartilhamento de risco entre a indústria e os financiadores (GPS-Material ou Medicamento).

No próximo Capítulo, esses segmentos vão ser detalhados com exemplos práticos aplicados e os principais resultados encontrados. Os dois últimos modelos também serão exemplificados. A seguir, detalharemos os três principais modelos em aplicação.

O **GPS-OPS** é destinado para as operadoras de planos de saúde, a fim de avaliar seus prestadores de serviços. Dentro desse modelo, vários programas poderão ser implantados. Alguns exemplos práticos de programas de avaliação de desempenho nas OPS são os seguintes: avaliação dos médicos que atendem em seus consultórios; avaliação dos médicos que atendem nos ambulatórios próprios do plano de saúde; avaliação dos hospitais credenciados; avaliação de clínicas de imagem, entre outros.

Já o **GPS-HOSP** é voltado para hospitais. Enquadram-se, aqui, programas de avaliação de desempenho, como: avaliação do corpo clínico (por médico ou por equipes); avaliação das equipes de enfermagem; avaliação das diferentes unidades de internação; avaliação de outras equipes assistenciais; avaliação de residentes médicos (no caso de hospitais universitários) etc.

O **GPS-SUS** se propõe a avaliar os prestadores de serviços ligados ao SUS e pode contemplar avaliações de desempenho das equipes de saúde da família, dos médicos, equipes de enfermagem, hospitais e unidades de pronto atendimento, por exemplo.

Veja, na figura 5, os segmentos e as possibilidades de programas a serem desenvolvidos.

Figura 5: segmentos e programas GPS.2iM°

SEGMENTO	PROGRAMA	AVALIADO
GPS-OPS	GPS-Clínico ou Cooperados	Médico com predominante atendimento clínico.
	GPS-Prestadores	Médicos ou serviços PJ credenciados.
	GPS-Hospitais Rede	Hospitais da rede.
GPS-HOSP	GPS-Corpo clínico	Médico do corpo clínico.
	GPS- Unidades de interação	Equipes das unidades de internação (UTI, PA, OS etc.).
	GPS-Equipes de Enfermagem	Profissionais ou equipes de enfermagem hospitalar.
	GPS-Equipes Assistenciais	Para equipes assistenciais, como de Nutrição e Fisioterapia, entre outras.
GPS-SUS	GPS-Médicos	Médicos das Unidades Básicas de Saúde.
	GPS-ESF	Equipes de Estratégia de Saúde da Família.
	Todos os programas do GPS-HOSP e o GPS-Hospitais rede	Todos os programas do GPS-HOSP e do GPS-Hospitais rede
TODOS	GPS-Pacientes	Para avaliar o paciente inserido em um programa de saúde ou uma carteira.
TODOS	GPS-Novas tecnologias	Para monitoramento e avaliação das novas tecnologias.

Fonte: 2iM, 2013.

4.6 - Implantação prática do GPS.2iM°

Fase pré-operacional: validação de processos e dados

A qualidade da origem dos dados e a chance de sua captura são fatores críticos de sucesso do modelo. Muitos programas de P4P não tiveram o sucesso adequado por esses dois fatores, pois, muitas vezes não existe o que monitorar, já que o sistema de saúde é incapaz de gerar informações adequadas para a criação dos indicadores. Tendo a consciência disso no momento de implantar um programa, é possível criá-lo de forma que aumente seu nível de complexidade progressivamente, tendo como objetivo em um primeiro ano, por exemplo, a geração adequada de dados para, nos anos subsequentes, monitorarem indicadores mais específicos.

Uma vez que os dados constituem a base de todo o processo avaliativo, a primeira etapa da implantação do modelo consiste no processo de extração de dados e importação nos softwares GPS.2iM©.

Extração de dados

A princípio, existem três formas distintas para a captura dos dados para gerar os indicadores: coleta de dados, integração via *layouts* específicos e integração via *web service*.

A primeira opção é para dados autodeclarados, ou seja, são disponibilizadas ferramentas em que o avaliado ou chefia preenche os dados, ou variáveis, diretamente nesse sistema, chamado aqui de "modelo de coleta on-line". Essa forma de integração, aparentemente mais simples, tem vários problemas, como necessidades de auditoria e trabalhos adicionais ao avaliado, que precisará digitar seus dados periodicamente.

A segunda opção será via *layout* padronizado para coleta de dados em .TXT e tem como objetivo orientar a extração de dados do ERP e de qualquer outro sistema auxiliar existente. Ainda não é o ideal, mas para os hospitais, OPS ou secretarias de saúde que não possuem estruturas de TI mais robustas, essa pode ser uma opção.

Alguns exemplos de conteúdo dos arquivos solicitados:

Médicos: cadastro dos médicos da instituição;

Especialidades: relação das especialidades da instituição;

Serviços: tabela de serviços utilizada na instituição;

Movimentações: deve conter o cabeçalho de todas as movimentações ocorridas na instituição, como as contas de internação, pronto-atendimentos e terapias digitadas/processadas em determinado mês;

Detalhamento de movimentações: deve conter todos os eventos ocorridos nas movimentações, como procedimentos cirúrgicos, obstétricos, diárias, taxas, medicamentos, OPME, exames laboratoriais etc.;

Beneficiários: cadastro dos beneficiários atendidos na instituição;

Indicadores fornecidos: deve conter os indicadores gerados diretamente pela instituição, com base em pesquisas de satisfação de clientes, resultados globais do hospital etc. Esses indicadores serão definidos através do serviço de consultoria contratado para a gestão da performance em saúde.

A terceira opção é a considerada ideal e deve ser estimulada. Trata-se de fornecimentos de componentes de *web services* para recepção dos dados dos avaliados. Para tal, será muito importante o envolvimento direto das principais empresas de *software* para consumirem os *web services* para envio de dados. Essa opção é mais trabalhosa por parte do avaliado, no entanto, depois de organizada, se torna mais simples para processos automatizados de auditoria e não existe mais o trabalho manual de geração ou digitação dos dados, o que ocorre nas opções anteriores.

Na figura a seguir, a representação gráfica dessas três possibilidades aparece em um exemplo de análise de hospitais de uma rede de prestadores, seja pública ou privada.

Figura 6: modelos de integração e fluxo de análises de dados

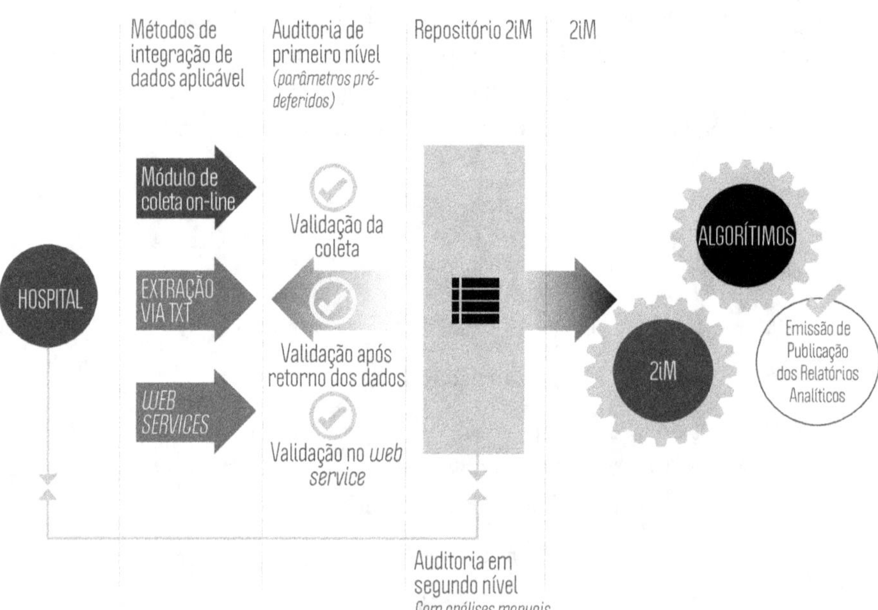

Extração de dados fornecidos

É muito comum um hospital ou prestador não possuir todos os dados para os indicadores selecionados em seu ERP ou até prontuário eletrônico. Essas informações são geradas em planilhas ou relatórios específicos, como relatórios da comissão de infecção hospitalar, comissão de prontuários e pesquisas de satisfação, entre outros.

Dessa forma, *layouts* específicos são disponibilizados para a captura mais automatizada possível dessas informações. Em muitos casos, foram concedidas ferramentas eletrônicas para registro manual dos dados pelas comissões, facilitando a auditoria desses dados e a respectiva rastreabilidade.

Alguns indicadores hospitalares capturados dessa forma são: taxa de infecção hospitalar, taxa de ocupação hospitalar, não conformidades de prontuários etc.

Extração de dados de pesquisas de satisfação

A extração de dados de pesquisas de satisfação também segue um *layout* de indicadores fornecidos, conforme explicado acima.

Veja exemplos do processo de pesquisa de satisfação:

• Pesquisa por telefone, por amostragem, feita por instituto independente (garantia de anonimato dos clientes entrevistados e de confidencialidade das respostas individuais);

• Entrevistar pacientes a cada seis meses, para que o médico tenha uma sinalização prévia de como está se saindo e possa aprimorar os pontos considerados mais fracos por seus clientes;

• Reavaliar as perguntas e o peso de cada dimensão anualmente;

• Manter informe no sítio do hospital para os clientes abordados que desejem mais informação; reforçar confidencialidade e busca da qualidade.

Essa primeira etapa prática da aplicação do modelo de avaliação de desempenho traz um ganho enorme para a instituição, pois, muitos processos de registros de dados são revisados e, invariavelmente, sofrerão ajustes. Questões como erros básicos de cadastros, apropriação de uma conta a um determinado profissional, registros manuais de dados, qualidade das informações armazenadas, entre outras, foram observadas na prática, mesmo em hospitais de alto nível e acreditados com as mais exigentes acreditadoras. Essas externalidades positivas do modelo GPS.2iM©, por si só, já valem o investimento no projeto.

Fase pré-operacional: definições e modelagem

a) Escolha dos indicadores

Como já foi apontado na descrição geral das premissas do modelo, a definição dos indicadores a serem utilizados é a etapa mais importante da implementação de um modelo de avaliação de desempenho.

No próximo Capítulo serão apresentados modelos práticos para os diferentes segmentos. Neles, alguns indicadores serão sugeridos. Atualmente, mais de 280 algoritmos de indicadores estão desenvolvidos nos softwares GPS.2iM©.

Questões importantes devem ser respondidas, como: o que faz um indicador ser desejável? Ou, ainda, onde uma mensuração pode fazer a diferença?

Para orientar a escolha correta das medidas, recomendamos uma análise dos atributos dos indicadores, seguida de uma análise estatística para a definição dos indicadores relevantes na avaliação do desempenho – a análise fatorial.

b) Análise dos atributos dos indicadores

Nessa etapa, os indicadores vão ser analisados e julgados quanto a sua relevância, solidez científica e viabilidade. Esse modelo de análise usa como referencial teórico o HEDIS, do NCQA, de 2012.

Relevância: os indicadores devem visar características da saúde que sejam aplicadas aos compradores ou consumidores para fazerem escolhas relacionadas à atenção à saúde ou que estimulariam esforços internos para a melhoria da qualidade. São atributos da Relevância:

Significância: os tomadores de decisão devem ter a capacidade de entender a significância clínica e econômica do indicador;

Importância na saúde: aqui está incluído o tipo de indicador (processo ou resultado), a prevalência da condição médica que o indicador visa e a gravidade da afetação do resultado na saúde;

Importância financeira: os indicadores devem estar ligados a atividades que tenham alto impacto financeiro;

Custo-efetividade: os indicadores devem encorajar o uso de atividades custo-efetivas ou desencorajar o uso de atividades que tenham baixo custo-efetividade;

Importância estratégica: os indicadores devem estimular atividades que usam recursos mais eficientemente para maximizar a saúde;

Controlabilidade: os sistemas de saúde deverão ter condições de agir para melhorar sua performance. Por um indicador de resultado, pelo menos um processo deve ser controlado e ter um importante efeito no resultado. Indicadores de processos deverão ter uma forte ligação entre o processo e o resultado desejado.

Solidez Científica: deve ser o valor central no sistema de saúde. São atributos da Solidez Científica:

Evidência clínica: deve haver evidência documentando a ligação entre o processo clínico e o resultado que o indicador visa;

Reprodutível: os indicadores devem produzir os mesmos resultados quando repetidos em uma mesma população e ambiente;

Válido: os indicadores devem fazer sentido lógica e clinicamente. Eles devem correlacionar-se bem com outros indicadores do mesmo aspecto do cuidado;

Preciso e ajustado pelo risco (ajuste de risco é o processo do uso de modelos matemáticos para corrigir diferentes características de uma população): as variáveis do indicador não devem diferenciar sensivelmente além do controle do sistema de saúde, ou devem ser conhecidas e medidas. Deve-se utilizar a estratificação de risco ou um modelo validado de calcular um resultado ajustado para indicadores com variáveis confusas, principalmente indicadores de desfecho;

Comparabilidade de fontes de dados: acurácia, reprodutibilidade e validade não devem ser afetadas se sistemas distintos usam diferentes fontes de dados para o indicador.

Viabilidade: a meta não é apenas incluir indicadores viáveis, mas também catalisar um processo em que indicadores relevantes podem se tornar viáveis. A viabilidade é a principal característica para aplicar um modelo estruturante, uma das características ideais de um bom modelo de avaliação de desempenho. São atributos da Viabilidade:

Especificação precisa: os indicadores devem ter especificações claras por fontes de dados e métodos para a coleta de dados e relatórios;

Custo razoável: os indicadores não devem impor uma carga inapropriada no sistema de saúde;

Confidencialidade: a coleta dos dados não pode violar padrões aceitos de confidencialidade dos membros;

Viabilidade logística: a informação deve ser disponível;

Auditabilidade: os indicadores não devem ser suscetíveis a manipulação que seria indetectável em uma auditoria.

Tomando como base esses conceitos e o referencial teórico do NCQA (HEDIS, 2012), foi desenvolvido um questionário que é aplicado aos gestores do programa. Esse documento permite, após ponderações, a análise de tais atributos. Assim, quando um indicador apresentar baixos valores em um deles, os gestores deverão questionar seu uso. Essa é uma boa estratégia para incluir ou eliminar um indicador da avaliação de desempenho. Acesse esse endereço para ter acesso atualizado ao questionário: <www.2im.com.br/questionarioindicadores>.

c) Análise fatorial

Uma vez selecionados os indicadores que apresentem relevância, solidez científica e viabilidade de análise, é indicada a aplicação da Análise Fatorial Exploratória, método estatístico que apontará quais indicadores realmente são relevantes na mensuração do desempenho do sistema de saúde.

A análise fatorial faz parte da família de modelos de equações estruturais, sendo classificada no subtipo de modelos de medição. O modelo de medição descreve as relações entre os domínios (variáveis latentes) e seus indicadores (variáveis observadas). O objetivo fundamental desse modelo é corroborar a idoneidade dos indicadores selecionados na medição dos construtos de interesse.

A Análise Fatorial Exploratória não assume um modelo *a priori*, ou seja, não parte de um *scorecard* com domínios previamente definidos. Todos os indicadores são analisados e, de acordo com sua relevância na composição da pontuação (carga fatorial) e de suas correlações, seriam definidos os indicadores componentes do *scorecard* e seus agrupamentos nos domínios.

Caso não seja possível aplicar a Análise Fatorial Exploratória no início da implantação do programa, pois podem existir indicadores que não possuem dados históricos, a serem coletados apenas após a implantação do programa, o *scorecard* será composto por indicadores selecionados e ponderados de acordo com os critérios dos gestores, sempre levando em conta os atributos dos indicadores. Na avaliação anual do modelo será realizada uma Análise Fatorial Confirmatória, que consiste em investigar se os indicadores escolhidos estavam alocados corretamente nos domínios e se eram relevantes para pontuar a dimensão a que pertenciam. Essa é uma análise complexa e deve ser feita por profissional de estatística devidamente habilitado.

d) Ponderação

Após definida a composição do *scorecard*, é feita uma distribuição de pesos para os indicadores e para os domínios, sendo que a soma de todos os pesos deve ser igual a 100.

Primeiro, é distribuído o peso nos quatro domínios avaliados. Como exemplo, o domínio de Eficiência terá uma pontuação máxima de 50 pontos; Efetividade, uma pontuação máxima de 34 pontos; Estrutura, uma pontuação máxima de 10 pontos;

e Satisfação do Cliente, uma pontuação máxima de seis pontos. Veja o exemplo na figura 7, abaixo.

Figura 7: ponderação dos domínios

CÓDIGO	DESCRIÇÃO	PESO	INDICADORES
2	Eficiência	50	6
3	Efetividade	34	3
4	Estrutura	10	2
1	Satisfação	6	2
		100	

Fonte: GPS.2iMº.

Assim que os pesos dos domínios forem definidos, será distribuído o peso da dimensão da qualidade entre seus indicadores componentes. Ex.: o domínio de estrutura possui dois indicadores, sendo que um terá o peso de seis pontos e o outro, quatro (figura 8).

Figura 8: ponderação dos indicadores

CÓDIGO	DESCRIÇÃO	PESO	INDICADORES
2	Eficiência	50	6
3	Efetividade	34	3
4	Estrutura	10	2
	1 - Atividade Científica: Participação em congressos, coordenação, palestrante de atividades pelo ICEP, publicação científica com nome do hospital	6	
	2 - Atividade Científica: Participação de atividades pelo ICEP	4	
	Total de pontos: 10		
1	Satisfação	6	2
		100	

Fonte: GPS.2iMº.

Caso a Análise Fatorial Exploratória seja realizada, é possível utilizar seu resultado (cargas fatoriais) na ponderação do *scorecard*, valorizando os indicadores mais relevantes na mensuração do desempenho.

Parte das premissas do modelo, o ajuste de risco corresponde à investigação do padrão de comportamento de atendimento do médico, equipe ou prestador, em termos de complexidade de atenção. Quando mais de um padrão de comportamento forem identificados, identificado, serão definidos perfis específicos por especialidade ou unidade de saúde.

No *software*, são aplicados filtros para o estudo do comportamento: idade de corte, especialidades assistidas, procedimentos eletivos, procedimentos em internamentos e internação.

Novamente, a limitação para esses cálculos ocorre em função da capacidade de gerar dados e do tipo de serviço que será avaliado. Abaixo, será exemplificado um ajuste de risco para a especialidade de Cardiologia da rede de atendimento de um plano de saúde ou cooperativa médica. Mesmo com a limitação de dados, é possível identificar possíveis diferenças de padrão nos pacientes atendidos.

IDADE

A comparação, com outros países, das taxas de mortalidade ajustadas por idade na faixa etária dos 45 a 64 anos, no período de 1984 a 1987, mostrou que as cidades brasileiras estudadas têm altas taxas de mortalidade para as doenças do coração, principalmente entre as mulheres, em valores tão ou mais elevados nos intervalos utilizados de 45-54 e 55-64 anos. Considerada a idade de 53 anos, por reunir grupo de homens com maior número de morbidades associadas, e mais sedentários, além de mulheres já menopausadas, portanto, sem a proteção vascular conferida pelo estrogênio endógeno.

OUTRAS VARIÁVEIS

Paciente que está sendo assistido por:

Endocrinologista – a possibilidade de diabetes, obesidade ou doenças da tireoide aumenta a morbidade, com maior incidência de doenças vasculares;

Nefrologista – os pacientes nefropatas apresentam morbidade aumentada, bem como controle difícil da pressão arterial.

Esse número é calculado considerando o percentual total de pacientes atendidos nessas especialidades / número total de consultas x 100. Os perfis considerados de maior risco, ou com maior número de encaminhamentos, serão direcionados para o médico que estiver acima da média, levando-se em conta os últimos seis meses e priorizando os profissionais que atendem pacientes nessa mesma especialidade.

NOME DO PERFIL	DESCRIÇÃO DO PERFIL
Cardiologia – Perfil I	Atende pacientes com idade acima de 53 anos e há acompanhamento de Nefrologia e Endrocrinologia
Cardiologia – Perfil II	Atende pacientes com idade acima de 53 anos, sem acompanhamento
Cardiologia – Perfil III	Atende pacientes com idade abaixo de 53 anos e há acompanhamento em Nefrologia e Endocrinologia
Cardiologia – Perfil IV	Atende pacientes com idade abaixo de 53 anos, sem acompanhamento

Fonte: 2iM, 2013.

Em hospitais que utilizam DRG, os ajustes de risco são enormemente facilitados.

Exemplo de ajuste de risco para a especialidade médica de Cardiologia:

f) Definição do *benchmark*

Opção 1: indicadores com valores médios baseados em evidência (como Diretrizes da AMB, indicadores publicados, *Observatório ANAHP*, dentre outros);

Opção 2: bandas construídas com validação estatística do Database de Saúde - DBS (nível de evidência D pela AMB). Disponibilidade de 50 indicadores com bandas ideais calculadas com base na utilização na rede de prestadores médicos em mais de 40 operadoras de saúde suplementar por mais de seis milhões de beneficiários. O método de cálculo está descrito detalhadamente no Apêndice A;

Opção 3: bandas construídas com o histórico da própria instituição que está implantando o modelo. Como, pelo menos, dois anos de dados antes do programa são capturados na implantação, é possível estabelecer essas bandas. No entanto, não é recomendado que as bandas ideais, ou seja, as que darão 100% para o escore do indicador avaliado, sejam exatamente o histórico pois, dessa forma, se está afirmando que aquele indicador já atingiu seu ápice e, portanto, não é bom para ser incluído no modelo. Muitas instituições utilizam seu histórico como 70% a 80% da banda ideal.

Opção 4: metas estabelecidas em comum acordo com os médicos, equipes de saúde ou prestadores avaliados. Geralmente, nesse caso, utilizam-se as opções anteriores como referenciais para contratualizar metas.

Nessa etapa, definem-se as bandas e metas a serem aplicadas aos indicadores. Conforme descrito anteriormente, os critérios para a seleção do *benchmark* são os seguintes:

g) Validação do modelo

Etapa final da modelagem, a validação do modelo de avaliação possui as fases descritas abaixo:

Análise dos dados da extração – descrita no item "Fase pré-operacional: validação de processos e dados", anteriormente. É feita uma crítica dos dados capturados, a fim de serem homologados. Muitos autores chamam essa fase de *assessment* dos dados;

Modelagem do *software* – a partir das definições do *scorecard*, o *software* é modelado;

Homologação final do modelo – para apresentação aos gestores e avaliados.

A implantação com os avaliados

As evidências recomendam que em um bom programa de avaliação de desempenho, principalmente se lhe forem atrelados incentivos, os avaliados deverão ser envolvidos desde o primeiro momento.

Logicamente, isso é um grande desafio. Na prática, percebeu-se que é importante envolvê-los antes de iniciar o monitoramento de sua avaliação. Esse deve ser o ponto de corte do antes e depois do programa. Isso ocorre principalmente quando a instituição tem muitos avaliados que serão envolvidos no programa. Há hospitais ou operadoras de planos de saúde com milhares de médicos. Assim, não se pode ter a pretensão de chamar a todos para discutir o modelo antes de implantá-lo.

Recomenda-se que, após as fases anteriores e antes de iniciar o monitoramento do desempenho, os profissionais ou serviços avaliados devem ser envolvidos obrigatoriamente. Aqui deve ser dada a chance da crítica ao modelo de avaliação proposto e, possivelmente, ajustes ocorrerão.

Outra maneira mais democrática de implantar o modelo é envolver os chefes de equipes, comitês de especialidades ou associações de classe e prestadores, dependendo do programa que será implantado. Aqui, sim, eles podem, e deveriam, ser, envolvidos desde o momento da definição dos indicadores.

Fase operacional

A fase operacional consiste no início da implementação do programa de avaliação de desempenho, apresentando três momentos distintos:

Formação da equipe interna – etapa de definição dos profissionais da gestão que farão parte do grupo de trabalho responsável pelo GPS.2iM©. A equipe interna receberá treinamento no uso da ferramenta e apoio na elaboração do plano de ação da equipe.

Reunião com os avaliados – etapa de apresentação do modelo de avaliação aos partícipes do processo avaliativo. Caso sejam necessários, ajustes no modelo e na modelagem podem ser feitos.

Relatório final – conclusão da fase operacional. É apresentado o relatório final das atividades executadas, além do cronograma do início do monitoramento.

A formação de uma equipe interna na instituição, que seja empoderada de toda a conceituação teórica do modelo, metodologia e da utilização dos *softwares*, é fator crítico de sucesso. Se a instituição não está convencida da importância de alocar pessoas competentes e comprometidas para conduzir o programa internamente, não está madura o suficiente para iniciar a avaliação de desempenho e, muito menos, implantar programas de pagamento por performance.

Dependendo da instituição e da abrangência do(s) programa(s), essa equipe pode ser maior ou menor. No Capítulo seguinte, para cada segmento, será sugerida uma comissão para conduzir o programa dentro das instituições.

O monitoramento do desempenho

A fase de monitoramento compreende o acompanhamento mensal do desempenho dos avaliados, composto, basicamente, dessas atividades:

• Rotina mensal de importação dos dados;

• Geração dos *scorecards*;

• Avaliação mensal da qualidade do programa (validação dos resultados);

• Esse acompanhamento periódico é feito pelo próprio avaliado e pelos gestores do programa.

a) Acompanhamento pelo avaliado

O avaliado, seja médico ou outro profissional ou serviço de saúde, deverá ter acesso periódico a seu desempenho. A forma utilizada com as ferramentas GPS.2iM© é através do acesso via internet. A periodicidade desse monitoramento é definida junto aos gestores, no entanto, se recomenda que seja feita mensalmente.

O grande objetivo desse monitoramento é tornar disponível, ao avaliado, seus indicadores, *benchmarks*, as dimensões da qualidade analisadas e seu índice de performance (indicador composto que traduz seu desempenho em termos da qualidade da assistência). Os indicadores são comparados com os *benchmarks* definidos para sua especialidade ou perfil. Já o índice de performance é comparado com os seus pares, sem identificá-los.

No momento que o *scorecard* do avaliado fica disponível da web, este recebe uma notificação via e-mail e/ou SMS informando essa disponibilidade.

Cada avaliado possui um login e senha para acesso no sítio eletrônico do avaliador (seja hospital, plano de saúde ou secretaria de saúde).

O *software* GPS.Avaliado© demonstra várias informações simplificadas, mas de extrema relevância para o avaliado acompanhar seu desempenho por indicador, por dimensão da qualidade e por índice composto de performance, entender onde está o problema, interagir com os gestores e comparar seu desempenho com seus pares, entre outras funcionalidades.

Na figura 10, abaixo, apresenta-se a matriz de comparações que podem ser visualizadas pelo avaliado.

Figura 10: análises de desempenho visualizadas no GPS.Avaliado©

ANÁLISES DE DESEMPENHO	AVALIADO COM O *BENCHMARK*	AVALIADO COM SEUS PARES
Por indicador	X	
Por dimensão	X	
Multidimensional (Índice de Performance)	X	X

Fonte: 2iM, 2013.

A figura 11, a seguir, mostra a primeira tela que um médico cardiologista avaliado dentro de um hospital enxerga quando faz o login no sistema. A partir desse exemplo, pode entender a replicabilidade disso para outros avaliados, sejam eles outras especialidades, outros prestadores de saúde, unidades de saúde etc.

Figura 11

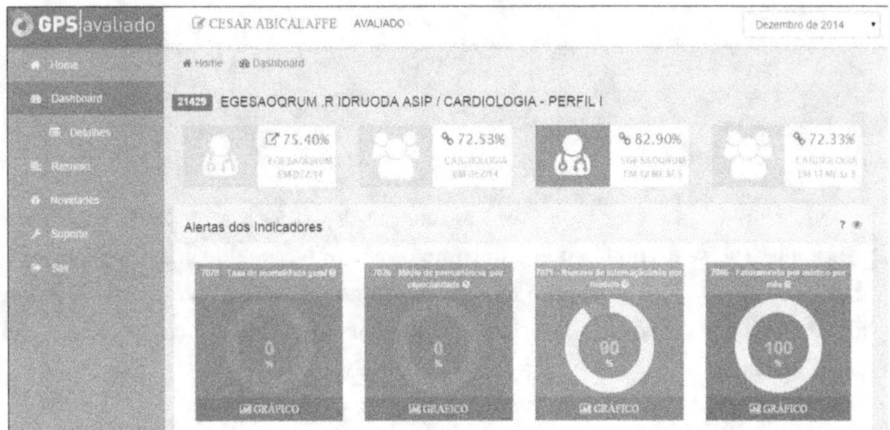

Fonte: software GPS.Avaliado®.

O que esse profissional enxerga é seu índice de performance, o índice médio de performance de sua especialidade, e as respectivas médias dos últimos doze meses.

Em seguida já vê alertas sobre os quatro indicadores avaliados mais problemáticos, isto é, os com menor desempenho. Por mais que o modelo preconize a lógica de avaliação multidimensional da qualidade através da formação de um indicador composto denominado índice de performance, o avaliado não pode perder a condição de analisar um indicador de forma isolada, pois é aí que ele entende onde está o problema e pode identificar o que melhorar. Afirmações clássicas como "só se melhora o que se mede" traduzem claramente o racional do modelo.

Na figura 12 se vê um exemplo de acompanhamento individual de um indicador específico. No caso, é o indicador "Média de Permanência", em que o cardiologista avaliado teve o pior desempenho.

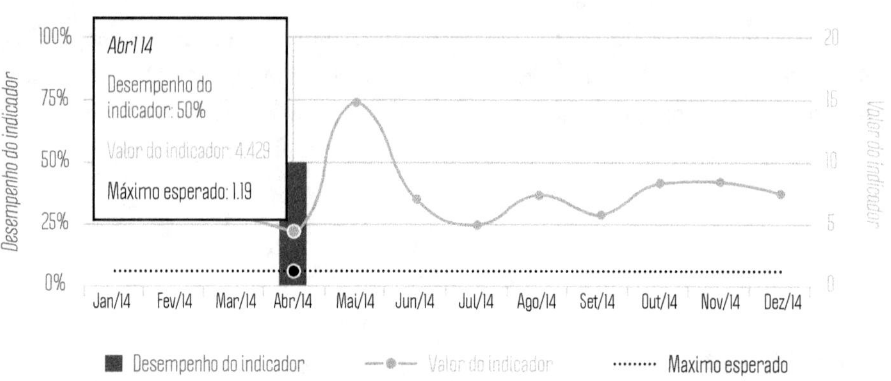

Fonte: GPS.Avaliado®, 2015.

Nesse gráfico, percebe-se a evolução mensal do indicador, a comparação com o *benchmark* (nesse exemplo apontado como o "máximo esperado"), o desempenho do indicador (0% a 100% observado na coluna azul no mês de abril de 2014). Os valores individuais aparecem quando o avaliado clica no mês que deseja enxergar, aparecendo esse detalhamento no box ao lado do mês de análise.

Esse é um dos gráficos mais expressivos do programa, pois mostra o valor absoluto do indicador e o valor relativo, aqui chamado de desempenho do indicador. Com o valor absoluto, o médico é comparado com o *benchmark*, e com o valor relativo, é possível comparar com outros profissionais, mesmo os de outras especialidades, pois o que está se vendo aqui é o quão distante o avaliado está do ideal (*benchmark*) definido para ele.

É importante ressaltar que os indicadores de desempenho devem ser gerados no *software*, pois devem possibilitar a rastreabilidade dos dados, ou seja, entender a fórmula do indicador, enxergar os dados do numerador e denominador. A figura a seguir mostra a visualização possível.

Número de pacientes-dia

Número de saídas

(134,18/9,00) – 14,92 (Dias)

Fonte: GPS.Avaliado®, 2015.

Vê-se que, aqui, o indicador "Média de Permanência" é detalhado e, no canto superior esquerdo da figura, podem ser vistas as guias para acesso ao numerador e denominador.

Outra informação importante para o avaliado é a ficha técnica do indicador. Esta contém todo o detalhamento conceitual desse indicador e fica disponível ao avaliado, diretamente no *software*, quando este acessa o detalhamento do indicador. A ficha técnica ideal deve conter as seguintes informações (Fonte: ANS. *Qualiss*, 2012):

☒ Nome do indicador;

☒ Sigla: abreviatura alfanumérica do indicador. No caso do GPS.2iM©, essa sigla é composta por duas letras (iniciais do domínio) e dois números (ordem sequencial do indicador no domínio), seguida do código do indicador;

☒ Conceituação: definição do significado do indicador;

☒ Domínio: dimensão do indicador – Satisfação do Cliente, Eficiência, Efetividade ou Estrutura;

☒ Perspectiva: dimensão transversal com a qual o indicador está relacionado – Segurança ou Acesso; ou, ainda, as dimensões demandas por uma acreditadora (no caso da JCI, as dimensões são: Comportamento, Crescimento Profissional e Resultados Clínicos);

☒ Relevância: categorização do indicador em Essencial (monitoramento obrigatório) ou Recomendável (monitoramento desejável);

☒ Estágio do ciclo de vida: etapa de implantação do indicador – Planejamento, Avaliação Controlada, Generalização do uso ou Descontinuado;

☒ Método de cálculo com fórmula e unidade: indicação da fórmula para cálculo do indicador e a unidade do resultado (porcentagem, horas, dias etc.);

☒ Definição de termos utilizados: descrição das expressões empregadas no numerador e denominador;

☒ Interpretação: explicação de como o resultado do indicador deve ser considerado;

☒ Periodicidade de compilação e apuração de dados: indicação do intervalo de tempo em que os dados devem ser compilados e apurados;

☒ Público-alvo: público avaliado pelo indicador;

☒ População-alvo/sexo/idade: população analisada no indicador;

☒ Usos: aplicação do indicador – local onde o indicador poderá ser aplicado (hospitais, operadoras de planos de saúde, prestadores de serviços etc.);

☒ Parâmetro, dados estatísticos e recomendações: metas estabelecidas e/ou recomendações de escores a serem alcançados;

☒ Fonte dos dados: local de origem dos dados utilizados;

☒ Ações esperadas para causar impacto no indicador: ações que visam ao alcance das metas estipuladas para o indicador;

☒ Ajuste de risco: item de correção que visa minimizar a influência de potenciais fatores de risco inerentes ao paciente e/ou a sua patologia no resultado do indicador;

☒ Limitações e vieses: restrições do indicador;

☒ Referências: citação das fontes bibliográficas.

Além disso, obviamente, o avaliado pode acompanhar a evolução mensal de seu desempenho, comparando-o com seus pares. Na figura a seguir, isso é evidenciado.

Figura 14

Gráfico de Performance – Janeiro a dezembro de 2014

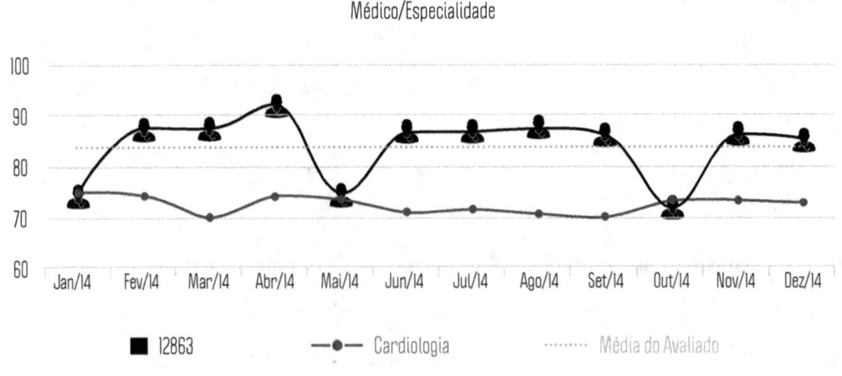

Fonte: GPS.Avaliado°, 2015.

Se o avaliado quiser um detalhamento de seu *scorecard*, conforme apresentado na figura 12, é só clicar na figura do mês correspondente.

b) Acompanhamento pelos gestores

O volume de dados armazenados para gerar a avaliação de desempenho é enorme, além disso, as informações geradas por todo o processo de avaliação impressionam. Dessa forma, o modelo deve preconizar acessibilidade aos dados.

No entanto, isso pode ser um problema. O volume de informações pode gerar dificuldades de análises e tomar muito tempo do gestor para identificar o que é importante analisar. Quando se fala em informações, o que abunda não prejudica (<http://saudebusiness.com/o-que-abunda-nao-prejudica/>).

O desafio está no princípio mínimo múltiplo comum, ou seja, quais são as informações mínimas, mas que abrangem o todo. Conseguir estabelecer isso é um dos maiores desafios do gestor.

Em função disso, foi criada uma ferramenta específica para o gestor: o GPS.Gestor©. Ela pode ser customizada para cada nível de gestão da instituição, limitando o acesso somente ao que for autorizado a cada gestor.

Em resumo, essa ferramenta permite:

- Fazer inúmeras análises, por indicador, por domínio, entre domínios e por índice de performance;

- Fazer comparações entre os avaliados, especialidades, perfis e entre programas de avaliação de desempenho dentro da mesma instituição e, também, com referenciais externos (*pool* de projetos e programas similares que utilizam o GPS.2iM©);

- Classificar os avaliados de acordo com seu desempenho;

- Aplicar formas de pagamento por performance;

- Disponibilizar "alertas" dos casos fora da curva;

- Interagir com os avaliados desde a identificação dos *logs* de acesso em seu *scorecard*, até o registro de ações gerenciais e acompanhamento de seus resultados;

- Fazer e analisar as avaliações qualitativas ou avaliações de competência (indicadores subjetivos);

- Elaborar relatórios padronizados para atender às demandas das acreditadoras, entre outras inúmeras funcionalidades;

- Avaliar um ciclo de monitoramento através de metodologias estatísticas (já predefinidas), como a Variação de Melhoria e Variação de Desempenho. Isso será detalhado no item a seguir, quando se apresentar a Avaliação do Desempenho.

Na figura 15, é possível entender a matriz de relatórios comparativos entre os avaliados.

Figura 15: análises gerenciais de desempenho visualizadas no GPS.Gestor°

ANÁLISES GERENCIAIS DO DESEMPENHO	POR/ENTRE PRESTADORES	POR/ENTRE ESPECIALIDADES	POR/ENTRE PERFIS
Por indicador	X	X	X
Por dimensão	X	X	X
Entre dimensões	X	X	X
Multidimensional	X	X	X

Para exemplificar a abrangência das análises disponíveis aos gestores, apresentamos, seguir, a tela inicial do GPS.Gestor©:

Figura 16

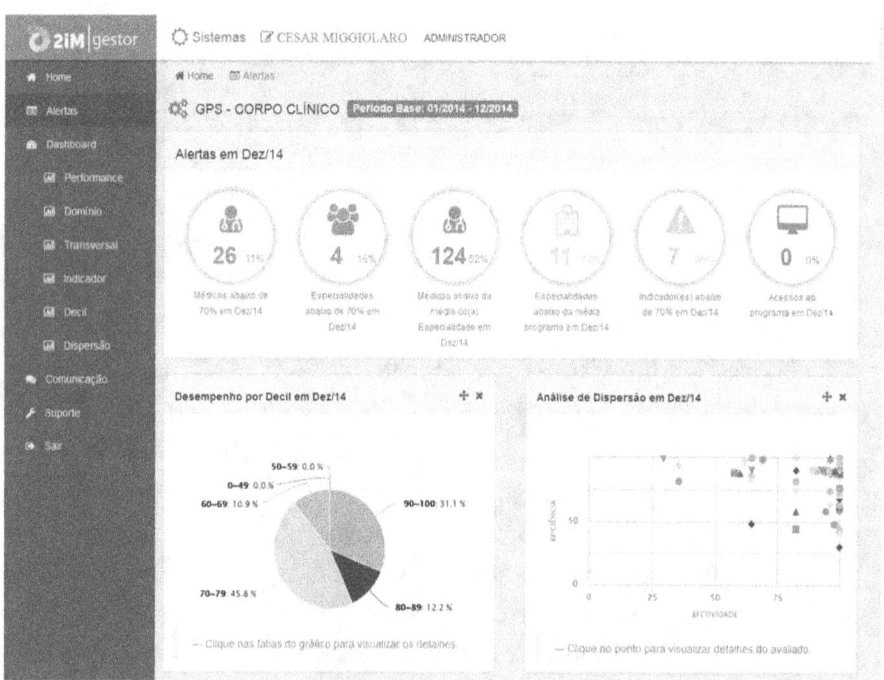

Fonte: GPS.Gestor°, 2015.

As análises disponíveis nessa tela são inúmeras e dispensam detalhamento. Todas as figuras e gráficos apresentados poderão ter sua análise aprofundada, bastando um clique do gestor onde ele quer detalhar. Por exemplo: se ele clicar no alerta que aponta os médicos com índice de performance menor que 70% (canto superior esquerdo da figura), os 26 médicos que ficaram com nota abaixo dos 70% aparecerão em uma outra janela. E clicando nos nomes, o *scorecard* do médico aparece em detalhes. Com isso, o gestor poderá detalhar e entender os médicos de menor desempenho.

Percebe-se no menu à esquerda, na figura anterior, a quantidade de funções existentes na ferramenta GPS.Gestor©. Tendo interesse de aprofundar o entendimento da ferramenta, acesse: <www.2im.com.br>.

Da mesma forma que o avaliado, o gestor não perde a condição de analisar o indicador e suas variáveis e compará-los de forma absoluta e relativa. Além disso, é possível interagir com o avaliado, monitorar as intervenções e acompanhar suas evoluções a partir destas. Quando se fala em avaliação do desempenho do corpo clínico, por exemplo, a ferramenta disponibiliza todos os relatórios necessários para atender às exigências da Joint Comission International, em sua norma SQE, de 11 de abril de 2014.

Avaliação periódica do desempenho

Na fase de avaliação, são analisados: o processo de implantação do GPS.2iM©, a evolução do desempenho dos avaliados e, também, o modelo de avaliação aplicado com seu grupo de indicadores.

A análise do processo de implantação consiste em um comparativo do desempenho nos períodos pré e pós-implantação do programa. Essa análise somente é possível quando existem dados dos indicadores de um período anterior à implantação do modelo.

Para o estudo da evolução do desempenho dos participantes do programa, são consideradas três variáveis componentes do modelo GPS.2iM©:

Índice de performance - medida que expressa o desempenho alcançado pelo avaliado.

Variação de melhoria - medida que expressa o desempenho atual do avaliado, comparado com seu próprio desempenho em um período anterior.

Variação de desempenho - com o intuito de comparar a performance alcançada pelo avaliado com todos os seus pares, essa medida expressa o desempenho atual do avaliado, comparado ao ponto médio do desempenho dos profissionais da mesma especialidade.

Com o cálculo dessas variáveis, é possível comparar evolução do índice de performance, variação de melhoria e variação de desempenho entre os avaliados. Além disso, é elaborada uma análise da pontuação dos domínios em cada grupo avaliado, a fim de estudar a evolução dos escores dos domínios e identificar os indicadores que realmente os influenciaram, positiva ou negativamente.

Por fim, o modelo de avaliação (com sua composição de indicadores) é criticado por meio da Análise Fatorial Confirmatória. Os objetivos dessa análise consistem em investigar se os indicadores escolhidos estavam alocados corretamente nos domínios e se eram relevantes na pontuação da dimensão a que pertenciam. A partir do resultado da Análise Fatorial, ajustes no *scorecard* podem ser realizados, como desuso e/ou escolha de novos indicadores, nova ponderação dos indicadores e domínios, entre outros.

Os métodos de cálculo e análises para essa etapa estão detalhados no Apêndice B, caso o leitor queira aprofundar os entendimentos na área de estatística, além de entender o referencial teórico por trás da metodologia proposta.

Definição dos critérios para distribuição dos incentivos e P4P

A discussão sobre os critérios de distribuição de incentivos nos programas de avaliação de desempenho e P4P não é recente e, apesar de critérios similares ao da variação de desempenho serem os métodos utilizados na maioria dos programas, ainda é controversa a aplicação única desse método para a concessão de benefícios (ROSENTHAL *et al.*, 2008; POMP, 2010). Recomenda-se que os participantes sejam igualmente avaliados quanto a seu progresso de desempenho, aplicando-se o cálculo da variação de melhoria, o que produz um estímulo para profissionais ou prestadores que já se encontram em uma boa classificação buscarem um aperfeiçoamento contínuo, e o reconhecimento dos avaliados que, mesmo não atingindo a meta ou o resultado esperado, tiveram uma evolução considerável em seu desempenho.

Caso seja decidida a concessão de incentivos financeiros aos avaliados, o *software* GPS.2iM© possui uma rotina para distribuição da remuneração por performance, que tem como objetivo: parametrizar, calcular e distribuir a remuneração do avaliado.

Um dos pontos críticos na distribuição dos incentivos é quando isso deve acontecer. A recomendação é que ocorra após um ciclo de monitoramento, depois da fase de avaliação, conforme explicado anteriormente. Deve ser um bônus ou adicional ao ganho, não vinculando o valor diretamente ao ato médico. No caso de cooperativas, tem-se distribuído o incentivo com base na produção médica, e, geralmente, esse valor adicional vem das sobras da cooperativa. Em hospitais, pode ser adotado um critério do número de internações desse profissional ou da equipe. Caso o profissional seja assalariado, fica mais fácil, pois a distribuição geralmente é proporcional ao salário mensal médio do avaliado.

Enfim, é possível usar de criatividade para a distribuição do incentivo, desde que a metodologia seja transparente, consistente e acordada previamente com os avaliados.

Como já foi apresentado, contratos de pagamento por performance são prerrogativa dos financiadores do sistema. No entanto, esses contratos deverão tomar como base uma avaliação de desempenho robusta, confiável e transparente aos contratados.

4.7 - Conclusão do capítulo

• O sucesso de um programa de avaliação de desempenho e pagamento por performance começa antes mesmo de ser iniciado. Deve-se entender a perspectiva dada ao programa, quem será o objeto de avaliação e quais são os objetivos de sua implantação;

• O GPS.2iM© é um modelo de avalição baseado em evidências, que tem as seguintes premissas: análise multidimensional da qualidade através da ponderação de indicadores e comparação com seu respectivo *benchmark* para a formação de um indicador composto único; agrupamento dos indicadores em quatro dimensões principais: estrutura, eficiência, efetividade e satisfação, e duas transversais: segurança e acesso; deve haver ajustes de risco, criando perfis diferentes para cada especialidade, sendo os *benchmarks* específicos para esses perfis; o avaliado deve ter acesso periódico a seu desempenho para entender onde deve melhorar, assim como os gestores deverão acessar o desempenho de todos os avaliados para comparações, análises, educação permanente, definição dos incentivos e, finalmente, a gestão adequada dos avaliados.

• Os *softwares* que suportam o modelo GPS.2iM© são robustos, de fácil acesso através da internet, devendo possibilitar integrações de várias fontes de dados para gerar os indicadores de desempenho. Essas informações podem ser rastreadas pelo avaliado e os indicadores simples e compostos devem ser visualizados claramente, permitindo suas críticas e monitoramento.

• Esse modelo é aplicado para qualquer segmento de saúde: SUS, hospitais e operadoras de planos de saúde. E, para cada um desses segmentos, existem diferentes programas a serem aplicados, dependendo do avaliado.

• Todo o processo de medição do desempenho através do modelo GPS.2iM© ocorre em quatro fases distintas e subsequentes: fase pré-operacional, para validação de processos e dados, definições e modelagem; fase operacional, para discussão e validação do modelo com os avaliados; fase de monitoramento do desempenho (preferencialmente a cada mês); e fase de avaliação do desempenho (a cada ciclo de seis ou 12 meses de monitoramento). É nessa última fase que a aplicação de incentivos deverá ser feita.

5

Aplicação prática do modelo

Neste Capítulo será detalhada a aplicação prática do modelo GPS.2iM© nos diferentes segmentos de mercado: operadoras de planos de saúde, hospitais e SUS.

Para cada um desses segmentos serão exemplificados os programas GPS.2iM© mais relevantes. Para o GPS-OPS, será detalhado um programa de avaliação para médicos cooperados que pode ser replicado para uma rede credenciada de outro tipo de operadora. Já para o GPS-HOSP, será detalhado um programa para avaliação de corpo clínico. E, finalmente, para o GPS-SUS, um programa de avaliação de desempenho das equipes de saúde da família.

Além desses três segmentos, serão propostas mais três análises de desempenho: a) avaliação de rede de hospitais, que pode ser utilizada por secretarias de saúde, operadoras de planos de saúde ou de grupos ou associações de hospitais; b) avaliação de pacientes, em que estes passem a ser o objeto de avaliação; o método pode ser utilizado em programas de gestão da saúde populacional; c) uma proposta para avaliação de contratos de compartilhamento de risco entre pagadores e a indústria.

5.1 - GPS-OPS: avaliação de desempenho de médicos cooperados

Antes de iniciar o programa

O programa aqui denominado **GPS.Cooperados** tem a perspectiva da análise dos gestores de uma Unimed e avaliará todas os médicos cooperados em suas respectivas especialidades. Esse mesmo modelo pode ser extrapolado para outra modalidade de operadora de plano de saúde que deseje avaliar seus médicos credenciados.

Os objetivos do programa são os seguintes:

1. Identificar e monitorar o desempenho dos cooperados;

2. Controlar a sinistralidade através da utilização adequada com base em evidências dos benefícios oferecidos pela cooperativa;

3. Pagamento por performance para os médicos cooperados com o recurso economizado pelo controle da utilização excessiva, sem comprometer e, de preferência melhorando, a qualidade da assistência e a percepção de valor do beneficiário.

Já desde o primeiro momento é imprescindível estabelecer uma comissão dentro da cooperativa para gerenciar o programa. O sucesso da aplicabilidade prática do programa de avaliação de desempenho estará nas mãos dessa comissão. Se a cooperativa não estiver disposta a constituí-la e empoderá-la, então não está pronta para implantar um programa dessa envergadura.

Geralmente, essa comissão deve ser constituída por um diretor da cooperativa, normalmente o responsável pelo relacionamento com os cooperados, pessoal da estatística e qualidade, um profissional da TI e, pelo menos, um auditor médico. Os coordenadores de especialidade serão chamados a participar das atividades, mas não precisarão estar, obrigatoriamente, nessa comissão.

Avaliação de processos e dados

Conforme detalhado no Capítulo 4, nesta fase, serão integrados os sistemas e planilhas existentes para gerar os indicadores de desempenho, utilizando a segunda forma de extração de dados, isto é, através de *layouts* padronizados.

Atualmente, os *softwares* GPS.2iM© possuem padrões de extração com os principais *softwares* de mercado. No entanto, é invariável o envolvimento da TI da Cooperativa para ajustes no processo de extração e homologação dos dados.

Um ponto crítico dessa etapa está na revisão dos cadastros de especialidade e, principalmente, das subespecialidades ou área de atuação do médico. Isso é fundamental para que as comparações sejam feitas de forma justa e adequada.

Recomenda-se capturar dados de, pelo menos, 24 meses antes do início do programa. Isso permitirá análises evolutivas e das sazonalidades, bem como será possível gerar referenciais (ou *benchmarks*) internos e entender o comportamento dos médicos, para que sejam alocados em perfis de acordo com o padrão de complexidade que atendem.

Definições e modelagens

Não será detalhada a modelagem na ferramenta, pois isso é uma questão muito técnica do pessoal de TI, mas, nas discussões a seguir, será possível entender o modelo em sua íntegra. Os pontos críticos para sua modelagem são descritos abaixo, quando devem ser definidos os indicadores, agrupamento em domínios, ponderações, definições dos *benchmarks* e ajustes de risco.

a) Indicadores, alocações em domínios e ponderações

A complexidade em avaliar o desempenho dos cooperados está no volume de especialidades, pois, cada uma tem indicadores que são específicos a sua realidade. No entanto, existem indicadores que são comuns a quase todas. Da mesma forma, existem especialidades com mais dificuldade para gerar indicadores de desempenho robustos, haja vista a limitação dos dados, pois, como já é sabido, a grande maioria das informações vem do sistema de faturamento das cooperativas. No exemplo apresentado aqui, se avaliarão os cooperados que atendem em consultórios e hospitais, portanto, os dados clínicos são bastante limitados. No caso de uma cooperativa com serviços próprios, principalmente hospital, os indicadores são mais robustos.

Como a maioria das Unimed's não tem hospital próprio, apresentamos, aqui, um rol de indicadores, tomando como base essa limitação de dados. Lembrando que um indicador de desempenho ideal deve ter relevância, solidez científica e viabilidade.

Agrupa-se cada indicador selecionado dentro dos domínios principais (Estrutura, Eficiência, Efetividade e Satisfação), sendo ponderado dentro de cada um dos domínios. Lembrando que cada domínio também é ponderado. A soma dos domínios deve ser igual a 100 e a soma dos pesos de cada indicador dentro de um respectivo domínio deve ser igual a sua ponderação.

Para este exemplo, o domínio de Eficiência tem 35 pontos, Efetividade 30, Satisfação 15 e Estrutura 20. Lembrando que isso pode ser ajustado dependendo dos objetivos que serão dados ao programa e que, após iniciado o monitoramento, os pesos definidos nessa fase não poderão ser modificados.

Alguns exemplos de indicadores das principais especialidades avaliadas estão apresentados, por especialidade, e por domínio no Apêndice C deste livro.

b) *Benchmarks*

O modelo de bandas ideais apresentados no Capítulo anterior é utilizado para definição de *benchmarks*.

Recomenda-se que, em uma cooperativa, o *benchmark* de cada indicador seja feito, primeiramente, estudando o histórico de, pelo menos, dois anos de dados e, com essa informação, sejam contratualizadas metas com os comitês de especialidades.

A função dos comitês de especialidades é fundamental para aprovação e aderência ao modelo por todos os avaliados, pois eles deverão validar os indicadores, pesos e *benchmarks*.

O volume de dados armazenados com os diversos projetos GPS.2iM© permitiu, ao longo dos anos, construir uma grande base de dados. Esse referencial externo também poderá ser utilizado para entender o comportamento do mercado e sugerir os *benchmarks* de cada um dos indicadores. Nesses projetos, a cooperativa concorda em compartilhar seus dados de forma desidentificada. Como isso, todo o *pool* de operadoras participantes são beneficiadas com os referenciais (ou *benchmarks*) externos.

Em resumo, o ideal para definição do *benchmark* é: 1) analisar os referenciais externos (base de dados nacional); 2) analisar os referenciais internos (histórico da própria cooperativa); 3) acordar os *benchmarks* com os comitês de especialidades a partir da análise dos dois anteriores.

Após definida a banda ideal para cada indicador, são definidas as escalas decrescentes de percentuais a serem aplicados ao peso do indicador. Geralmente, essas escalas reduzem o percentual a ser aplicado no peso do indicador de dez em dez por cento até 50%. Após os 50%, o percentual é 0%. Cada uma dessas faixas é definida tomando como base um percentual do desvio padrão de cada *benchmark*. Nos *softwares* GPS.2iM©, essa distribuição de acordo com as faixas é sugerida de forma automática, tomando como base robustos algoritmos estatísticos que são aplicados para cada indicador. Mas, ainda assim, após estudados os resultados obtidos na fase de implantação, é possível fazer ajustes finos nesses cálculos, como eliminar algumas faixas das bandas, reduzir o percentual do desvio padrão utilizado no estabelecimento das faixas, entre outros. Para aprofundar a leitura do modelo das bandas ideais, vá ao Apêndice A deste livro.

Para a primeira simulação do desempenho (antes de divulgar aos cooperados), pode-se analisar essas diferentes faixas e perceber o impacto na qualidade, ou índice de performance, com suas alterações. Logicamente, se cada peso do indicador recebe uma carga percentual para definir o escore final da qualidade, a definição das faixas dos *benchmarks* influencia diretamente esse índice. Deve-se tomar muito cuidado com isso para não nivelar o modelo por cima ou por baixo. O importante é definir o critério, simular várias situações, escolher a mais justa e coerente e validar com os comitês de especialidade antes de iniciar o monitoramento.

c) Ajustes de risco

Esse é um fator crítico quando se compara profissionais na área da Saúde. Entender a variação do comportamento de um médico em função da complexidade dos casos que atende é o maior desafio de um programa de avaliação de desempenho.

O grande limitador para um bom ajuste de risco é a falta de dados clínicos. Assim, será necessário inferir a lógica observada no padrão de atendimento de um determinado médico. Mesmo assim, isso precisa ser monitorado de perto, validado com os avaliados e ajustado nos casos de *outliers*. O modelo deve permitir expurgar informações dos casos extremos que comprometem a análise do desempenho de um profissional.

Assim, o que é possível fazer com a limitação de dados dos atendimentos dos cooperados é criar perfis de atendimento com base na idade dos pacientes, atendimentos ou procedimentos realizados por esses pacientes e CIDs. Um exemplo de ajuste de risco na especialidade de Cardiologia foi apresentado no Capítulo anterior.

Implantação com os avaliados

Conforme já explicitamos, o envolvimento dos avaliados no Programa de Avaliação de Desempenho é um fator crítico para o sucesso desse programa, mesmo que não sejam utilizados incentivos. Obviamente, quando se utiliza incentivos, existe mais aderência e envolvimento do avaliado no programa.

Algumas estratégias podem ser adotadas para estimular o engajamento. A primeira é o envolvimento dos avaliados desde o primeiro momento. É lógico que há cooperativas com centenas de médicos, e isso deve ocorrer iniciando com os comitês de especialidades e, depois, mais genericamente, com os demais médicos.

O importante será a definição, por partes dos gestores, de qual é o momento adequado para envolver os avaliados. A sugestão proposta é que sejam envolvidos após ter o modelo testado, ou seja, com os sistemas integrados, indicadores gerados automaticamente, *benchmarks* e ponderações definidas, e análise dos dados dos últimos 24 meses. Dessa forma, os gestores terão informações suficientes para iniciar as discussões com os avaliados.

É claro que, na comissão de gestão que estará desenvolvendo isso, médicos selecionados deverão ser convidados a participar desde o primeiro momento. Mas não é recomendado estender essa discussão para todos, pois isso vai gerar mais estresse do que apoio ao programa.

Após as fases anteriores definidas e homologadas pelos gestores, sugere-se o envolvimento, inicialmente dos comitês de especialidades, caso não tenham participado da fase inicial de definição dos indicadores. Se não houver estes comitês, os gestores poderão convidar os médicos com relevância no meio e/ou academia para fazerem a crítica ao modelo. Essa crítica poderá levar a ajustes no modelo, como revisão nos indicadores e ponderações. O mais importante aqui é o entendimento das metas ou *benchmarks* definidos e os critérios de ajustes de risco. Nisso, os avaliados devem estar confortáveis. Não há como avaliar alguém sem que a pessoa saiba, detalhadamente, os critérios da avaliação. Isso é crítico para o engajamento dos avaliados.

Após espraiado o conceito e o modelo, além do fornecimento de toda a orientação necessária aos avaliados para acompanhar, de forma detalhada, seu desempenho, e interagir com o programa, é possível iniciar a fase de monitoramento.

Monitorando o desempenho dos avaliados

Nessa fase, há um ponto estratégico que os gestores precisam definir: qual é o momento de divulgar o programa aos avaliados e disponibilizar acesso a seus desempenhos.

É comum iniciar o monitoramento sem divulgar o desempenho, até que os gestores tenham a segurança de que o modelo está bem consistente.

Se isso ocorrer, não se pode esperar resultados com esse processo, pois não há envolvimento do avaliado. Somente é possível ter resultados com a avaliação de desempenho se quem está sendo avaliado estiver engajado no programa. Essa é a missão dos gestores. Quanto mais engajado, mais governança e resultados são alcançados com o programa.

O monitoramento deve ser mensal, ou seja, o *scorecard* do avaliado deve estar disponível mensalmente, a partir de uma carga de dados gerada naquele período.

Como já discutido, o grande objetivo dos gestores é o engajamento do médico nessa fase de monitoramento. Assim, quando o *scorecard* for publicado, o médico deve ser avisado imediatamente. Atualmente, na ferramenta GPS.2iM©, isso ocorre através de envio de e-mail ao médico. Em alguns projetos, o envio é por SMS.

Em suma, o engajamento do médico a um programa de desempenho ocorre da seguinte maneira:

• Permitir que ele seja envolvido desde o primeiro momento na definição dos indicadores, ponderações e *benchmarks*;

• Disponibilizar as políticas, regras e procedimentos do programa de avaliação de desempenho;

• Se forem aplicados incentivos, maior será o engajamento, no entanto, essas regras devem ser claras e objetivas;

• Tem um bom canal de comunicação com o médico, com clareza das informações disponibilizadas e com rastreabilidade dos dados que geraram os indicadores;

• Dar a possibilidade de criticar, por um período limitado de tempo, os casos extremos (*outliers*) que comprometeram o desempenho de um determinado indicador, e se isso for acatado pela comissão, poderá expurgar o caso da amostra;

• Não ter muitos indicadores. Lembre-se que o programa deve ser simples. Sugere-se 12 a 20 indicadores por especialidade, no máximo. Usar a lógica do Mínimo Múltiplo Comum;

• Fazer o médico perceber que o objetivo do programa é diferenciar a qualidade da assistência prestada ao paciente e, por isso, a avaliação ocorre em diferentes dimensões. Os indicadores de custo e utilização não devem representar mais do que 50% da análise;

• Fazer o médico perceber que as diferenças no perfil de pacientes atendidos são capturadas no modelo de avaliação e que os profissionais que atendem pacientes mais complicados não serão prejudicados na análise.

Nessa etapa, a comissão criada terá um papel fundamental: acompanhar o desempenho, interagindo com os avaliados. Invariavelmente, ocorrerão questionamentos por parte dos médicos e essa comissão deverá estar preparada para responder prontamente.

A avaliação do desempenho e pagamento por performance

Aqui está um ponto importante: a avaliação de desempenho deverá ocorrer após um ciclo de monitoramento. E o pagamento por performance (P4P) acontece nessa avaliação.

O pagamento por performance é uma definição da cooperativa, no entanto, a recomendação é que se faça após o ciclo de monitoramento, e não mensalmente. Os principais motivos são os seguintes:

1. A avaliação mensal geralmente é feita com dados dos últimos 30-60 dias, portanto, sempre está "olhando no retrovisor". Essa é uma limitação dos sistemas de informações de hoje, e não do modelo e da ferramenta GPS.2iM©. Em função disso, um tempo maior de monitoramento dará ao médico a oportunidade de entender seu desempenho e corrigi-lo, ao longo desse ciclo de monitoramento. Lembre-se que o objetivo de um programa de avaliação de desempenho e de pagamento por performance não é punir o avaliado, mas, sim, estimulá-lo a melhorar continuamente e entregar um serviço com mais valor para o paciente;

2. Se o pagamento for mensal, mesmo que o percentual seja alto, ele não será expressivo. Por exemplo, se um médico tem uma produção de R$2 mil mensais e o incentivo for de 20%. No final de cada mês, ele poderá ganhar mais R$400. Pode ser que, por esse valor, não valha a pena o trabalho de acompanhar de perto seu próprio desempenho. Agora, se isso ocorrer no final do ano, ele poderá receber até mais R$4.800. Ou seja, um 13º, 14º e parte de um 15º salário. Agora, sim, o valor ficou expressivo o suficiente para estimular o engajamento no programa. Por mais que os valores sejam iguais, já foi demonstrado que a percepção de quem recebe é outra.

3. Quando o pagamento é mensal, existe o risco de o avaliado vincular o ganho ao honorário de um procedimento que ele recebe, por exemplo, a consulta. A sugestão é que o ganho por desempenho seja um adicional. Não é recomendado que se modifique o valor do honorário médico tabelado. Se isso ocorrer, a cooperativa poderá ir contra as normas de seu estatuto e, ainda, ter algum questionamento ético por parte do CRM, visto que está pagando valores diferentes para o mesmo ato médico, na mesma especialidade. Sabe-se que isso é uma incoerência em sua origem, mas é importante administrar o caso para não gerar estresse.

O *software* GPS.2iM© já possui uma funcionalidade para pagamento por performance que pode ser ativada no momento em que os gestores definirem o uso de incentivos financeiros. Reafirmando, isso deverá ocorrer após um ciclo de monitoramento. A seguir, descreveremos como isso é modelado nesse *software*. Independentemente de seu uso, o que interessa, aqui, é a metodologia utilizada para o pagamento por performance.

O pagamento por performance poderá ser aplicado por um percentual da produção do avaliado, por um valor fixo por produção do avaliado ou, ainda, por distribuição do resultado financeiro (ou sobras) e em função da produção do avaliado. No caso das Unimed's, foi escolhida a distribuição das sobras.

Como o modelo GPS.2iM© busca a geração de um indicador composto que traduz a qualidade da assistência prestada por um profissional, é a partir desse índice que serão definidas as faixas de pontuação para pagamento por desempenho.

Além disso, é possível definir os Coeficientes de Distribuição dos Resultados (nesse caso, as "sobras"). Nesse caso, deverão ser informados coeficientes para cada faixa do índice de performance que será utilizada no método de cálculo. A figura 1, a seguir, mostra um exemplo disso.

Para esse tipo de distribuição, deverá ser informado o valor a ser distribuído e que será utilizado no método de cálculo. Essa distribuição será efetuada por perfil, grupo de perfil ou todos os perfis com avaliados cadastrados.

Deverá ser definido o período de distribuição por um período de meses. No caso atual, deve-se informar um determinado mês e ano como referência de pagamento. Como já foi explicado, o ideal são ciclos de seis ou 12 meses, mas, a critério da cooperativa, isso poderá ser mensal. No entanto, essa forma, apesar de possível, não é recomendada.

Para o cálculo da distribuição, em qualquer um dos tipos, será considerada a média de pontuação do avaliado nos *scorecards* do período, sendo que o último mês será o informado como referência.

Como isso é calculado:

• Por tipo de distribuição;

• Por porcentagem do valor total das consultas do período, de acordo com a faixa de remuneração;

• Por valor fixo a ser multiplicado pelo total da produção do avaliado do período e de acordo com a faixa de remuneração;

• Por distribuição de resultados financeiros;

• Contar o total de produção do avaliado por faixa de remuneração, perfil (ou perfis) do período;

• Calcular o valor base de distribuição para a faixa de distribuição com coeficiente 1,0, de acordo com a seguinte fórmula:

$$\frac{\text{Valor do resultado financeiro}}{(\text{Qtd consulta 1} \times \text{Coeficiente 1}) + \cdots + (\text{Qtd consulta n} \times \text{Coeficiente n})}$$

• Calcular os demais valores de distribuição para as faixas de distribuição com os demais coeficientes;

Exemplo:

Referência *Referência selecionada*	Fevereiro de 2011
Selecione um programa *Programa*	GPS - CLÍNICO LOCAL
Tipo da regra *Grupo ou perfil*	Todos os Grupos e Perfis
Tipo valor *Tipo valor*	Coeficiente de variação
Valor distribuído *(9.999,999)*	550.000,00
Meses a retroagir *Número de meses a retroagir (até 6 meses)*	0

Maior que	Menor igual a	Distribuição	
			Adicionar
90	100	2	Remover
75	90	1,5	Remover
60	75	1	Remover
0	60	0	Remover

Fonte: GPS.2iMº.

- Calcular a remuneração do avaliado de acordo com a pontuação obtida e na faixa de remuneração informada previamente para seu perfil, multiplicando o valor de distribuição pelo total de produção do avaliado no período.

A apresentação final traz as seguintes informações:

- Relatório no *dashboard*, com os dados, como no exemplo acima, e com opção de exportar para o Excel;

- Relatório com todas as consultas remuneradas no período informando;

- Médico (CRM e nome);

- Data da consulta;

- Beneficiário (código e nome);

- Valor remunerado.

A figura abaixo representa uma distribuição dentro de uma cooperativa médica na especialidade da Cardiologia, perfis I e II.

GCC - Gestão do Corpo Clínico - GPS - CLÍNICO
Detalhes arquivo de remuneração - Por Remuneração

Por faixa da Regra

Crm	Qtd Produção	Val Produção	Coeficiente de Performance	Remuneração	Regra
601 - CARDIOLOGIA - PERFIL I					
12	461,00	29.535,00	88,58	1.828,76	75 a 100
36	162,00	10.270,00	92,50	642,64	75 a 100
94	136,00	8.765,00	86,97	539,50	75 a 100
96	34,00	2.170,00	86,83	134,88	75 a 100
74	15,00	915,00	94,73	59,50	75 a 100
21	32,00	2.065,00	88,65	126,94	75 a 100
13	259,00	16.645,00	90,47	1.027,44	75 a 100
14	474,00	30.215,00	86,53	1.880,33	75 a 100
12	138,00	8.810,00	87,98	547,44	75 a 100
17	53,00	3.375,00	85,75	210,25	75 a 100
89	61,00	3.865,00	89,63	241,98	75 a 100
17	364,00	23.480,00	82,17	1.443,97	75 a 100
20	247,00	15.990,00	84,16	979,83	75 a 100
22	89,00	5.655,00	80,05	353,06	75 a 100
15	256,00	16.460,00	87,50	1.015,54	75 a 100
20	14,00	900,00	90,98	55,54	75 a 100
86	51,00	3.275,00	91,00	202,31	75 a 100
13	79,00	5.055,00	68,33	156,69	50 a 75
602 - CARDIOLOGIA - PERFIL II					
14	1.058,00	67.830,00	86,65	4.197,02	75 a 100
14	141,00	9.095,00	87,63	559,34	75 a 100
14	500,00	32.055,00	77,12	1.983,47	75 a 100
14	202,00	13.040,00	90,97	801,32	75 a 100
72	928,00	59.410,00	88,92	3.681,32	75 a 100
42	302,00	19.435,00	90,00	1.201,98	75 a 100
13	912,00	58.575,00	85,93	3.617,85	75 a 100

Fonte: GPS.2iM, 2014.

Além dessa forma tradicional de avaliação pela média do índice de performance no período, é possível avaliar as variações de desempenho e melhoria.

Na variação de desempenho, a evolução da performance de um médico é comparada com a de seus pares (especialidades do mesmo perfil). Já na variação de melhoria, observa-se a evolução do desempenho que o profissional, individualmente, teve. O detalhamento dessas duas formas de variação foi apresentado no Capítulo anterior.

Mesmo que a cooperativa não utilize pagamento por performance, essas análises das variações são importantes para a gestão da cooperativa. Por exemplo, o sistema permite analisar não apenas as variações do médico, mas de toda uma especialidade. Com isso, o gestor poderá perceber as especialidades que melhor evoluíram em seu desempenho e definir incentivos diferenciados para os grupos médicos e não apenas individualmente, ou ações específicas para grupos médicos que não tiveram sua evolução satisfatória.

Enfim, há inúmeras formas de o gestor exercer sua criatividade a partir do volume expressivo de informações geradas pelo modelo.

5.2 - GPS-HOSP/GPS.CorpoClínico: avaliação de desempenho de médicos do corpo clínico

Antes de iniciar o programa

O programa aqui denominado **GPS.CorpoClínico** tem a perspectiva da análise dos gestores de um hospital e avaliará todos os médicos do corpo clínico nas especialidades clínicas e cirúrgicas.

Alguns objetivos do programa poderão ser os seguintes:

1. Identificar e monitorar o desempenho de todo o corpo clínico;

2. Atender às exigências das principais acreditadoras que demandam monitoramento do corpo clínico;

3. Governança clínica;

4. Engajamento do médico na agenda da qualidade do hospital.

Já desde o primeiro momento é fundamental criar uma comissão dentro do hospital para gerenciar o programa. O sucesso da aplicabilidade prática do programa de avaliação de desempenho estará em poder dessa comissão. Se o hospital não estiver disposto a constituí-la e empoderá-la, então não está pronto para implantar um programa dessa envergadura.

Geralmente, essa comissão deva ser constituída com um diretor clínico ou técnico, pessoal da epidemiologia e qualidade e um profissional da TI. Os chefes de equipe serão chamados a participar das atividades, mas não precisarão estar, obrigatoriamente, nessa comissão.

Na prática, percebeu-se que os hospitais estão mais preparados para a criação dessas comissões que os planos de saúde, até porque eles estão há mais tempo engajados em programas de qualidade.

Conforme detalhado no Capítulo 4, nesta fase, serão integrados os sistemas e planilhas existentes para gerar os indicadores de desempenho. Dependendo da maturidade da TI do hospital, as diferentes formas de integração poderão ser aplicadas.

Atualmente, os *softwares* GPS.2iM© possuem padrões de extração com os principais *softwares* de mercado. No entanto, é invariável o envolvimento da TI do hospital para ajustes no processo de extração e homologação dos dados.

Um ponto crítico dessa etapa está na revisão dos cadastros do hospital e de alguns processos críticos de registros de dados, como o registro da conta em nome do chefe de equipe sem considerar os profissionais dessa equipe, ou, ainda, a informação no sistema dos médicos que atuam nas interconsultas, por exemplo, dentre outras questões peculiares que somente são detectadas quando se dá o foco na gestão da clínica, e não apenas no faturamento da conta.

Recomenda-se capturar dados de, pelo menos, 24 meses antes do início do programa. Isso permitirá análises evolutivas e das sazonalidades, assim como será possível gerar referenciais (ou *benchmarks*) internos e entender o comportamento dos médicos para serem alocados em perfis de acordo com o padrão de complexidade que atendem.

Definições e modelagens

Não será detalhada a modelagem na ferramenta, pois isso é uma questão muito técnica do pessoal de TI, mas, nas discussões a seguir, será possível entender o modelo em sua íntegra. Os pontos críticos para sua modelagem são descritos abaixo, quando devem ser definidos os indicadores, agrupamento em domínios, ponderações, definições dos *benchmarks* e ajustes de risco.

a) Indicadores, alocações em domínios e ponderações

Uma das características do modelo GPS.2iM© está em ser estruturante, ou seja, os indicadores devem ser melhorados à medida que a instituição se torna mais madura e a capacidade de geração de dados fica mais consistente.

Embora seja possível criar indicadores específicos por especialidade, em um primeiro momento, sugere-se a criação de indicadores gerais para as especialidades clínicas e cirúrgicas, deixando claro que o indicador e seu peso não mudariam por especialidade. O que muda são os *benchmarks*, que deverão ser individualizados por especialidade.

Cada indicador definido é agrupado dentro dos domínios principais (Estrutura, Eficiência, Efetividade e Satisfação) e ponderado dentro de cada um dos domínios. Lembrando que cada domínio também é ponderado. A soma dos domínios deve ser igual a 100 e a soma dos pesos de cada indicador dentro de um respectivo domínio deve ser igual à ponderação desse domínio.

Nas tabelas abaixo, apresentam-se sugestões de indicadores agrupados em domínios com suas respectivas fórmulas.

DOMÍNIO	INDICADOR	UNIDADE	FÓRMULA
Efetividade	Taxa de pacientes de longa permanência (acima de 15 dias)	dias	Nº pacientes longa permanência/Nº saídas médico
	Média de permanência por especialidade	%	Nº pacientes dia/Nº saídas médico
	Taxa de infecção de cirurgia limpa	%	Nº pacientes infecção/Nº cirurgias limpas/médico
	Taxa de mortalidade cirúrgica até 48 horas	%	Nº óbitos 48h/Nº cirurg/médico
	Taxa de mortalidade geral	%	Nº óbitos/Nº cirurg/médico
	Alta dada pelo médico até às 10h	%	Nº de altas até 10h/Nº saídas médico
	Margem de contribuição	%	Valor custo/valor cobrado
	Ticket Médico (geral)	qtde	Fatura total/Nº cirurg. médico
	Taxa de movimento cirúrgico	%	Nº cirurg médico/Nº cirurg. especialidade
	Número de procedimentos cirúrgicos/mês por médico	qtde	Número bruto (valor total)
Eficiência	Taxa de origem cirúrgica efetiva	%	Nº de cirurgias eletivas/Nº total de cirurgias do médico
	Taxa de adesão as diretrizes clínicas de uso de drogas antimicrobianas	%	Nº de pacientes com protocolo de drogas antimicrobianas/Nº total de pacientes com uso de drogas antimicrobianas
	Taxa de adesão as diretrizes clínicas de prevenção de TEV	%	Nº de pacientes com protocolo TEV/Nº de pacientes com indicação para protocolo TEV
	Taxa de não conformidade de auditoria de prontuários – Preenchimento Sumário de alta	%	Nº docto Ñ preenchimento do sumário de altas/Nº saídas médico
	Taxa de não conformidade de auditoria de prontuários – Preenchimento do Consentimento Informado	%	Nº docto preenchimento incorreto de Consentimento Informado/Nº saídas médico
Estrutura	Atividade científica: participação em congressos, coordenação e publicação científica com nome do hospital	qtde	Apresentação de certificados/Declarações anualmente
	Fazer parte voluntariamente da diretoria, comissões, conselho e coordenar áreas do hospital + MD	qtde	Participação efetiva, comprovada por atas de reunião e listas de presença
Satisfação	Número de elogios dos clientes	qtde	Registro de elogios formais
	Número de reclamações dos clientes	qtde	Registro de reclamações formais
	Relacionamento interpessoal	qtde	Resultado do questionário de relacionamento interpessoal

Fonte: GPS.2iM, 2014.

Tabela 2: indicadores de desempenho das especialidades clínicas

DOMÍNIO	INDICADOR	UNIDADE	FÓRMULA
Efetividade	Taxa de pacientes de longa permanência (acima de 15 dias)	dias	Nº pote longa permanência/Nº saídas médico
	Taxa de mortalidade geral	%	Nº pote dia/Nº saídas médico
	Média de permanência por especialidade	%	Nº pote dia/Nº saídas médico
Eficiência	Alta dada pelo médico até às 10h	%	Nº de altas até 10h/Nº saídas médico
	Margem de contribuição	%	Valor custo/valor cobrado
	Taxa de internação	%	Nº saídas médico/Nº saídas especialidade
	Número de internação/mês médico	qtde	Valor bruto (valor total)
	Ticket Médico (geral)	qtde	Fatura total/Nº cirurg. Médico
	Taxa de não conformidade de auditoria de prontuários - Preenchimento Sumário de alta	%	Nº docto Ñ preenchimento do sumário de altas/Nº saídas médico
Estrutura	Atividade Científica: Participação em Congressos, Coordenação e Publicação Científica com nome do Hospital	qtde	Apresentação de certificados/Declarações anualmente
	Fazer parte voluntariamente da Diretoria, Com lesões, Conselho e Coordenar áreas do hospital +MD	qtde	Participação efetiva, comprovadas por atas de reunião e listas de presença
Satisfação	Número de elogios dos clientes	qtde	Registro de elogios formais
	Número de reclamações dos clientes	qtde	Registro de reclamações formais
	Relacionamento interpessoal	qtde	Resultado do questionário de relacionamento

Fonte: GPS.2iM, 2014.

b) *Benchmarks*

O modelo de bandas ideais apresentado no Capítulo anterior é utilizado para a definição de *benchmarks*.

São três as principais fontes de *benchmark* utilizadas para compor as bandas ideais: 1) referenciais baseados em evidências; 2) referenciais internos; 3) referenciais externos.

O padrão "ouro" é quando se torna possível utilizar um *benchmark* tomando como base o que existe de publicação a respeito. Isso dá credibilidade ao modelo, pois contempla o segundo principal atributo do indicador: solidez científica. No entanto, são raros os *benchmarks* disponíveis.

A segunda forma são os referenciais internos. Recomenda-se uma captura de dois anos de dados, sendo um ano o mínimo adequado. Conforme já explicado, o referencial interno deve ser usado como referencial e não como banda ideal, pois o indicador deve ter espaço para melhoria e, se for atribuído o histórico como ideal, assume-se que esse indicador já atingiu seu ideal de desempenho e não tem o que melhorar.

A terceira forma é utilizando referenciais externos. O volume de informações armazenadas com os diversos projetos GPS.2iM© permitiu, ao longo dos anos, construir uma grande base de dados. Esse referencial externo também poderá ser utilizado para entender o comportamento do mercado e sugerir os *benchmarks* de cada um dos indicadores.

Em posse desses três referenciais, é possível optar por um deles, ou utilizá-los para contratualizar metas com as equipes ou especialidades. Essa é a opção mais adequada. Essas metas passam a ser o *benchmark* definido para cada indicador.

Em resumo, o ideal para definição do *benchmark* é: 1) analisar se existe benchmarks publicados; 2) analisar os referenciais externos (base de dados nacional); 3) analisar os referenciais internos (histórico do próprio hospital); 4) acordar os *benchmarks* com as equipes a partir da análise dos anteriores.

Após definida a banda ideal para cada indicador, são definidas as escalas decrescentes de percentuais a serem aplicados ao peso do indicador. Geralmente, essas escalas reduzem o percentual a ser aplicado no peso do indicador de dez em dez por cento até 50%. Após os 50%, o percentual é 0%. Cada uma dessas faixas é definida, tomando como base um percentual do desvio padrão de cada *benchmark*. Nos *softwares* GPS.2iM©, essa distribuição de acordo com as faixas é sugerida de forma automática, tomando como base robustos algoritmos estatísticos que são aplicados para cada indicador. Mas, ainda assim, após estudar os resultados alcançados na fase de implantação, é possível fazer ajustes finos nesses cálculos, como eliminar algumas faixas das bandas, reduzir o percentual do desvio padrão utilizado no estabelecimento das faixas, entre outros. Para aprofundar a leitura do modelo das bandas ideais, vá ao Apêndice A deste livro.

Para a primeira simulação do desempenho (antes de divulgar aos avaliados), pode-se analisar essas diferentes faixas e perceber o impacto na qualidade, ou índice de performance, com suas alterações. Logicamente, se cada peso do indicador recebe uma carga percentual para definir o escore final da qualidade, a definição das faixas dos *benchmarks* influencia diretamente esse índice. Deve-se tomar muito cuidado com isso para não nivelar o modelo por cima ou por baixo. O importante é definir o critério, simular várias situações, escolher a mais justa e coerente e validar com os avaliados, antes de iniciar o monitoramento.

A importância da utilização de *benchmarks* específicos por especialidade, por indicador e, ainda, por perfil (ajuste de risco), vai permitir, além da definição do escore do indicador, analisar o desempenho do indicador, isto é, o quanto esse indicador está próximo do *benchmark*. Esse índice relativo permite comparar diferentes especialidade e perfis, quando um indicador comum a essas especialidades é analisado.

Por exemplo: não podemos comparar os valores absolutos de mortalidade para duas especialidades diferentes. Obviamente, a Onocologia terá uma taxa de mortalidade maior que a da Cardiologia. Mas, quando o valor relativo é analisado, isto é, a distância entre o valor encontrado de um médico dessa especialidade e seu respectivo *benchmark*, pode-se comparar essa distância (valor relativo) entre duas especialidades diferentes e entender os diferentes comportamentos. Pode-se chegar à conclusão, por exemplo, que mesmo a Oncologia tendo índice absoluto de mortalidade maior do que o da Cardiologia, esta tem maior mortalidade relativa (em relação a seu *benchmark*) que a outra. Isso é, exatamente, o que se dá no exemplo prático apresentado na figura 3, a seguir, em que, em apenas dois meses do ano (junho e julho de 2014), o valor relativo da Oncologia ficou menor que o da Cardiologia, ou seja, apenas nesses meses a mortalidade da Oncologia ficou pior que a da Cardiologia. Nos demais meses, a Cardiologia ficou mais longe de seu ideal para mortalidade que a Oncologia.

Figura 3: comparação dos valores relativos das especialidades de Cardiologia e Oncologia para a taxa de mortalidade

7078 CALC – Taxa de mortalidade geral

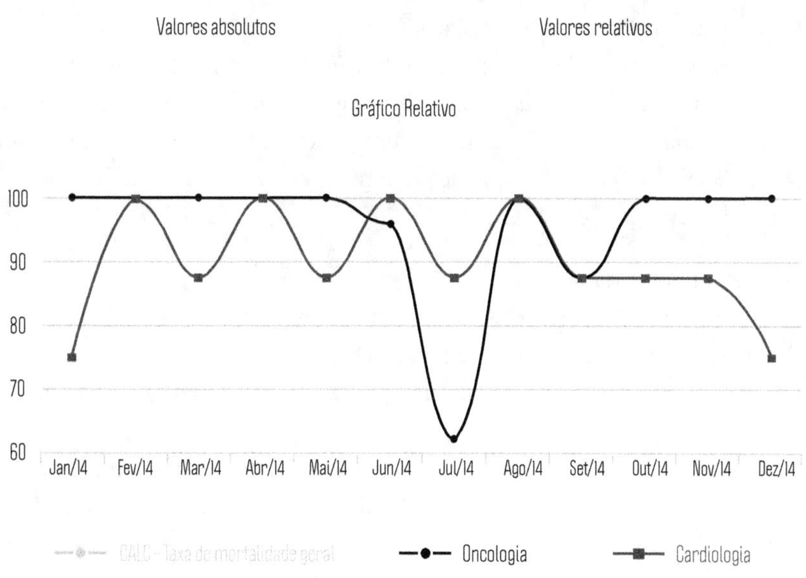

Fonte: Software GPS.Gestor, 2015.

Esse é um fator crítico, quando se compara profissionais na área da Saúde. Entender a variação do comportamento de um médico em função da complexidade dos casos que atende é o maior desafio de um programa de avaliação de desempenho.

O grande limitador para um bom ajuste de risco é a falta de dados clínicos. Assim, será necessário inferir a lógica observada no padrão de atendimento de um determinado médico. Mesmo assim, isso precisa ser monitorado de perto, validado com os avaliados e ajustado nos casos de *outliers*. O modelo deve permitir expurgar dados dos casos extremos que comprometem a análise do desempenho de um profissional.

Dentro de um hospital, isso se torna mais fácil se a instituição já possuir prontuário eletrônico implantado, o que favorece a captura de dados clínicos e dos ajustes de risco, levando em conta as comorbidades, idade e sexo, por exemplo. Os ajustes de risco deverão ser feitos essencialmente nos indicadores de custo (margem de contribuição) e nos indicadores de desfecho. Os indicadores de processo não carecem de ajuste de risco. No caso de o hospital já possuir modelos de DRGs implantados, as análises de risco já estão adequadas em função das complexidades já ajustadas nesses diagnósticos, facilitando a definição dos diferentes perfis.

Percebendo essas diferenças em uma mesma especialidade, deve ser possível traçar "perfis" distintos. Assim, uma mesma especialidade pode ter diversos perfis, em função da complexidade dos casos que atende.

Conhecendo esses diferentes perfis, os *benchmarks* definidos devem ser específicos para eles. Sendo assim, quando um indicador é analisado dentro de uma especialidade, seu *benchmark* pode ser diferente se forem identificados perfis distintos para essa especialidade. Com isso, as comparações entre as especialidades, perfis e médicos são feitas de maneira justa e coerente.

Implantação com os avaliados

Conforme já explicamos, o envolvimento dos avaliados no Programa de Avaliação de Desempenho é fator crítico para seu sucesso, mesmo que não sejam utilizados incentivos. Obviamente, quando se incentiva, existe mais aderência e envolvimento do avaliado no programa.

Algumas estratégias para esse engajamento existem. A primeira delas é o envolvimento dos avaliados desde o primeiro momento. A melhor forma, dentro de um hospital, é envolver as chefias de equipes para, posteriormente, espraiar para os demais profissionais.

O importante será a definição, por partes dos gestores, de qual é o momento adequado para envolver os avaliados. Sugerimos que sejam envolvidos após ter o modelo testado, ou seja, com os sistemas integrados, indicadores gerados automaticamente, *benchmarks* e ponderações definidas e análise das informações dos últimos 24 meses. Dessa forma, os gestores terão dados suficientes para iniciar as discussões com os avaliados.

É claro que, na comissão de gestão que estará desenvolvendo isso, médicos selecionados, preferencialmente chefes das equipes de maior relevância do hospital, deverão ser convidados a participar desde o primeiro momento. Mas não é recomendado estender essa discussão para todos, pois isso vai gerar mais estresse do que apoio ao programa.

Após as fases anteriores definidas e homologadas pelos gestores, sugere-se o envolvimento, inicialmente dos chefes de equipes, caso não tenham participado da fase inicial de definição dos indicadores.

Essa crítica poderá levar a ajustes no modelo, como revisão nos indicadores e ponderações. O mais importante, aqui, é o entendimento das metas ou *benchmarks* definidos e os critérios de ajustes de risco. Nisso, os avaliados devem estar confortáveis. Não há como avaliar alguém sem que a pessoa saiba, detalhadamente, os critérios da avaliação. Isso é crítico para o engajamento dos avaliados.

Após difundidos o conceito e o modelo, além do fornecimento de toda a orientação necessária aos avaliados para acompanhar, de forma detalhada, seu desempenho, e interagir com o programa, é possível iniciar a fase de monitoramento.

Monitorando o desempenho dos avaliados

Nessa fase, há um ponto estratégico que os gestores devam definir: qual é o momento de divulgar o programa aos avaliados e disponibilizar acesso a seus desempenhos.

É comum iniciar o monitoramento sem divulgar o desempenho para todos os avaliados, até que os gestores tenham a segurança de que o modelo está bem consistente. Se isso ocorrer, não se pode esperar resultados com esse processo, pois não há envolvimento do avaliado. Somente é possível ter resultados com a avaliação de desempenho se houver engajamento de quem está sendo avaliado no programa. Essa é a missão dos gestores. Quanto mais engajamento, mais governança é alcançada com o programa.

O monitoramento deve ser mensal, isto é, o *scorecard* do avaliado deve estar disponível mensalmente, a partir de uma carga de dados gerada naquele período.

Como já discutido, o grande objetivo dos gestores é o engajamento do médico nessa fase de monitoramento. Assim, quando o *scorecard* for publicado, imediatamente, o médico deve ser avisado. Atualmente, na ferramenta GPS.2iM©, isso ocorre através de envio de e-mail ao médico. Em alguns projetos, envia-se SMS.

Em suma, o engajamento do médico a um programa de desempenho ocorre da seguinte maneira:

• Ter uma comissão, que gerencie esse programa, empoderada e alinhada com o modelo, e principalmente, com tempo para atender às demandas dos avaliados;

• Permitindo que ele seja envolvido, desde o primeiro momento, na definição dos indicadores, ponderações e *benchmarks*;

• Disponibilizar as políticas, regras e procedimentos do programa de avaliação de desempenho;

• Se forem aplicados incentivos, maior será o engajamento. No entanto, essas regras devem ser claras e objetivas;

• Ter um bom canal de comunicação com o médico, com clareza das informações disponibilizadas e com rastreabilidade dos dados que geraram os indicadores;

• Dar a possibilidade de criticar, por um período limitado de tempo, os casos extremos (*outliers*) que comprometeram o desempenho de um determinado indicador, e se isso for acatado pela comissão, poderá expurgar o caso da amostra;

• Não ter muitos indicadores. Lembre-se que o programa deve ser simples. Sugere-se 12 a 20 indicadores por especialidade, no máximo. Usar a lógica do Mínimo Múltiplo Comum;

• Fazer o médico perceber que o objetivo do programa é diferenciar a qualidade da assistência prestada ao paciente e, por isso, a avaliação ocorre em diferentes dimensões. Os indicadores de custo e utilização não devem representar mais do que 50% da análise;

• Fazer o médico perceber que as diferenças no perfil de pacientes atendidos são capturadas no modelo de avaliação, e que os profissionais que atendem pacientes mais complicados não serão prejudicados na análise.

• Avaliações subjetivas poderão ser desenvolvidas, mas com muito cuidado.

A avaliação do desempenho e pagamento por performance

Aqui está um ponto importante: a avaliação de desempenho deverá ocorrer após um ciclo de monitoramento. O pagamento por performance (P4P), caso ocorra, será feito após essa avaliação.

O P4P, para corpo clínico, é mais facilmente aplicado quando os médicos são assalariados ou, ainda, assumem determinado setor do hospital através de um contrato pessoa jurídica, como pronto-socorro ou UTI.

Há hospitais do SUS que retêm parte dos honorários médicos como "despesas administrativas", e não é raro que uma instituição com essa prática busque retornar esses recursos aos médicos do corpo clínico.

Independente do uso de incentivo financeiro, o processo de avaliação deverá ser feito conforme já descrito. O desafio do gestor é o que fazer com essa avaliação.

Se o hospital estiver em processo de acreditação, isso já é bem definido. Consideremos, por exemplo, a definição da norma SQE 11 da Joint Commission International (JCI), publicada em abril de 2014. Tomando liberdade com o manual da JCI disponibilizado pelo CBA, vale ressaltar os elementos mensuráveis dessa norma:

1. Todos os membros do corpo médico são incluídos em um processo contínuo de monitoramento e avaliação da prática profissional, conforme definido pela política do hospital e padronizado no nível do departamento/serviço (Consulte também SQE 3, ME 5);

2. O processo de monitoramento e avaliação identifica áreas de melhoria em potencial com relação a comportamentos, crescimento profissional e resultados clínicos do membro do corpo médico comparado a outros membros do corpo médico do departamento/serviço;

3. Os resultados clínicos dos dados disponíveis sobre membros do corpo médico são revisados com informações objetivas e baseadas em evidências, conforme disponíveis, para a definição de padrões de referência externos;

4. Os dados do monitoramento são revisados, pelo menos, a cada 12 meses pelo chefe do departamento ou serviço do indivíduo, pelo gerente médico sênior ou pelo corpo médico, e os resultados, as conclusões e todas as providências tomadas são documentados no arquivo de credenciais do membro do corpo médico e em outros arquivos relevantes;

5. Quando as constatações afetam a designação ou os privilégios do membro do corpo médico, há um processo para tomar providências em relação às constatações e tais ações "por justa causa" são documentadas no arquivo do profissional de saúde e refletidas na lista de privilégios clínicos. A notificação é enviada aos locais em que o profissional de saúde presta serviços.

Assim, tanto o monitoramento como a avaliação do modelo GPS.2iM© dão aos hospitais a totalidade desses elementos mensuráveis. O mais importante é compreender que, mesmo que o hospital não esteja buscando a acreditação pela JCI, o "espírito" da norma deve ser entendido. Mesmo que seja difícil e improdutiva a avaliação de 100% do corpo clínico, pelo menos a curva A deva ser avaliada de forma detalhada. Claro que, se a instituição buscar a JCI, 100% dos médicos deverão estar no programa.

Esse "espírito" é o racional da norma, ou seja, a avaliação do desempenho do corpo clínico e a busca pela melhoria de seus indicadores de qualidade repercutirão nos indicadores de qualidade (e segurança) do hospital. Esse é o racional que deve ser buscado, independente do processo de acreditação. A metodologia GPS.2iM© atende a essas necessidades em sua totalidade.

Com o processo de avaliação bem definido, o uso de incentivos passa a ser mais simples, como já dito inúmeras vezes neste livro. O incentivo não financeiro dentro de um hospital pode ser feito de várias formas, como também já mostramos. Vale a lembrança de alguns incentivos financeiros já observados na prática: espaço no ambulatório do hospital para fazer suas consultas de convênio ou particulares com toda a infraestrutura necessária; preferência em horários nobres de centro cirúrgico; benefícios para familiares; custeio de despesas gerais, como seguros de vida, invalidez e má práxis; e espaço para assumir serviços e retaguarda no hospital, o que dará maior visibilidade e movimento, entre inúmeros outros.

Já o incentivo financeiro deverá ser utilizado tomando como base o resultado do hospital ou um orçamento prévio destinado para isso. O médico deve ter ciência de que está tendo acesso ao resultado financeiro do hospital e parte desse resultado será distribuída aos médicos de acordo com critérios claros e objetivos de melhoria da qualidade. Uma estratégia seria a composição de um "fundo de performance" a ser distribuído aos médicos. Esse fundo poderia ser formado de várias fontes: resultado do hospital acima de um determinado percentual em seu orçamento, redução das glosas, economia gerada com a minimização do desperdício, melhoria da margem de contribuição, entre outras. A sugestão seria que parte desse fundo seja destinada para melhorias voltadas ao corpo clínico e a maior parte seja distribuída através de pagamentos por performance. Esse pagamento seria anual e proporcional à produção do médico no hospital.

O mais importante, quando for definido o uso de incentivos, é que isso deva ficar extremante transparente aos médicos e esses critérios sejam claros e objetivos.

5.3 - GPS-SUS: avaliação de desempenho das equipes de Saúde da Família

Antes de iniciar o programa

O programa aqui denominado **GPS.ESF** tem a perspectiva da análise dos gestores de Secretaria Municipal de Saúde e avaliará as equipes da Estratégia de Saúde da Família (ESF) de suas Unidades Básicas de Saúde (UBS).

O objetivo geral do programa de avaliação das equipes seria: conhecer o desempenho do serviço de ESF para nortear ações que conduzam à melhoria contínua de sua qualidade para o alcance da visão da Secretaria de Saúde ou Organização Social de Saúde que gerencie as equipes.

Como objetivos específicos, pode-se pensar em:

• Reconhecer as diferenças e diferenciar o desempenho de profissionais e equipe;

• Ser um instrumento de gestão de recursos humanos para nortear a educação permanente, aprimorar a avaliação de desempenho já realizada pela área de Recursos Humanos para tomada de decisão, melhoria do clima organizacional e ser uma possível ferramenta para definir remuneração variável;

• Melhorar o trabalho em equipe;

• Ser um instrumento para nortear o trabalho das diferentes gerências das Unidades Básicas de Saúde;

• Aumentar a motivação dos profissionais;

• Melhorar os indicadores de desempenho da UBS para atingir as metas contratualizadas pelo Município ou com o Município, caso seja uma Organização Social de Saúde (OSS).

Já desde o primeiro momento é indispensável criar uma comissão para gerenciar o programa. O sucesso da aplicabilidade prática do programa de avaliação de desempenho estará em poder dessa comissão. Se o Município ou OSS não estiver disposto a constituí-la e empoderá-la, então não estão prontos para implantar um programa dessa envergadura.

Geralmente, essa comissão deve ser constituída com profissionais de nível de coordenação de programas de saúde no Município ou OSS, pessoal da epidemiologia ou qualidade, um profissional da TI e a gerência de algumas UBS estratégicas.

Avaliação de processos e dados

O ideal é a integração direta com as bases de dados do Datasus ou, no mínimo, a integração com o sistema de informações do Município, que gera as informações para o Datasus.

Já foi comentado que uma Unidade Básica de Saúde pode ter 55 sistemas diferentes para registros de dados solicitados pelo Ministério da Saúde. O ideal é que a ferramenta implantada para avaliação de desempenho não seja mais um sistema que gere trabalho para inclusão de dados, ou retrabalho para digitar novamente os dados incluídos em outros sistemas.

Dessa forma, as integrações deverão acontecer diretamente na base de dados gerada pelo Município ou OSS.

Recomenda-se capturar informações de, pelo menos, 24 meses do início do programa. Isso permitirá análises evolutivas e das sazonalidades, bem como será possível gerar referenciais (ou *benchmarks*) internos e entendimento das possíveis diferenças do perfil populacional atendido pelas distintas UBS.

Definições e modelagens

Não detalharemos a modelagem na ferramenta, pois isso é uma questão muito técnica do pessoal de TI, mas, nas discussões a seguir, será possível entender o modelo em sua íntegra. Os pontos críticos para sua modelagem são descritos abaixo, quando tratamos da definição dos indicadores, agrupamento em domínios, ponderações, definições dos *benchmarks* e ajustes de risco.

a) Indicadores, alocações em domínios e ponderações

Como sempre, a definição dos indicadores a serem avaliados é a parte que exige grande atenção. Os gestores, normalmente, têm ansiedade para incluir o maior número de indicadores possível para não deixar nada de fora. Essa ansiedade deve ser resolvida com o princípio que foi chamado neste livro de "Mínimo Múltiplo Comum", isto é, quais são os indicadores mínimos necessários para traduzir o desempenho do avaliado, considerando as perspectivas e objetivos do programa. Para ajudar a responder isso, pode ser utilizada a ferramenta de avaliação dos indicadores, tomando como referencial teórico o material desenvolvido pelo NCQA (HEDIS, 2011), em que o indicador é avaliado em termos de sua relevância, solidez científica e viabilidade. Após a aplicação desse questionário, recomenda-se que sejam utilizados indicadores com, pelo menos, 80% de pontuação atingida, caso o número de indicadores extrapole 20. Acesse o questionário detalhado em: <www.2im.com.br/questionario>.

Cada indicador selecionado é agrupado dentro dos domínios principais (Estrutura, Eficiência, Efetividade e Satisfação) e ponderado dentro de cada um dos domínios. Lembrando que cada domínio também é ponderado. A soma dos domínios deve ser igual a 100, e a soma dos pesos de cada indicador dentro de um respectivo domínio deve ser igual à ponderação desse domínio.

Na tabela a seguir está uma sugestão de indicadores para avaliar as equipes de ESF das Unidades Básicas de Saúde.

DOMÍNIO	INDICADOR
Efetividade	Alta por cura de tuberculose no Esquema I - %
	Vacinação da criança em dia - %
	Óbitos precoces por doenças cardiovasculares (abaixo de 60 anos) - Num
	Internações por condições sensíveis à atenção primária à saúde - %
	Casos de dengue autóctone pela unidade - %
	Índice de caso de sífilis congênita (redução) pela unidade - %
Eficiência	Conclusão do Pré-Natal - %
	Prevalência de HAS (acréscimo do percentual) - %
	Prevalência de DM (acréscimo do percentual) - %
	Busca ativa por focos de dengue - %
	Atingimento de metas contratualizadas - %
Estrutura	Produção científica - Num
	Participação em atualizações internas - %
	Pontualidade - %
	Assiduidade - %
Satisfação	Pesquisa ativa de satisfação do cliente - %

Fonte: 2iM, 2012

b) *Benchmarks*

O modelo de bandas ideais apresentado no Capítulo anterior é utilizado para definição de *benchmarks*.

A maioria dos *benchmarks* é definida tomando como base as metas contratualizadas com o Ministério da Saúde e/ou com a Secretaria Municipal de Saúde, caso seja uma OSS. Os demais indicadores que não possuem essas metas, poderão ter outras contratualizadas com a gestão do município.

Para estas últimas, será recomendado estudar o histórico, para utilizá-lo como referencial nas metas futuras.

Após definida a banda ideal para cada indicador, são determinadas as escalas decrescentes de percentuais a serem aplicados ao peso do indicador. Geralmente, essas escalas reduzem o percentual a ser aplicado no peso do indicador de dez em dez por cento até 50%. Após os 50%, o percentual é 0%. Cada uma dessas faixas é definida tomando como base um percentual do desvio padrão de cada *benchmark*. Nos *softwares* GPS.2iM©, essa distribuição de acordo com as faixas é sugerida de forma automática, tomando como base robustos algoritmos estatísticos que são aplicados para cada indicador. Mas, ainda assim, após estudar os resultados alcançados na fase de implantação, é possível fazer ajustes finos nesses cálculos, como eliminar algumas faixas das bandas, reduzir o percentual do desvio padrão utilizado no estabelecimento das faixas, dentre outros. Pode haver um indicador em que seja definido que o avaliado deve estar na banda ideal sempre, pois, caso saia dela, a pontuação é zerada. Para aprofundar a leitura do modelo das bandas ideais, vá ao Apêndice A deste livro.

c) Ajustes de risco

É muito importante entender o perfil epidemiológico das populações atendidas nas diferentes UBS. Caso se constate uma diferença grande nesse perfil, será fundamental o ajuste de risco para os indicadores de Efetividade. Os indicadores de processo (Eficiência) e Estrutura não precisam de ajustes de risco.

Caso se observem grandes diferenças dos perfis das populações, o ajuste de risco é feito no *benchmark*, isto é, a banda ideal de cada indicador poderá sofrer discretos reajustes, desde que essa alteração não comprometa e meta geral contratualizada com o Ministério da Saúde.

Implantação com os avaliados

Conforme já explicitamos, o envolvimento dos avaliados no Programa de Avaliação de Desempenho é fator crítico para o sucesso do programa, mesmo que não sejam utilizados incentivos. Obviamente, quando se utilizam incentivos, existe mais aderência e envolvimento do avaliado no programa.

Algumas estratégias para esse engajamento existem. A primeira é o envolvimento dos avaliados desde o primeiro momento. No caso das equipes de ESF, é fundamental envolver as gerências das UBS já no início.

Após o programa ser homologado, isto é, as informações capturadas de forma adequada, os processos para indicadores fornecidos (isto é, aqueles indicadores que não são coletados diretamente da base de dados dos sistemas de informação existentes) e a validação da modelagem de geração dos *scorecards* de desempenho, é que as equipes a serem avaliadas tomam conhecimento do programa.

O mais importante nessa fase é o entendimento das metas ou *benchmarks* definidos e os critérios de ajustes de risco. Nisso, os avaliados devem estar confortáveis. Não há como avaliar alguém sem que a pessoa saiba, detalhadamente, os critérios dessa avaliação. Isso é crítico para o engajamento dos avaliados.

Após espraiado o conceito e o modelo, além do fornecimento de toda a orientação necessária aos avaliados para acompanhar, de forma detalhada, seu desempenho, e interagir com o programa, é possível iniciar a fase de monitoramento.

A critério da gerência da UBS, todos os profissionais da equipe poderão ter acesso ao desempenho de sua equipe. Ou ainda, somente o chefe da equipe tem acesso e este pode chamar sua equipe para, em conjunto, analisar os resultados quando publicados.

Monitorando o desempenho dos avaliados

O monitoramento deve ser mensal, ou seja, o *scorecard* do avaliado deve estar disponível mensalmente, a partir de uma carga de dados gerada naquele período.

Como já discutido, o grande objetivo dos gestores é o engajamento do avaliado nessa fase de monitoramento. Assim, quando o *scorecard* for publicado, imediatamente, o chefe de equipe deve ser avisado. Atualmente, na ferramenta GPS.2iM©, isso ocorre através de envio de e-mail a quem for definido.

A avaliação do desempenho e pagamento por performance

Aqui está um ponto importante: a avaliação de desempenho deverá ocorrer após um ciclo de monitoramento. E se for definido algum tipo de pagamento por performance (P4P) ou de outro incentivo, deverá ser aplicado após a avaliação.

Na gestão pública, qualquer tipo de remuneração variável depende de alguma lei específica para isso. No entanto, se essa remuneração for criada, recomenda-se que o bônus seja sempre um percentual elevado do ganho. Alguns estudos recomendam que o adicional por desempenho seja de 20% a 40% do ganho, concedido sempre após um período de análise, e não mensalmente. Como já dito, o valor mensal pode ser pequeno para motivar uma grande mudança. Mas, se for definida entrega mensal, por uma questão legal, maior deverá ser o percentual dentro da faixa recomendada.

No caso de um programa de pagamento por performance para médicos do estado de São Paulo, o adicional por incentivo é mensal, e pode até dobrar o ganho do médico. Na realidade, esse fato não ocorreu com o objetivo de, apenas, remunerar o desempenho, mas como forma de reajustar o ganho dos profissionais. Portanto, um incentivo dessa monta realmente deve ter sua distribuição mensal. No entanto, não será possível o ganho incremental de desempenho a partir do conhecimento, por parte do avaliado, de seus indicadores, visto que, a cada mês, o processo recomeça. Dessa forma, a recomendação é que o percentual seja em torno de 20 por cento, mas a distribuição seja feita no final de um ciclo de monitoramento, no mínimo semestral e no máximo anual.

O bônus anual ou semestral é positivo, pois dá a chance de o avaliado identificar os pontos que lhe conferiram uma pontuação menor e buscar corrigi-los. Com essa política, todos são beneficiados: o avaliado melhora sua remuneração, o gestor e a UBS atingem suas metas e o paciente é mais bem atendido.

5.4 - GPS-Rede Hospitalar: avaliação de desempenho da rede hospitalar

A maioria dos programas de avaliação de desempenho dos hospitais, alguns apresentados no Capítulo 1 deste livro, utiliza dados públicos, ou seja, o hospital envia esse dado para o Ministério da Saúde de seu país. Isso ocorre nos Estados Unidos, Inglaterra, Portugal, Espanha, França, Alemanha, e diversos outros países desenvolvidos. O que as agências ou grupos de pesquisa avaliadores fazem é reunir essas informações públicas e disponibilizar os dados à população e outros interessados.

No Brasil, o desafio é maior. Atualmente, o Ministério da Saúde define claramente a necessidade de os hospitais preencherem a Comunicação de Internação Hospitalar (CIH). A Portaria GM/MS 221, de 24 de março de 1999, instituiu a CIH para o acompanhamento de internações realizadas no país e que não são pagas pelo Sistema Único de Saúde - SUS. Após o período de implantação, a CIH conseguiu obter uma cobertura razoável em determinadas regiões do país. Embora a portaria GM/MS 637, de 21 de março de 2007, determine que a CIH "deve ser encaminhada pelos estabelecimentos de saúde, mensalmente, às Secretarias Municipal/Estadual de Saúde, de acordo com a gestão informada no Cadastro Nacional de Estabelecimentos de Saúde - CNES", atualmente, a cobertura do sistema é baixa, sendo insatisfatória para a proposta do sistema. A portaria nº 1.171, de 19 de maio de 2011, altera a denominação Comunicação de Internação Hospitalar (CIH) para Comunicação de Informação Hospitalar e Ambulatorial (CIHA), objetivando obter dados ambulatoriais.

Caso essa informação pública tivesse maior cobertura e houvesse aderência por parte dos hospitais, seria possível uma análise mais abrangente dos indicadores viáveis. Durante a discussão do *Qualiss* na ANS, pensou-se nas possibilidades de integrar o TISS ao CIH, mas isso não se viabilizou.

A título de informação, o Padrão de Troca de Informações na Saúde Suplementar – o TISS – padroniza o formato da troca eletrônica de informações entre os prestadores de serviço em saúde e as operadoras privadas de planos de saúde, e propiciará, futuramente, dentre outros avanços, a confecção de um banco de dados padronizado mais confiável e sólido do que o atualmente utilizado pela ANS (FREITAS, 2008).

Em função dessas dificuldades de acesso a tais informações públicas, a gestão de programas de desempenho de redes hospitalares torna-se mais confiável com a ação de grupos interessados nesse processo, conforme será apresentado a seguir.

O programa aqui denominado **GPS.Rede Hospitalar** tem a perspectiva da análise por um avaliador, que pode ser a fonte pagadora para seus hospitais prestadores de serviços, mas também podem ser associações de hospitais ou grupos agregadores, financiadores ou demandadores de serviços de instituições hospitalares.

Como exemplo de fontes pagadoras, há o setor público, através das Secretarias de Saúde, e, no setor privado, as operadoras de planos de saúde. É possível que a instituição avaliadora não seja uma das instituições pagadoras (como planos de saúde e secretarias de saúde), mas associações hospitalares como a ANAHP, CMB, FBH ou outras que desejam avaliar e divulgar o desempenho de seus associados. Além disso, esse modelo é perfeitamente aplicado para grupos agregadores ou financiadores de hospitais, como grandes institutos que financiam ou liberam recursos a hospitais (podemos citar, aqui no Brasil, o Instituto Ronald McDonald, que disponibiliza recursos para hospitais de oncologia pediátrica) ou, ainda, demandadores de serviços hospitalares, como grandes empresas que possuem contratos com planos de saúde, que, por sua vez, possuem redes hospitalares. Como exemplo, as grandes empresas americanas que criaram o Leapfrog Group em 1988 (<http://www.leapfroggroup.org/>). Com sede em Washington, esse grupo avalia, atualmente, mais de 1.500 hospitais americanos. Hoje, o Leapfrog é referência nacional para difusão pública dos indicadores hospitalares americanos.

Cabem aqui também grandes cadeias hospitalares, que podem utilizar desse programa para avaliar e comparar o desempenho (com foco na qualidade da assistência) de seus hospitais.

Os objetivos genéricos do programa são os seguintes:

1. Identificar e monitorar o desempenho com foco na qualidade assistência da rede hospitalar;

2. Classificação da rede hospitalar através de seu desempenho assistencial;

3. Difusão pública dos resultados para a sociedade, objetivando o empoderamento da população na escolha de hospitais com base em sua qualificação;

4. Uso de modelos de compensação, incentivos ou pagamento por performance para os hospitais da rede em função de seu desempenho assistencial;

5. Estimular a melhoria dos indicadores de desempenho do hospital, os quais, por sua vez, poderão ser utilizados para melhor contratualização com fontes pagadoras.

Independentemente de quem será o gerenciador do programa de avaliação, desde o primeiro momento é fundamental criar uma comissão dentro dessa instituição para gerenciar o programa. O sucesso da aplicabilidade prática do programa de avaliação de desempenho estará na mão dessa comissão.

Se o avaliador for uma instituição pagadora, esta deverá constituir uma comissão com sua equipe, trazendo gestores médicos, pessoal da epidemiologia e qualidade e da área de TI. No caso de associações de hospitais, a comissão deverá ser constituída com os gestores técnicos dos hospitais participantes, lembrando que estes auxiliarão nas definições das políticas de avaliação, mas deverão influenciar seus hospitais na aderência ao programa.

Na prática, percebeu-se que os hospitais estão mais preparados para a criação dessas comissões do que os planos de saúde, até porque estão a mais tempo engajados em programas de qualidade.

Avaliação de processos e dados

O grande desafio encontrado nessa etapa está na necessidade de buscar as informações dos diversos hospitais da rede, visto que existem diferentes sistemas de informação e, ainda, grandes diferenças na maturidade das instituições quanto ao uso de ferramentas de TI para registro de dados.

Como já apresentado em capítulos anteriores, atualmente, no Brasil, menos de 25% dos hospitais são informatizados e perto de 8% utilizam registros médicos eletrônicos. Sem contar que os sistemas hospitalares têm mais foco no faturamento do que no âmbito assistencial.

Quanto maior a maturidade da rede, maior pode ser a complexidade dos indicadores capturados e a avaliação de desempenho pode ser mais adequada e atingir seus objetivos de forma mais rápida e efetiva.

No entanto, a capacidade do modelo GPS.2iM© apresentada em detalhes no Capítulo 4, demonstra a condição de criar programas mais ou menos robustos em função da capacidade de geração de dados e maturidade dos processos e sistemas de informação do hospital.

É fundamental que o avaliador disponibilize componentes de *web services*[1] para a recepção das informações dos hospitais necessárias ao projeto de avaliação de desempenho. Para tal, será muito importante o envolvimento direto das principais empresas de *software* para consumirem os *web services* para envio de dados. Hoje, as maiores empresas fornecedoras de *software* já possuem integradores, no entanto, outro problema percebido

---

[1] Web service *é uma solução utilizada na integração de sistemas e na comunicação entre aplicações diferentes. Com essa tecnologia é possível que novas aplicações possam interagir com aquelas que já existem e que sistemas desenvolvidos em plataformas diferentes sejam compatíveis. Os* web services *são componentes que permitem às aplicações enviar e receber dados em formato XML. Cada aplicação pode ter sua própria "linguagem", que é traduzida para uma linguagem universal, um formato intermediário como XML, Json, CSV etc.*

está nas diferentes versões do mesmo sistema instaladas em diferentes hospitais no grupo avaliado. Por isso, a importância do envolvimento dessas empresas nesse processo.

No entanto, o envolvimento da equipe de TI dos hospitais será imperativo para a criação das rotinas de envio de dados, no caso de a empresa de ERP terceirizada não oferecer a solução, e também para o processo de adaptação das rotinas de envio de dados fornecidos pelas terceirizadas, de acordo com as características pertinentes ao hospital. Também a equipe de TI deverá participar da validação e homologação dos dados e do processo mensal de coleta.

Por mais integradas que as ferramentas de captura de dados estejam com os *softwares* hospitalares, etapas de auditoria e aprovação do envio das informações devem ser estabelecidas, pois são dados autodeclarados, portanto, é possível manipulá-los antes do envio.

Três processos devem estar estabelecidos nesses casos:

1. Auditoria de primeiro nível, em que o próprio sistema de captura de dados deve informar algo "fora do normal" detectado na inclusão do dado por parte do hospital;

2. Aprovação de envio dos dados por um responsável dentro do hospital;

3. Auditoria de segundo nível, ou presencial, por amostragem, por parte do avaliador, considerando questões como os processos de envio dos dados, segurança da informação e confrontação dos dados observados no hospital e o que foi enviado no período.

Definições e modelagens

Não será detalhada a modelagem na ferramenta, tanto da coleta de dados como da avaliação de desempenho, pois isso é uma questão muito técnica do pessoal de TI, mas, nas discussões a seguir, será possível entender o modelo em sua íntegra. Os pontos críticos para sua modelagem são descritos abaixo, quando indicamos que devem ser definidos os indicadores, agrupamento em domínios, ponderações, definições dos *benchmarks* e ajustes de risco.

a) Indicadores, alocações em domínios e ponderações

Dependendo do tamanho da rede, grau de sofisticação ou da complexidade dos hospitais, é possível ter diferentes indicadores para cada um desses grupos. O importante é escolher indicadores relevantes, sólidos e viáveis.

Essa variação é maior ou menor, dependendo do tipo de avaliador. Mesmo assim, recomenda-se a separação dos hospitais por *clusters* em função de sua complexidade. A portaria 2.224, de 2002, do Ministério da Saúde define a estratificação dos hospitais, o que pode ser uma boa opção.

A outra proposta veio do Comitê Gestor do *Qualiss*, na ANS, em 2013. O Comitê propôs adaptar essa classificação feita pelo Ministério da Saúde, colocando os hospitais em três diferentes "portes", tomando como base os seguintes itens de avaliação: número de leitos, número de leitos em UTI, complexidade, urgência e emergência, UTI neonatal e número de salas cirúrgicas. A tabela seguinte detalha esses itens e a pontuação respectiva:

Tabela 4: tabela de classificação de hospitais

PONTOS POR ITEM	ITENS DE AVALIAÇÃO						PONTOS TOTAIS
	Nº DE LEITOS	LEITOS UTI	COMPLEXIDADE	URGÊNCIA / EMERGÊNCIA	UTI NEONATAL	SALAS CIRÚRGICAS	
1 Ponto	20 a 49	1 a 4	1	---	---	Até 2	
2 Pontos	50 a 149	5 a 9	2	---	---	Entre 3 e 4	Mínimo 1 Máximo 24
3 Pontos	150 a 299	10 a 29	3	---	---	Entre 5 e 6	
4 Pontos	300 ou mais	30 ou mais	≥ 4	Sim	Sim	≥ 7	

Fonte: COGEP, ANS, 2013.

Cada um dos seguintes procedimentos ou serviços aumenta em um ponto o item "Complexidade" da tabela acima: transplante, gravidez de alto risco, tratamento oncológico, queimados, cirurgia cardíaca e hemodinâmica, neurocirurgia e cirurgia bariátrica.

O hospital porte I tem de 1 a 10 pontos; o hospital porte II, de 11 a 16 pontos; e o hospital porte III, de 17 a 24 pontos.

Cada indicador selecionado é agrupado dentro dos domínios principais (Estrutura, Eficiência, Efetividade e Satisfação) e dentro de domínios transversais, como Segurança e Acesso, e ponderado dentro de cada um dos domínios. Lembrando que cada domínio também é ponderado. A soma dos domínios principais deve ser igual a 100 e a dos pesos de cada indicador dentro de um respectivo domínio deve ser igual à ponderação desse domínio. Se forem utilizados indicadores diferentes por tipo de hospital, a única exigência do modelo é que os pesos atribuídos aos domínios sejam iguais.

Como modelo de indicadores pode ser utilizada a referência do *Qualiss*, para a saúde suplementar, ou o *HospSUS*, para a saúde pública. A sugestão posta aqui é que esses indicadores sejam reordenados e agrupados nas dimensões do modelo GPS.2iM©.

Mesmo que existam hospitais de portes distintos já separados e alocados em diferentes *clusters*, os indicadores podem ou não ser os mesmos, no entanto, o peso atribuído para os domínios deve ser, obrigatoriamente, igual em todos os *clusters*. Isso permitirá a comparabilidade entre os hospitais.

c) Benchmarks

O modelo de bandas ideais apresentado no Capítulo anterior é utilizado para definição de *benchmarks* para cada indicador.

Vale ressaltar que os *benchmarks* devem ser específicos considerando a complexidade dos hospitais. Ou seja, cada indicador selecionado terá um *benchmark* específico ajustado pelo grupo ou *cluster* em que o hospital se encontra definido na tabela apresentada no item anterior.

Mesmo assim, pode ser possível ajustar as comparações por tipo de hospital, se assim o desejar, ou seja, o hospital pode ser classificado, tomando como base a especialidade, e seu perfil ser definido pela complexidade da referida tabela. Dessa forma, é possível ter análises e comparações entre respectivos pares, algo fundamental no processo de avaliação.

A origem desses *benchmarks* poderá advir de publicações, como o *Observatório ANAHP* (<http://anahp.com.br/produtos-anahp/observatorio/observatorio-a-nahp-2014>), ou a partir de publicações validadas. Ainda existe a alternativa de gerar referencias internos tomando como base o histórico dos avaliados, ressaltando que, quando forem usados históricos dos próprios avaliados, as bandas ideais deverão ser ajustadas, pois se forem consideradas como *benchmark*, parte-se do princípio que não há o que melhorar, portanto, não são um bom referencial.

Outra alternativa recomendada é, com base no referencial interno e externo, estabelecer metas por indicador, por especialidade e por complexidade do grupo avaliado. Tais metas farão parte do processo de contratualização.

Após definida a banda ideal para cada indicador, são definidas as escalas decrescentes de percentuais a serem aplicados ao peso do indicador. Geralmente, essas escalas reduzem o percentual a ser aplicado no peso do indicador de dez em dez por cento até 50%. Após os 50%, o percentual é 0%. Cada uma dessas faixas é definida tomando como base um percentual do desvio padrão de cada *benchmark*. Nos *softwares* GPS.2iM©, essa distribuição de acordo com as faixas é sugerida de forma automática, tomando como base robustos algoritmos estatísticos aplicados para cada indicador. Mas, ainda assim, após estudar os resultados alcançados na fase de implantação, é possível fazer ajustes finos nesses cálculos, como eliminar algumas faixas das bandas, reduzir o percentual do desvio padrão utilizado no estabelecimento das faixas, entre outros. Para aprofundar a leitura do modelo das bandas ideais, vá ao Apêndice A deste livro.

Para a primeira simulação do desempenho, que deve ser bem analisada antes da difusão pública desses resultados, se assim for definido, ou, ainda, na divulgação aos avaliados, pode-se analisar essas diferentes faixas e perceber o impacto na qualidade, ou o índice de performance, com suas alterações. Logicamente, se cada peso do indicador recebe uma carga percentual para definir o escore final da qualidade (índice de performance), a definição das faixas dos *benchmarks* influencia diretamente esse índice. Deve-se tomar muito cuidado com isso, para não nivelar o modelo por cima ou por baixo. O importante é definir o critério, simular várias situações, escolher a mais justa e coerente e validar com os avaliados antes de iniciar o monitoramento.

d) Ajustes de risco

O ajuste de risco, quando se trata de análise de desempenho de redes hospitalares, é complexo. Poucas instituições no mundo utilizam ajustes de risco baseados na complexidade dos casos atendidos. No entanto, isso é facilitado um pouco quando o modelo de remuneração vigente tem como base as DRGs. No Brasil, alguns hospitais diferenciados conseguem utilizar essa metodologia adaptada do modelo americano, conforme foi apresentado no Capítulo 2.

No entanto, como o objetivo aqui está em considerar as variações da complexidade dos casos atendidos, isso fica mais simples quando buscamos o entendimento do perfil do hospital atendido dentro de sua especialidade, quando for o caso.

A classificação dos hospitais, conforme apresentada na tabela 4, do item anterior, possibilita a análise de diferentes *clusters* de hospitais, com base em sua vocação e complexidade. Dessa forma, poderá ser possível ajustar o *benchmark*, dependendo do *cluster* ou perfil em que o hospital se encontra.

Quando se identificam referenciais externos para compor o *benchmark*, isso deve ser levando em conta.

Alguns indicadores utilizados, como "tempo porta-balão" e "taxa de infecção de cateter venoso central", por exemplo, devem ter como *benchmark* um referencial externo de excelência. Independente da especialidade ou perfil do hospital, esses *benchmarks* não precisariam ser ajustados.

Por outro lado, o indicador "taxa de mortalidade" deve ter ajuste de risco, pois depende diretamente da complexidade dos pacientes atendidos. Portanto, há que considerar essa variação para definir o *benchmark*. Por exemplo, um hospital oncológico no perfil II deverá ter *benchmark* para esse indicador diferente de um hospital maternidade no perfil II. O mesmo deverá ser considerado quando se analisar esse indicador, por exemplo, para um hospital geral perfil I e outro hospital geral classificado no perfil III.

No modelo aqui preconizado, mesmo hospitais com essas diferenças poderão ter seus índices comparados, pois não se vai comparar o valor absoluto, mas o relativo, isto é, o quão distante o hospital está de seu respectivo *benchmark*.

Implantação com os avaliados

Conforme o já exposto, o envolvimento dos avaliados no Programa de Avaliação de Desempenho é indispensável para o sucesso desse programa, mesmo que este não adote incentivos. Obviamente que, quando são utilizados, existe mais aderência e envolvimento do avaliado.

Em um programa para avaliação da rede hospitalar, o hospital deve ser convidado a participar. Por isso, os critérios já deverão estar muito bem definidos, ser claros e se puder, juntar, assim como os objetivos da implantação do programa. Dependendo de quem é o avaliador, o programa pode ser mandatório. Por exemplo, uma grande operadora de saúde pode determinar que os hospitais de sua rede credenciada tenham seu desempenho avaliado. Se esse for o caso, será fundamental que essa operadora utilize esse critério de avaliação para aplicar os incentivos, sejam eles financeiros ou não. E isso deve ficar muito claro aos participantes. Da mesma forma, a operadora pode deixar o programa voluntário, condicionando a aplicação de incentivos apenas aos hospitais que participarem do programa.

No modelo GPS.2iM©, parte-se do princípio que haverá integração automática, através de uma das três formas de integração propostas no Capítulo anterior, entre os sistemas informatizados do hospital para geração dos indicadores e o *software* para avaliação de desempenho.

Mesmo com a integração sistêmica, será necessária auditoria dos dados enviados, até porque o risco de *gaming* é grande. Por exemplo, o hospital pode somente declarar os dados que são de seu interesse, não representando a totalidade do que é feito, ou, ainda, manipular os dados enviados.

Para ter as integrações, será necessário investimento por parte do hospital para criar esse processo de integração dos dados. E isso deve ser considerado por parte do avaliador e, obviamente, o hospital deverá perceber o ganho com essa prática para aderir ao programa. Dificilmente um hospital vai aderir ao programa sem que haja algum tipo de incentivo para isso, pois, invariavelmente, precisará investir para gerar os dados para o programa.

Se o programa for originado a partir de uma associação de hospitais, em que o objetivo é gerar informações para o mercado e elevar a qualidade de seus hospitais, é recomendado que se crie uma comissão entre os hospitais associados, que deverá ser envolvida desde o primeiro momento.

Mesmo assim, nessa fase, deverão estar contemplados treinamentos e suporte para o entendimento adequado do programa. Manuais técnicos e operacionais precisam estar disponíveis para os participantes, bem como estratégias de ensino à distância e suportes virtuais devam ser pensados, visto o provável distanciamento entre os hospitais participantes. Essas atividades de suporte e treinamento se estenderão à próxima fase.

Monitorando o desempenho dos avaliados

Neste modelo, após validadas as fases anteriores e iniciado o monitoramento, os hospitais participantes terão acesso imediato a seus *scorecards* de desempenho.

Os seguintes processos nesta fase são fortemente recomendados:

1. Geração de dados no hospital;

2. Integração, via *web service*, entre os sistemas;

3. Auditoria de primeiro nível com aprovação para envio dos dados por parte do hospital;

4. Geração dos indicadores de desempenho;

5. Divulgação do *scorecard* ao hospital avaliado;

6. Auditoria amostral de II nível presencial.

O monitoramento deve ser mensal, isto é, o *scorecard* do avaliado deve estar disponível mensalmente, a partir de uma carga de dados gerada naquele período.

Destacamos que há duas fases de auditoria: uma sistêmica e outra amostral presencial. A primeira ocorrerá de forma automática, no momento da carga de dados. O sistema identificará possíveis inconsistências das informações e solicitará a aprovação, por parte de um responsável clínico no hospital, para envio dos dados.

A segunda é uma auditoria presencial, por amostragem, que deverá ocorrer nos hospitais durante o ciclo de monitoramento. Essa auditoria deverá contemplar, no mínimo, a segurança e qualidade dos dados enviados e a certeza de que todos os casos foram contemplados. Recomenda-se que 100% dos hospitais participantes devem ser auditados durante o ciclo de monitoramento, que normalmente é de um ano.

A avaliação do desempenho e pagamento por performance

Aqui está um ponto importante: a avaliação de desempenho deverá ocorrer após um ciclo de monitoramento. Se for aplicado algum incentivo, isso deve acontecer posteriormente a essa avaliação.

Conforme apresentado na definição do modelo, a proposta é a geração de um indicador composto único que traduza o desempenho do hospital. É o chamado "índice de performance".

Esse índice é monitorado mensalmente e, após um ciclo de monitoramento (sendo o ideal de 12 meses), a evolução deve ser observada. Duas variações são medidas: variação de desempenho e variação de melhoria, conforme foi bem detalhado no Capítulo 4. Também, de maneira mais simples, pode-se avaliar a média do índice de performance nesse período.

Tais análises combinadas, ou, ainda, aquela análise que for mais representativa para o hospital, deve ser utilizada para a aplicação de incentivos, quando o avaliador for um agente financiador (como plano de saúde, Secretaria de Saúde etc.). Conheça alguns exemplos de incentivos:

1. Composição do Fator de Qualidade para reajustes no contrato (seguindo a Resolução Normativa 364, de 11 de dezembro de 2014, da ANS);

2. Critério de reajustes de diárias e taxas;

3. Incentivo financeiro para programas de qualidade;

4. Divulgação diferenciada aos beneficiários.

No caso de associações ou grupos de hospitais, o maior incentivo está na divulgação interna desses resultados para aprendizado e busca contínua para a melhoria da qualidade, tomando como base as boas práticas do grupo. Um critério de avaliação robusto possibilita esse aprendizado e a troca entre os participantes.

A difusão pública dos resultados, como acontece em outros países, merece mais atenção. Para a gestão do SUS, isso é algo que naturalmente ocorre e está dentro de suas diretrizes, portanto, é bem provável que a participação seja mandatória, assim como a difusão pública dos resultados. Nesse caso, é fundamental a contrapartida do incentivo financeiro. Atualmente, várias Secretarias de Saúde já disponibilizam algum tipo de incentivo para seus hospitais, na forma de contratualizações diferenciadas, liberações de recursos, equipamentos etc. O que se propõe aqui é que essas distribuições sejam feitas com base em avaliações de desempenho robustas e não com caráter eminentemente político.

Já para associações ou grupos de hospitais, isso é mais complexo e sugere-se cuidado na divulgação externa. Se isso for feito, recomenda-se que a divulgação dos indicadores e dos resultados de todos os avaliados seja feita de forma genérica e agrupada sem nominar o hospital. Essa informação individualizada deverá ser utilizada somente para aprendizado interno dos participantes, sob pena de não haver aderência por parte dos hospitais dessa associação ou grupo de hospitais.

5.5 - GPS-Pacientes: avaliação de desempenho dos pacientes

Em recente artigo no *Health Affairs* (<http://content.healthaffairs.org/content/32/2/216.abstract>), os autores afirmaram que, nos casos de pacientes que foram envolvidos em ações do plano de saúde para trabalhar suas crenças, conhecimento e confiança para manejar algumas tarefas de cuidados com a saúde, foi percebido que esses pacientes tiveram seu custo total com a saúde menor, entre 8% a 21%, comparado com os que não foram "ativados", já ajustando pelo risco.

Acompanhando algumas tendências na saúde nos Estados Unidos, observa-se uma série de ações voltadas a responsabilizar cada vez mais o paciente por seu próprio cuidado.

As grandes empresas começaram, de forma mais agressiva, a entrar neste negócio. Dois grandes motivos estão direcionando a isso: a possibilidade de empregadores aumentarem os incentivos em 20% a 30% do valor da cobertura total para a participação programas de saúde (*wellness*) e o aumento dos custos dos seguros privados.

Os incentivos oferecidos pelos empregadores são: o uso de ferramentas gratuitas para promoção de saúde, além de incentivos financeiros. No caso do estímulo para uso de ferramentas gratuitas de gerenciamento da saúde, foi citado o uso do FitBits, que monitora atividades físicas ou, ainda, a inscrição gratuita em *websites* para programas de *wellness*, como o iFit ou HealthyRoads. Em termos de incentivos, estes têm tomado diversas formas, como o caso da WholeFoods, rede de supermercados que trabalha com produtos naturais e orgânicos, que oferece expressivos descontos em seus produtos a seus funcionários saudáveis.

No entanto, as punições também estão presentes nas empresas. A Alaska Airlines e a Hollywood Casinos estão proibindo a contratação de empregados com testes positivos para uso de nicotina. Outras cobram prêmios mais altos ou impõem penalidades financeiras aos empregados que falham em manter um padrão mínimo de saúde, como manter a circunferência abdominal igual ou menor que 40 polegadas (ou 101 centímetros), ou, ainda, manter o índice de massa corpórea abaixo de 35.

O que importa é o racional por trás dessas ações: todos os envolvidos com a saúde devem ser responsabilizados por sua parte, além de exigir que os demais partícipes cumpram, de forma efetiva e eficiente, com sua parte. A responsabilização individual e coletiva é fundamental para que um sistema de saúde que se sustente.

Programas de gestão de saúde populacional têm se tornado cada vez mais frequentes em países desenvolvidos, e os movimentos estão iniciando no Brasil, com discussões trazidas pela Aliança para Saúde Populacional - ASAP (<http://www.asapsaude.org.br/site/>). Empresas já estão autorizadas pela ANS a funcionar como "gestores de benefícios" e estão oferecendo serviços às grandes instituições para uma melhor gestão da saúde de seus funcionários. Essas empresas aproveitaram um hiato deixado no mercado pelas operadoras de planos de saúde, empresas de saúde ocupacional e pela área de Recursos Humanos das organizações. Essa área de "incompetência" vem sendo ocupada pelas empresas chamadas de "gestoras de benefícios", geralmente corretoras de saúde, que aproveitaram de forma inteligente e competente a oportunidade. Independentemente de quem faz isso, é visível a necessidade do engajamento dos pacientes/funcionários de grandes empresas na responsabilização por sua saúde. Isso melhora a qualidade de vida, produtividade e controla ou reduz os custos com saúde que a empresa tem.

Sendo assim, aqui se propõe utilizar a metodologia GPS.2iM© para avaliar o desempenho do paciente com relação a sua saúde. A aplicação de incentivos a esses indivíduos fica a critério da empresa, no entanto, para esse tipo de programa, é altamente recomendada.

Antes de iniciar o programa

O programa aqui denominado **GPS.Pacientes** tem a perspectiva da análise por um avaliador, que, geralmente, é uma grande empresa. A lógica da escolha de grandes empresas é em função de estarem mais bem estruturadas em termos de RH e saúde ocupacional, e geralmente terem benefícios de saúde já disponibilizados a seus funcionários e dependentes, como planos de saúde, ambulatórios na empresa, companhas de vacinação, benefícios medicamentos, programas de qualidade de vida, *check ups* etc.

Algumas operadoras de planos de saúde e empresas gestoras de benefícios poderão utilizar esse programa para suas empresas contratadas.

Alguns os objetivos propostos a esse programa são os seguintes:

1. Identificar e monitorar o desempenho com foco na qualidade da saúde dos pacientes/funcionários e dependentes ligados a uma grande empresa ou grupo populacional;

2. Responsabilizar o paciente por sua parcela no cuidado com sua saúde;

3. Reduzir o absenteísmo nas empresas;

4. Melhoria da produtividade dos funcionários em seu trabalho;

5. Reduzir a sinistralidade com os planos de saúde contratados pela empresa.

Como os demais programas, é importante criar uma comissão para gerenciar esse programa, que deverá estar, preferencialmente, dentro da empresa, mais especificamente na área de saúde ocupacional. No entanto, pode ser possível que essa responsabilidade fique para as gestoras de benefícios ou para o plano de saúde. O importante é que essas áreas - RH, plano de saúde e saúde ocupacional - participem, invariavelmente, da constituição dessa comissão que gerenciará o programa.

Avaliação de processos e dados

O grande desafio encontrado nessa etapa é a necessidade de buscar informações dos diversos sistemas diferentes e até criar, quem sabe, condições de registrar informações de saúde dos pacientes que não estão estruturadas. Quanto maior a maturidade da empresa com relação a programas de saúde, maior será a quantidade de sistemas a serem integrados para gerar bons indicadores de desempenho. Como já demonstrado diversas vezes neste livro, quanto melhor for a capacidade de geração de dados, assim como sua qualidade, melhores vão ser os indicadores de desempenho.

Todas as possíveis fontes de dados de saúde dos funcionários e dependentes devem ser buscadas, como dados de custo e utilização dos planos de saúde; dados de programas de qualidade de vida instituídos na empresa; dados dos atendimentos no ambulatório da empresa; dados de consumo de medicamentos; dados do programa de controle médico da saúde ocupacional (PCMSO); dados do sistema do RH sobre absenteísmo, atestados médicos etc.; dados de exames de *check up*, dentre outros.

Mesmo com todas as informações de integração viável, é possível criar outras formas de geração de dados em saúde, como a aplicação de questionários padronizados de qualidade de vida, caso a empresa não faça isso de forma regular. O importante é criar alternativas para capturar o maior número possível de dados relevantes da saúde dos funcionários e seus dependentes.

A atividade mais complexa nessa fase é agregar o maior número possível de dados, de vários sistemas, planilhas de controle etc. Será fundamental o envolvimento das empresas fornecedoras de serviços de TI nesse processo. A empresa responsável pelo programa deverá exigir esses dados. A maneira mais simples de capturá-los será disponibilizá-los através de integrações simples com modelos de *layouts* específicos para integrações. O jeito mais complexo e desejável seria através de *web services*, no entanto, isso exigiria maior maturidade e trabalho das empresas fornecedoras dos sistemas informatizados para os diferentes *players* envolvidos na atenção à saúde desses funcionários e dependentes.

O desafio e a beleza desse projeto estão nestas integrações. Por isso, deve ser centralizado em algum lugar. Pode ser na área de RH, desde que tenha competência para isso, nas empresas de gestão de benefícios, nas empresas de saúde ocupacional ou, ainda, nas próprias operadoras de planos de saúde. Alguém precisa assumir esse projeto, caso contrário, ele não se viabiliza.

Definições e modelagens

Não detalharemos a modelagem na ferramenta, tanto da coleta de dados como da avaliação de desempenho, pois isso é uma questão muito técnica do pessoal de TI, mas, nas discussões a seguir, será possível entender o modelo em sua íntegra. Os pontos críticos para sua modelagem são descritos abaixo, quando indicamos que devem ser definidos os indicadores, agrupamento em domínios, ponderações, definições dos *benchmarks* e ajustes de risco.

a) Indicadores, alocações em domínios e ponderações

A escolha dos indicadores dependerá diretamente do volume e qualidade das informações agregadas e dos objetivos estabelecidos para o programa.

Das quatro dimensões em que os indicadores são agrupados no modelo GPS.2iM©, Eficiência e Efetividade são as mais robustas para alocação dos indicadores. Como indicadores de Eficiência, é possível considerar custo e utilização dos planos de saúde, o engajamento em programas de saúde, como atividades físicas, exames periódicos, programas de cessação de tabagismo e nutrição etc.

Por outro lado, os indicadores a serem agrupados na dimensão Efetividade dizem respeito aos desfechos clínicos observados nos pacientes/funcionários. Alguns indicadores podem sem avaliados, como redução ou controle de peso, cessação de tabagismo, controle de índices glicêmicos ou do perfil lipídico, afastamento por saúde, taxas de internação e reinternação, entre outros.

Já as outras duas dimensões do modelo (Estrutura e Satisfação) precisam ser trabalhadas de forma diferente. Na dimensão Estrutura, é desejável medir o engajamento do funcionário em programas de saúde oferecidos pela empresa. Já na dimensão Satisfação ou experiência do paciente, é possível fazer análises qualitativas através da pesquisa com chefias ou, ainda, questionários de autoavaliação em saúde padronizados. Já existem diversos questionários validados, no Brasil, para essa finalidade, como o SF-36 e outros específicos sobre doenças (PIMENTA *et al.*, 2008).

Enfim, a criatividade deve ser explorada, mas, respeitando as premissas do modelo, não se recomenda um uso excessivo de indicadores: cerca de 12 a 20 indicadores devem ser trabalhados aqui.

Cada indicador selecionado é agrupado dentro dos domínios principais (Estrutura, Eficiência, Efetividade e Satisfação) e ponderado dentro de cada um dos domínios. Lembrando que cada domínio também é ponderado. A soma dos domínios deve ser igual a 100, e a dos pesos de cada indicador dentro de um respectivo domínio deve ser igual à ponderação desse domínio. Se forem utilizados indicadores diferentes por tipo de hospital, a única exigência do modelo é que os pesos atribuídos aos domínios sejam iguais.

b) Benchmarks

Nesse caso, essencialmente as bandas ideais deverão ser contratualizadas com esses funcionários.

Para isso, o ideal seria analisar o histórico dos resultados nos indicadores avaliados e utilizá-los como referência para contratualizar as metas.

Após definida a banda ideal para cada indicador, são definidas as escalas decrescentes de percentuais a serem aplicados ao peso do indicador. Geralmente, essas escalas reduzem o percentual a ser aplicado no peso do indicador de dez em dez por cento até 50%. Após os 50%, o percentual é 0%. Cada uma destas faixas é definida tomando como base um percentual do desvio padrão de cada *benchmark*. Nos *softwares* GPS.2iM©, essa distribuição de acordo com as faixas é sugerida de forma automática, tomando como base robustos algoritmos estatísticos que são aplicados para cada indicador. Ainda assim, após estudar os resultados alcançados na fase de implantação, é possível fazer ajustes finos nesses cálculos, como eliminar algumas faixas das bandas, reduzir o percentual do desvio padrão utilizado no estabelecimento das faixas, entre outros. Pode haver um indicador definindo que o avaliado deve estar na banda ideal sempre, pois, caso saia dela, a pontuação é zerada. Para aprofundar a leitura do modelo das bandas ideais, vá ao Apêndice A deste livro.

c) Ajustes de risco

O ajuste de risco em programas de avaliação em que o paciente é o avaliado deve ser buscado na classificação ou agrupamento de pacientes por graus de complexidade ou grupos de patologia.

Dessa forma, deve ser possível avaliar os pacientes nesses diferentes *clusters* e compará-los dentro (valores absolutos) e fora (valores relativos) de cada uma desses *clusters* ou perfis.

Os *benchmarks* definidos devem ser ajustados em função desses graus de complexidade ou gravidade das doenças instaladas nos pacientes avaliados. No entanto, isso ocorrerá essencialmente para os indicadores de custo e utilização ou para alguns indicadores de efetividade, em que as metas poderão ser mais ou menos exigentes, de acordo com o *cluster* ou perfil que o avaliado se encontrar.

Implantação com os avaliados

Conforme já expusemos, o envolvimento dos avaliados no Programa de Avaliação de Desempenho é indispensável para o sucesso desse programa, mesmo que não sejam utilizados incentivos. Obviamente, quando forem utilizados incentivos, existe mais aderência e envolvimento do avaliado no programa.

No caso de avaliação de funcionários, o envolvimento deverá ocorrer na fase de contratualização de metas. É nesse momento que se explicará o programa, os objetivos, as metas e os critérios de incentivos (se aplicados). Invariavelmente, as empresas aproveitarão esse programa para estratégias de marketing.

Portanto, toda a definição dos indicadores, *benchmarks*, ajustes de risco etc. deve ser feita antes dessa fase, e não será necessário o envolvimento dos funcionários. Isso é um programa da empresa e compulsório.

Obviamente, caso esse programa seja conduzido por um terceiro contratado pela empresa, as discussões com o setor responsável no RH ocorrerão desde o primeiro momento. Da mesma forma, o envolvimento com o avaliado será somente quando o programa for iniciar.

Monitorando o desempenho dos avaliados

Após validadas as fases anteriores, o monitoramento é iniciado. Nesse programa, os funcionários terão acesso imediato a seus *scorecards* de desempenho.

O monitoramento deve ser mensal, ou seja, o *scorecard* do avaliado deve estar disponível mensalmente, a partir de uma carga de dados gerada naquele período. Quando o *scorecard* for publicado, o funcionário deverá receber, imediatamente, informações para acessá-lo. É fundamental o envolvimento e engajamento do funcionário no programa, e a forma visual e altamente intuitiva de entendê-lo é uma estratégia para esse engajamento.

É muito importante o acompanhamento do programa por parte de um gestor, seja ele ligado à área do RH, à Saúde Ocupacional ou a terceiros, pois ações deverão ser acompanhadas e intervenções feitas a tempo oportuno. Os *softwares* GPS.2iM© possibilitam o monitoramento de todas essas ações, inclusive percebendo se as intervenções dos gestores geraram efeitos nos indicadores do avaliado.

A avaliação do desempenho e pagamento por performance

Aqui está um ponto importante: a avaliação de desempenho deverá ocorrer após um ciclo de monitoramento. Se for aplicado algum incentivo, isso deverá ser feito após essa avaliação.

Conforme apresentado na definição do modelo, a proposta é a geração de um indicador composto único que traduza o desempenho do avaliado em relação à qualidade de sua saúde. É o chamado índice de performance.

Esse índice é monitorado mensalmente e, após um ciclo de monitoramento (sendo o ideal de 12 meses), a evolução deve ser observada. Duas variações são medidas: variação de desempenho e variação de melhoria, conforme foi bem detalhado no Capítulo 4. Também, de maneira mais simples, pode-se avaliar a média do índice de performance nesse período.

Essas análises combinadas, ou, ainda, aquela análise que for mais representativa ao avaliado, deve ser utilizada para a aplicação de incentivos. Especificamente para o programa de avaliação do paciente, a melhor variação a ser acompanhada é a de melhoria, pois demonstra claramente a evolução positiva de seu desempenho ao longo do tempo. É o avaliado comparado consigo mesmo durante o programa.

O uso de incentivos para colaboradores ou funcionários de uma empresa deve fazer parte de sua política e, portanto, não cabe aqui esse detalhamento, até porque as empresas são experientes com esse tipo de prática. O importante é que o modelo de avaliação de desempenho forneça dados objetivos para facilitar a aplicação desses incentivos.

A empresa poderá se beneficiar de outras análises possíveis de serem disponibilizadas com as ferramentas e a metodologia GPS.2iM©. Até porque o volume de dados agregados é enorme, e utilizá-los apenas para avaliação de desempenho seria um desperdício de informação e conhecimento.

As seguintes análises poderão ser complementares:

• Análises de perfil de utilização da carteira e sinistralidade;

• Análises de perfil epidemiológico da carteira;

• Análises econômicas de programas de saúde, como custo-efetividade e custo-minimização;

• Análises preditivas.

Embora o detalhamento destas análises não faça parte do escopo deste livro, vale ressaltar que, através delas algumas ações poderão ser demandadas. Vejam alguns exemplos:

• Efetividade de um programa de saúde estabelecido, defininda por sua continuidade ou não;

• Ações ou revisões no PCMSO;

• Definição ou redefinição das atividades e especialidades do ambulatório dentro da empresa ou terceirizado;

• Modelos focados de regulação e auditoria complementar ao que as operadoras de planos de saúde executam;

- Contratação ou redefinição de contratos com empresas de benefícios farmacêuticos;

- Apoio na negociação de reajustes com base na evolução e/ou controle da sinistralidade;

- Programas de qualidade de vida direcionado às necessidades identificadas;

- Programas de gerenciamento de doenças crônicas;

- Outros

Enfim, responsabilizar o paciente com relação a sua saúde é uma estratégia benéfica para todos: para o paciente, pois melhora sua qualidade de vida, e para a empresa, que reduz custos com o sistema de saúde e melhora a produtividade dos funcionários.

5.6 - GPS.Novas Tecnologias: programa de avaliação de desempenho de contratos de compartilhamento de risco entre a indústria e fontes pagadoras

O modelo que será apresentado a seguir é teórico, pois ainda não foi aplicado na prática, diferentemente dos programas anteriores. No entanto, deve ser encarado como um estímulo para começar a discutir modelos práticos com essa finalidade.

No Capítulo 3, Marcelo Nita contribui de forma brilhante com relação a esse tema. Foi trazida uma definição para os contratos de compartilhamento de risco (*risk sharing*): são contratos estabelecidos por pagadores e companhias farmacêuticas, visando diminuir o impacto orçamentário das novas tecnologias inerentes às incertezas do comprovado valor clínico (Efetividade e Segurança) do contrato e, também, dos orçamentos limitados dos sistemas de saúde (ADAMSKI, 2010).

A importância da inclusão de novas tecnologias custo-efetivas fez com que as indústrias ousassem propor ao mercado contratualizações dessa forma. No entanto, o desafio está em avaliar o "desempenho" dessas novas tecnologias quando aplicadas.

Dessa forma, foi possível adaptar, teoricamente, o modelo GPS.2iM© para avaliar esse desempenho. Recomenda-se ao leitor utilizar seus conhecimentos para aprofundar esse modelo e compartilhar com os interessados a partir de fóruns específicos para isso.

Antes de iniciar o programa

O programa aqui denominado **GPS.Novas Tecnologias** tem a perspectiva da análise das duas partes envolvidas em um contrato de compartilhamento de risco, um agente financiador e a indústria. O financiador citado aqui é uma operadora de planos de saúde ou uma Secretaria de Saúde ou, ainda, o Ministério da Saúde, diretamente. E a indústria será aquela que disponibilizará a droga ou equipamento para um grupo de pacientes específico. Para fins do programa, o avaliado, então, será uma determinada droga ou equipamento.

As premissas do modelo GPS.2iM© são as mesmas dos demais programas, isto é: análise multidimensional da qualidade (aqui desempenho da droga ou equipamento), uso de *benchmarks* robustos, ajustes de risco e a difusão das informações geradas pelas análises.

É nessa fase que o contrato de compartilhamento de risco é estabelecido. Não cabe aqui a discussão dos aspectos éticos e legais desse tipo de contratualização, mas recomenda-se fortemente um estudo prévio dessas questões antes de se iniciar o contrato. Pela inovação desse tipo de contrato no Brasil, orienta-se muita cautela nessa fase.

Os objetivos desse programa seriam os seguintes:

1. Monitorar, avaliar e documentar o desempenho de uma nova droga ou equipamento dentro de uma população específica e controlada;

2. Avaliar a experiência do uso de uma nova droga ou equipamento na vida real;

3. Acompanhamento dos resultados clínicos e de segurança de uma determinada droga ou equipamento para permitir medidas concretas com relação à aderência ao tratamento;

4. Diminuir os impactos negativos das inúmeras fontes de incertezas quando da introdução de uma nova tecnologia e a forma de cobertura ou pagamentos de medicamentos;

5. Possibilitar contratos de compartilhamento de risco e, no caso de novas tecnologias que não sejam contratualizadas dessa forma, avaliar os impactos econômicos do uso dessa nova tecnologia.

Antes de o programa ser iniciado, será fundamental o envolvimento de alguns médicos que farão parte do estudo. Estes orientarão o protocolo de uso, incluirão dados de acompanhamento em sistemas específicos de registros médicos eletrônicos, além de outras atividades demandadas, de acordo com a droga ou equipamento utilizado. Obviamente, esses médicos terão contratualização diferenciada e serão remunerados pelo financiador, e não pela indústria, por essa atividade ser adicional a sua prática. Esse custo adicional deverá fazer parte da análise de custos do programa.

Independentemente de quem será o gerenciador do programa de avaliação, desde o primeiro momento é indispensável criar uma comissão ou um grupo de trabalho composto por profissionais da indústria, médicos e do financiador para gerenciar o programa.

Avaliação de processos e dados

Nessa fase, o contrato já está estabelecido e, portanto, a droga ou equipamento que será avaliado já tem todas as evidências publicadas para ter a clareza de quem serão os pacientes beneficiados e quais os resultados esperados.

Assim, a primeira etapa será identificar esses pacientes potenciais, com uma determinada condição clínica, em uma dada população. Para isso, será necessária uma análise detalhada de todos os dados disponíveis desses indivíduos para analisar se eles serão elegíveis para o programa. O acesso às informações e a limitação de dados clínicos registrados atualmente nos sistemas de informação poderão ser elementos limitadores.

Para isso, a integração com os dados existentes de, pelo menos, dois anos de histórico ajudará nessa escolha. Aqui, a equipe da indústria definirá as regras de identificação dos pacientes elegíveis para utilizar a droga ou equipamento, com base nos estudos já produzidos. O paciente escolhido terá que, realmente, ser beneficiado pelo uso do medicamento ou equipamento.

Mesmo com todos os dados viáveis de ser integrados, é possível criar outras formas de geração de dados em saúde, como a aplicação de questionários padronizados para os pacientes, algo extremamente recomendado na fase de monitoramento, ou, ainda, registros eletrônicos a serem preenchidos pelo médico assistente. O importante é criar alternativas para capturar o maior número possível de dados relevantes da saúde dos pacientes elegíveis.

Definições e modelagens

Não detalharemos a modelagem na ferramenta, tanto da coleta de dados como da avaliação de desempenho, pois isso é uma questão muito técnica do pessoal de TI, mas, nas discussões a seguir, será possível entender o modelo em sua íntegra. Os pontos críticos para sua modelagem são descritos abaixo, quando indicamos que devem ser definidos os indicadores, o agrupamento em domínios, ponderações, definições dos *benchmarks* e ajustes de risco.

a) Indicadores, alocações em domínios e ponderações

A escolha dos indicadores é fundamental para permitir o monitoramento e a avaliação do desempenho da droga ou equipamento.

Os indicadores deverão ser agrupados nas três principais dimensões da qualidade: Eficiência, Efetividade e Centralidade no paciente (no modelo GPS.2iM© chamada de

"Experiência do paciente" ou "Satisfação"). Não será utilizada a dimensão "estrutura" nesse modelo. A dimensão da Segurança é transversal, pois seus indicadores invariavelmente estarão nas demais dimensões principais. Mesmo assim, ela poderá ser avaliada de forma independente, caso seja necessário.

A soma do peso dos domínios principais deve ser igual a 100 e a soma dos pesos de cada indicador dentro de um respectivo domínio deve ser igual à ponderação desse domínio.

Esses indicadores também serão substratos para análises econômicas completas após um período de monitoramento.

Os indicadores de custo direto e indireto (este se for aplicável) farão parte da dimensão de eficiência, bem como indicadores de processo. Já os indicadores de desfecho clínico estarão nas dimensões de efetividade e experiência do paciente. Os indicadores serão estabelecidos a partir da indústria, em função dos estudos já disponibilizados para a droga ou equipamento em questão, e do que querem estudar na vida real. Esses indicadores serão validados e complementados pelo financiador para atender a suas expectativas. O conjunto de indicadores definidos será de comum acordo e fará parte do contrato de compartilhamento de risco.

b) Benchmarks

O modelo de bandas ideais apresentado no Capítulo anterior é utilizado para definição de *benchmarks* para cada indicador.

O *benchmark* será, incialmente, estabelecido pela indústria a partir dos estudos realizados. No entanto, será possível estabelecer metas específicas por indicadores.

Após definida a banda ideal para cada indicador, são definidas as escalas decrescentes de percentuais a serem aplicados ao peso do indicador. Geralmente, essas escalas reduzem o percentual a ser aplicado no peso do indicador de dez em dez por cento até 50%. Após os 50%, o percentual é 0%. Cada uma dessas faixas é definida tomando como base um percentual do desvio padrão de cada *benchmark*. Nos *softwares* GPS.2iM©, essa distribuição de acordo com as faixas é sugerida de forma automática, tomando como base robustos algoritmos estatísticos que são aplicados para cada indicador. Ainda assim, após estudar os resultados obtidos na fase de implantação, é possível fazer ajustes finos nesses cálculos, como eliminar algumas faixas das bandas, reduzir o percentual do desvio padrão utilizado no estabelecimento das faixas, entre outros. Para aprofundar a leitura do modelo das bandas ideais, vá ao Apêndice A deste livro.

c) Ajustes de risco

As variações de complexidade dos pacientes deverão identificadas no momento da coleta dos dados, organizando-os em *clusters*. Estes terão *benchmarks* específicos.

Inclusive, após identificados esses grupos, poderá ser definido que alguns não serão elegíveis para o programa ou, ainda, que existirão grupos-controle que utilizarão os tratamentos convencionais.

Inclusive, é possível ter apenas um grupo de pacientes elegíveis, sem necessitar de ajustes de risco, pois esse ajuste já foi feito no momento da escolha dos pacientes.

Implantação com os avaliados

Como o avaliado não é uma pessoa, mas uma droga ou equipamento, essa etapa corresponder a apenas o teste das possibilidades de resultado e de impacto orçamentário do programa.

Aqui, os possíveis resultados são simulados e todos entenderão os riscos a serem compartilhados de maneira mais clara. Além disso, estudos econômicos serão desenhados a partir da análise de impacto orçamentário (antes do programa), preparando para a análise de custo-efetividade após um período definido de tempo.

Monitorando o desempenho

O monitoramento corresponde ao acompanhamento periódico do desempenho da droga ou equipamento avaliado. Propõe-se iniciar o monitoramento após a validação das fases anteriores.

Os seguintes processos nessa fase são fortemente recomendados:

1. Captura de dados do sistema de informação do financiador, do médico e de sistemas de pesquisa;

2. Avaliação desses dados para homologar seu envio ao *software* de avaliação de desempenho;

3. Geração dos indicadores de desempenho;

4. Monitoramento do programa.

Dificilmente essa fase será mensal, como nos demais programas. Essa periodicidade variará em função dos indicadores selecionados, condição clínica avaliada e da capacidade de captura.

A avaliação será individual por paciente, ou grupos de pacientes.

A avaliação do desempenho e pagamento por performance

A avaliação de desempenho da droga ou equipamento se dará através as seguintes análises:

1. Evolução do índice de performance (indicador composto considerando todos os indicadores avaliados, quando confrontados com seus respectivos *benchmarks*);

2. Avaliação individual de indicadores e variáveis específicos definidos em contrato, como indicadores específicos de desfecho e de custos;

3. Análise de custo-efetividade do programa, confrontando com a análise inicial de impacto orçamentário;

4. Análise do desempenho dos médicos participantes no programa para identificar pequenos desvios e possíveis diferenças nos desfechos em função do desempenho do médico responsável.

Todas essas análises poderão fazer parte do contrato de compartilhamento de risco e deverão permitir, não apenas a avaliação do programa como um todo, mas, individualmente, de cada paciente, para identificar os casos que foram beneficiados com a droga ou equipamento.

Dependendo do contrato, e a partir dessa avaliação, o risco será efetivamente compartilhado, ou seja, poderá haver ou não reembolso da droga ou equipamento e, se tiver ocorrido investimento prévio, este poderá ser retornado total ou em partes, entre outros esquemas possíveis de serem contratualizados. No Capítulo 3, vários exemplos foram apresentados.

5.7 - Conclusão do capítulo

O modelo GPS.2iM© foi concebido com a possibilidade de ser utilizado para avaliar o desempenho da saúde em qualquer segmento ou de qualquer profissional da saúde. O que variam são os indicadores e *benchmarks* utilizados.

• O **GPS.OPS** poderá avaliar médicos, redes credenciadas etc. O modelo apresentado foi utilizado para avaliar desempenho dos cooperados;

• O **GPS.HOSP** pode ser utilizado para avaliar o corpo clínico, demais profissionais e equipes assistenciais, assim como unidades específicas de internação como UTI, centro cirúrgico, PS, entre outras. O exemplo utilizado neste Capítulo foi para avaliar o desempenho de médicos do corpo clínico.

• O **GPS.SUS** pode ser utilizado para avaliar desempenho de profissionais e serviços de saúde vinculados a uma Secretaria de Saúde, seja Municipal ou Estadual. Neste Capitulo, foi apresentado um modelo prático de avaliação de desempenho das equipes de saúde da família;

• O **GPS.Rede Hospitalar** é um modelo genérico para avaliação da rede hospitalar disponibilizada para atender planos de saúde e secretarias de saúde. Mas também é possível ser criado dentro de associações ou grupos hospitalares para avaliar e monitorar o desempenho de seus associados ou participantes;

• O **GPS.Pacientes** é um modelo em que o foco da avaliação muda. Aqui, o paciente é o objeto de avaliação. Esse programa é recomendado para ações de gestão de saúde populacional em grandes empresas;

• O **GPS.Novas Tecnologias** é um modelo proposto para avaliação de novas tecnologias, drogas ou equipamentos, segundo uma determinada condição clínica, para contratos de compartilhamento de risco entre a indústria e a fonte pagadora, seja ela pública ou privada.

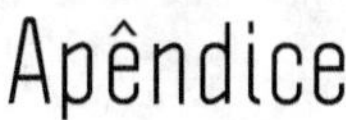

Apêndice

Apêndice A - Método de cálculo das bandas ideais

Professora Ana Tereza Guimarães
Doutora em Ciências (UFSCar); professora de Bioestatística da pós-graduação em Biociências e Saúde da Universidade Estadual do Oeste do Paraná

Método de cálculo das bandas ideais

Dada a dificuldade em analisar profissionais da área da Saúde em função da subjetividade de avaliação, além de particularidades multifatoriais das avaliações de performance, torna-se necessário o estudo de algoritmos que se proponham a padronizar ou, pelo menos, minimizar os erros de metodologias de avaliação de pessoas. Diante desse fato, propusemos métodos matemáticos relativamente simples para tais avaliações, sendo exequíveis e compreensíveis por instituições de saúde e justos no tratamento dos recursos humanos que atuam em tais instituições. Dessa forma, tentamos criar um cenário de atendimento clínico de qualidade, sendo que o paciente será tratado por um profissional apto e capaz, e o profissional será respeitado em acordo com seu mérito.

Sendo assim, para analisar quais profissionais (médico e/ou especialidade) estão acima ou abaixo de um intervalo numérico esperado de exames, quantidades de consultas e internações, entre outras variáveis, elaborou-se uma metodologia denominada

Indicador de Desempenho, que é utilizada na **Gestão da Performance em Saúde**. A seguir, serão descritas algumas estatísticas que compõem o indicador.

Etapa 1: cálculo das estatísticas descritivas

É calculada a **média** (μ ou $\bar{x}$) geral para todos os médicos, assim como o **desvio-padrão** dessa amostra. A média é uma medida de tendência central geralmente utilizada como valor representante da amostra (VIEIRA, 1998; MEDRONHO *et al.*, 2004). Juntamente com a média geral dos dados, calcula-se também uma medida para refletir a **variabilidade** (dispersão) dos dados. Um conjunto de dados deve ser representado não somente por uma medida de tendência central. É de extrema importância que se associe a essas medidas centrais um valor que represente como os dados de uma amostra, ou população, se comportam em torno da média, ou seja, como é a dispersão dos dados. Um dos mais utilizados é o **desvio-padrão** (σ ou s). O desvio-padrão nada mais e do que a raiz quadrada da **variância** (σ^2 ou s^2), outra medida de dispersão bastante usada. Contudo, para se calcular a variância de uma amostra, usa-se o somatório de cada valor elevado ao quadrado, o que gera um resultado também elevado ao quadrado, acompanhado por sua unidade, não sendo possível e verossímil sua utilização e comparação com outros dados. Dessa forma, torna-se necessário que se obtenha a raiz quadrada da variância para que seu valor e sua unidade de medida voltem a ser expressos da mesma forma que aparecem nas medidas originais (GUEDES, GUEDES, 1988; VIEIRA, 1998; WINTER, 2002).

Quando o desvio-padrão assume um valor alto em relação aos valores da média e da amplitude da amostra significa que os dados têm uma "alta dispersão", ou seja, possuem valores discrepantes uns dos outros. A amostra é, então, formada por dados pouco homogêneos entre si. Entretanto, se o desvio-padrão assumir um valor baixo em relação aos valores da média e da amplitude da amostra, pode-se dizer que não houve muita variação nos dados dessa amostra, possuindo esses valores próximos ao da média da amostra. Em uma pesquisa, geralmente se espera que a amostra seja homogênea, o que facilita a análise dos dados. Amostras não homogêneas podem ter causa em um "n" amostral muito pequeno, em algum tipo de erro durante a coleta, registro ou organização dos dados ou, simplesmente, representar, de fato, uma população heterogênea, fato este que sempre deve ser levado em consideração.

Etapa 2: definição do critério intervalar inicial

Após o cálculo da média e de seu desvio-padrão, esses índices serão sempre utilizados de forma associada, sendo a **média** $\pm$ o **desvio-padrão** ($\mu \pm \sigma$) a maneira mais correta de representar um conjunto de dados. Pode-se dizer que o valor resultante dessa soma (**média + desvio-padrão**) representa o limite superior alcançado pelo conjunto de dados. O mesmo para a subtração destes (**média - desvio-padrão**), porém alcançando um valor de limite inferior (GUEDES, GUEDES, 1988; VIEIRA, 1998; WINTER, 2002).

Entretanto, é necessário que se compreenda alguns fatores associados à utilização dessas estatísticas. Para a maioria das amostras e/ou populações, supõe-se, inicialmente, que os valores nela contidos caibam dentro de uma curva de distribuição conhecida como **curva normal**, ou **curva de Gauss** (figura 1).

Figura 1: Curva normal. Simbologia: μ = média da população; σ = desvio-padrão da população (ponto de inflexão da curva normal)

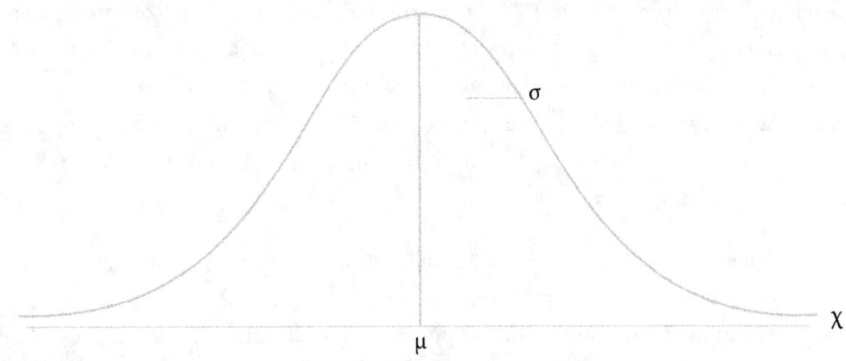

Fonte: criada por Ana Tereza B. Guimarães.

Observando a figura 1, deve-se compreender que a área existente entre a curva normal e o **eixo x** é igual a 100%, ou seja, qualquer probabilidade será representada por uma área específica ente a curva normal e o **eixo x**. Observe que a curva normal possui uma divisão exatamente ao meio (50% para cada lado) representada pela média da população (μ), como se vê na figura 2, abaixo.

Figura 2: representação da área entre a curva normal e o eixo x. Simbologia: μ = média da população

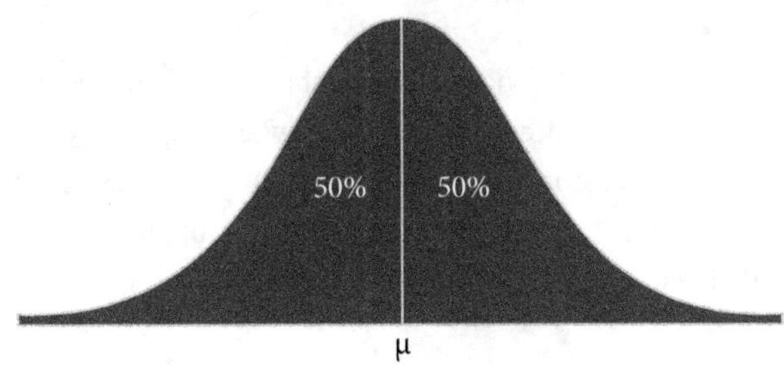

Fonte: criada por Ana Tereza B. Guimarães.

Dessa forma, no modelo estatístico utilizado, será suposto que todas as amostras pertencentes a essa população têm como premissa a distribuição normal de dados. Assim, as médias sempre serão dispostas juntamente com seus respectivos desvios-padrão. Contudo, a utilização da média ± desvio-padrão, mesmo sendo adequada à representação dos dados, acaba sendo estática quando se trabalha com dados variáveis, ou com indivíduos que podem apresentar variáveis com valores muito diferentes dentro de um mesmo conjunto que se pretende analisar. Em uma distribuição normal, assumindo-se a função de densidade de probabilidade normal[1], a média + desvio-padrão representa 68,26% da distribuição da população. Contudo, apesar de esse percentual refletir grande parte do conjunto, na área da Saúde, é importante que se possa adequar um modelo numérico à necessidade particular de cada caso. Para adaptar cada amostragem à necessidade médica real, no presente modelo será utilizado, além da média e do desvio-padrão, outro índice, denominado **coeficiente de desvio-padrão**.

Etapa 3: definição do critério intervalar corrigido pelo coeficiente de desvio padrão

O **coeficiente de desvio-padrão** consiste em um parâmetro capaz de adequar os limites máximos e mínimos obtidos após o cálculo do intervalo de média + desvio-padrão. De acordo com cada amostra, o valor desse coeficiente poderá ser alterado, tendo em vista os objetivos em questão. No referido modelo, optou-se pela utilização do coeficiente igual a 0,8, que nada mais é do que o uso de 80% do valor do desvio-padrão para se estabelecer o limite máximo e o limite mínimo do critério esperado de uma dada variável. Vale ressaltar que a cada média somada e diminuída com o desvio-padrão se está referindo a uma porcentagem da população (68,26%) dentro de uma curva normal de dados, podendo-se, assim, observar qual seria a probabilidade para outros valores de desvios-padrão que não o 0,8 utilizado.

Para determinar tais probabilidades, é necessário consultar tabelas que foram construídas para a curva normal e que indicam qual porcentagem de uma população se encontra dentro de cada faixa da curva. A tabela utilizada chama-se **Tabela de Distribuição Normal Reduzida** ou **Padronizada** (tabela 1), que se baseia na função de densidade de probabilidade normal, ou seja, uma distribuição normal de média (μ) = 0 e desvio-padrão (σ) = 1 (BERQUÓ *et al.,* 1981; GUEDES, GUEDES, 1988). Nessa tabela, pode-se encontrar o valor referente a tal probabilidade, como segue, abaixo, somente para os valores mais comumente utilizados de desvios-padrão, que são **0,80; 1,00; 1,96; e 2,58**. Como sempre utilizamos média + desvio-padrão, devemos considerar a probabilidade observada na tabela de distribuição normal reduzida acima e abaixo da média. Por exemplo, se utilizarmos um coeficiente 0,80, teremos a seguinte probabilidade:

---

[1] $f(x,\mu,\sigma)=1/\sqrt{(2\pi\sigma^2)}\ e^{((-(x-\mu)^2/(2\sigma^2)))},-\infty<x<\infty,\sigma>0$

Tabela 1: Tabela de Distribuição Normal Reduzida

DP	ÚLTIMO DIGITO									
	0	1	2	3	4	5	6	7	8	9
0,8	0,2881	0,291	0,2939	0,2967	0,2995	0,3023	0,3051	0,3078	0,3106	0,3133
1	0,3413	0,3438	0,3461	0,3485	0,3508	0,3531	0,3554	0,3577	0,3599	0,3621
1,9	0,4713	0,4719	0,4726	0,4732	0,4738	0,4744	0,475	0,4756	0,4761	0,4767
2,5	0,4938	0,494	0,4941	0,4943	0,4945	0,4946	0,4948	0,4949	0,4951	0,4952

Fonte: modificado de Vieira, 1998.

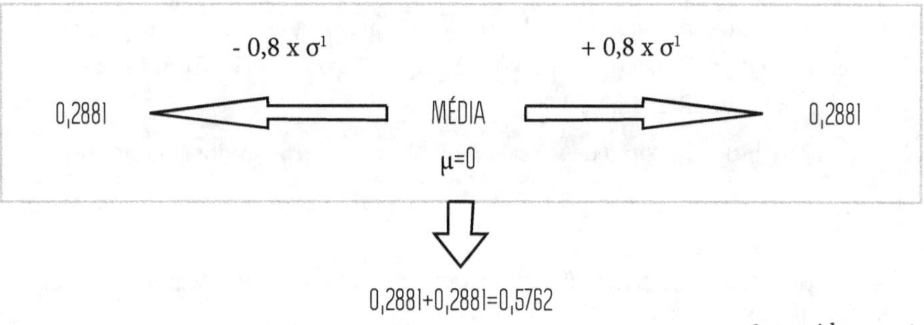

No modelo ao qual estamos nos referindo, foi utilizado 0,8 desvio-padrão, o que se refere, portanto, a **57,62%** (28,81 + 28,81) da população, ou seja, praticamente **58%** dela. De acordo com a tabela 1, quando se trabalha com 1 (1,00) desvio-padrão, estamos nos referindo a **34,13%** da população a mais e a menos da média em questão, que, no caso, será sempre zero. Assim, engloba-se na análise um total de **68,26%** da população, considerada, comumente, como **68%**. Quanto maior o desvio-padrão considerado, maior será a parcela de população que poderá ser englobada nos limites máximos e mínimos. Observe que, se for utilizado um coeficiente de 2,59 do desvio-padrão, estaremos trabalhando com 99,04% (49,52 + 49,52) da população, praticamente 100%. Contudo, quanto maior o desvio-padrão usado, maior será a amplitude do critério esperado da variável em análise e, portanto, menor a confiança nos resultados.

Para ilustrar melhor essas porcentagens, observe a curva abaixo. Note que a área entre a curva normal e o **eixo x** tem valor de 100%, sendo que todas as áreas sob a curva podem ser entendidas como medidas de probabilidade. Assim, há 100% de chance de que um valor pertencente a uma determinada população possa ser encontrado entre − ∞ e + ∞. De acordo com a quantidade de desvios-padrão (σ) que o valor x esteja em relação à média, a área que ele ocupará, ou a área de sua probabilidade de ocorrência, será calculada de acordo com a área entre a curva e o **eixo x**. Alguns desses princípios estão listados abaixo, na figura 3 (BERQUÓ *et al.*, 1981):

• A área sob a curva compreendida entre média - 1 desvio-padrão (μ - 1,00σ) e média + 1 desvio-padrão (μ + σ) vale, aproximadamente, 68%;

• A área sob a curva compreendida entre média - 1,96 desvios-padrão (μ - 1,96σ) e média + 1,96 desvios-padrão (μ + 1,96σ) vale, aproximadamente, 95%;

• A área sob a curva compreendida entre média - 2,58 desvios-padrão (μ - 2,58σ) e média + 2,58 desvios-padrão (μ + 2,58σ) vale, aproximadamente, 99%;

• Para efeitos práticos, considera-se que a área sob a curva compreendida entre média - 3 desvios-padrão (μ - 3σ) e média + 3 desvios-padrão (μ + 3σ) vale, aproximadamente, 99,9%;

• A amplitude máxima de variação de x é, então, de 6 desvios-padrão (6σ).

Figura 3: representação da probabilidade (%) das áreas entre a curva normal e o eixo x de uma curva normal. Simbologia: μ = média; σ = desvio-padrão

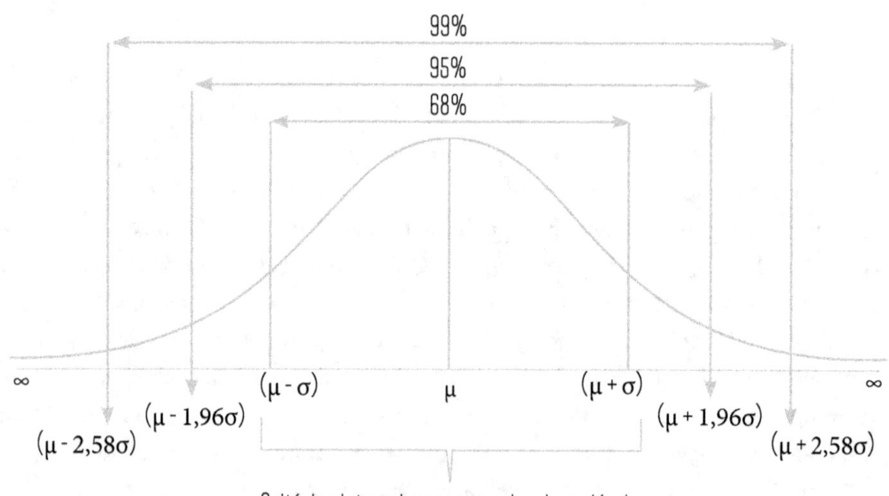

Fonte: criada por Ana Tereza B. Guimarães.

Ao utilizar o coeficiente do desvio-padrão, pode-se, a cada conjunto de dados que forme um diferente caso a ser analisado, escolher qual desvio-padrão será utilizado, com base na tabela de Distribuição Normal Reduzida e de acordo com os objetivos em questão. Para modular o desvio que será acrescido e subtraído da média de forma dinâmica e individualizada, optou-se por multiplicar o desvio-padrão pelo coeficiente, gerando, assim, um valor que, quando associado à média [média ± (desvio-padrão x coeficiente)], terá como resultado o critério intervalar esperado para determinada variável em análise, ou seja, serão definidos os limites superior e inferior, aos quais os valores de cada indivíduo devem obedecer. **Esse critério intervalar implica diretamente na determinação dos excedentes.**

Etapa 4: definição do critério intervalar corrigido pelo coeficiente de desvio padrão e valores extremos

Qualquer valor que fique acima ou abaixo do critério intervalar será considerado como excedente ou extremo. Contudo, pode-se, ainda, limitar ou ampliar tais limites de acordo com a necessidade ou com a realidade do caso. Vale ressaltar que há inúmeras variáveis que apresentam ampla variação e, portanto, faz-se necessário adequar o critério intervalar a essa variação.

Para tal, basta que se faça uma média dos valores extremos, tanto os superiores (acima da média + desvio padrão), quanto os inferiores (abaixo da média – desvio padrão) e que se multiplique por um coeficiente de variabilidade definido *a priori*[2]. Por exemplo, pode-se escolher um valor de 60% de variabilidade dos limites superiores e inferiores, ou seja, deseja-se limitar os valores extremos em 60% dos casos, ampliando, assim, os valores superiores e inferiores do critério intervalar e reduzindo a quantidade de profissionais que estariam nessa amplitude extrema. A média dos valores extremos deve ser multiplicada pela porcentagem desejada (no exemplo = 60%), encontrando-se a variabilidade para 60% dos casos. Esse valor será, por fim, acrescido e subtraído da média geral, obtendo-se os valores finais dos extremos máximos e mínimos nos quais os indivíduos deverão estar inseridos. Vejamos um exemplo:

Variável: ticket médio
$\mu=2000,00$
$\sigma=300,00$

Critério intervalar inicial = 2000 + 300
Lim. mínimo = 1700 e Lim. máximo = 2300

Critério intervalar corrigido = 2000 + 0,8*300
Lim. mínimo = 1760 e Lim. máximo = 2240

---

[2] *Esta definição a priori é realizada pela equipe médica que é conhecedora da realidade local.*

Média dos extremos
Extremos inferiores = 200
Extremos superiores = 3000

Lim. mínimo = média – 60%*média dos extremos inferiores
Lim. mínimo = 2000 – 60%*200 = 1880

Lim. máximo = média + 60%*média dos extremos superiores
Lim. máximo = 2000 + 60%*3000 = 3800

Observe que, inicialmente, utilizando-se apenas o coeficiente 0,8 multiplicado pelo desvio padrão e acrescido à média, a amplitude de extremos máximos e mínimos era menor (1760 – 2240), incorporando mais profissionais fora do critério intervalar. Contudo, ao se utilizar a variabilidade (em %) multiplicada pela média dos excedentes, aumentou-se a amplitude dos extremos (1880 – 3880) e diminuiu-se o número de profissionais que estariam categorizados como acima, ou abaixo do esperado. Note que a porcentagem de variabilidade **pode e deve ser alterada de acordo com os objetivos e necessidades de cada caso.**

Sintetizando o explicado acima, no referido modelo, os cálculos realizados foram:

Etapa 1: cálculo das estatísticas descritivas
• Média de todos os valores;
• Desvio-padrão de todos os valores;

Etapa 2: definição do critério intervalar inicial
• Média ± desvio-padrão;

Etapa 3: definição do critério intervalar corrigido pelo coeficiente de desvio padrão
• Desvio-padrão x coeficiente do desvio-padrão (no caso, 0,8);
• Média ± (desvio-padrão x coeficiente do desvio-padrão);

Etapa 4: definição do critério intervalar corrigido pelo coeficiente de desvio padrão e valores extremos
• Média dos extremos (superior e inferior);
• Média dos extremos x variabilidade escolhida (no caso, 60%);
• Média + (média dos extremos x variabilidade escolhida) = limites máximos e mínimos finais.

Deve-se levar em consideração que tanto o coeficiente do desvio-padrão, quanto a variabilidade em porcentagem são variáveis independentes entre si e podem ser alteradas de acordo com cada conjunto de dados para suprir as necessidades do caso que está sendo analisado. Tal modelo permite que se estipule a quantidade de valores de exames solicitados por profissionais que realmente estejam acima e abaixo dos valores estipulados, como limites máximos e mínimos finais, e que, portanto, deverão ser descartados.

Apêndice B - Métodos de cálculo das variáveis do modelo GPS.2iM°

1) Comparação temporal do Índice de Performance

Os dados referentes ao índice de performance nos períodos pré-implementação e pós-implementação de um programa de gestão de saúde são comparados por meio do teste t para amostras dependentes. Os resultados das especialidades e/ou equipes médicas são expressos em tabelas com as estatísticas descritivas (média e desvio padrão). As especialidades e/ou equipes médicas avaliadas que apresentarem significância estatística podem ser representados em gráficos de colunas.

A avaliação temporal anual do índice de performance é realizada por meio da aplicação do teste ANOVA para medidas repetidas[3], avaliando-se a hipótese nula de igualdade das médias ao longo dos anos. É utilizado esse modelo linear e paramétrico, pois se parte do pressuposto que as medidas são coletadas aleatoriamente, independente de um efeito fixo (REIS & RIBEIRO JR., 2007). Em caso de significância estatística, é aplicado o teste de acompanhamento de Tukey para n's desiguais.

2) Avaliação dos domínios em relação às especialidades

Quanto à avaliação dos domínios, é realizada a comparação das médias observadas no período de análise por meio do teste t para amostras dependentes. A demonstração desses resultados por especialidade ou equipe médica é dada pelas médias do tempo final de avaliação (Tf) em relação ao tempo inicial (Ti), apresentando o respectivo p - valor de significância. Além disso, são também demonstradas as variações percentuais dos domínios e de seus respectivos indicadores por meio da equação 1, abaixo:

Equação 1:

$$\text{variação } (\%) = \frac{(\text{média Tf} - \text{média Ti})}{\text{média Ti}} \times 100$$

Sendo Tf o tempo final do período de avaliação; Ti é o tempo inicial do período de avaliação.

A demonstração de tais variações torna-se relevante, uma vez que é possível identificar o indicador que promoveu maior contribuição para a variação do domínio.

---

[3] *Em todos os testes estatísticos mencionados deve ser utilizado um nível de significância equivalente a 0,05.*

3) Comparação da variação de melhoria

Variação de melhoria (equação 2) é uma medida que reflete o desempenho atual de uma especialidade ou equipe médica avaliada, comparado com seu próprio desempenho em um período anterior.

Equação 2:

$$10 \times \frac{(\text{Índice de performance final} - \text{Índice de performance inicial})}{(\textit{Benchmark} - \text{Índice de performance inicial})} - 0{,}5$$

A avaliação da significância dos valores de variação de melhoria para uma dada especialidade ou equipe médica é avaliada por meio do teste t para amostra única, estabelecendo o percentil 50 como referência de comparação da população.

4) Comparação da variação de desempenho

Para a avaliação da variação de desempenho é desenvolvida uma linha de base, a partir dos seguintes valores:

- Limiar médio: representa a média de um período anterior à avaliação do programa, em um período de mínimo de 12 meses, considerando todos os avaliados em conjunto, ou seja, representa o comportamento médio dos pares de uma dada especialidade ou equipe médica (equação 3).

Equação 3:

$$\text{Valor médio da linha de base} = \frac{\text{valores observados de índice de performance}}{n}$$

- Limite superior: representa a estimativa do limite superior do intervalo de confiança de 95% da população (equação 4).

- Limite inferior: representa a estimativa do limite inferior do intervalo de confiança de 95% da população (equação 4).

$$\text{Limites da linha de base} = \text{média} \pm 1{,}96 \times \frac{\text{desvio padrão}}{\sqrt{n}}$$

Após a definição da linha de base e o início do período em análise, mensalmente, são realizadas avaliações em cada especialidade ou grupo, utilizando a linha de base previamente definida para a comparação. Sendo assim, é, então, calculada a variação de desempenho (equação 5).

Equação 5:

$$\text{Variação de desempenho (\%)} = \frac{\text{valor observado} - \text{valor médio da linha de base}}{\text{valor médio da linha de base}} \times 100$$

Essa taxa apresenta uma amplitude de – 100% a + 100%. Essa análise temporal pode ser feita em várias hierarquias, como em hospital, especialidades, equipes médicas e médicos.

A avaliação da significância dos valores de variação de desempenho para uma dada especialidade ou grupo é feita por meio do teste t para amostra única, estabelecendo os valores da linha de base, com média de referência de comparação da população.

5) Análise fatorial confirmatória dos indicadores

A análise fatorial visa confirmar a fidedignidade dos indicadores a seus respectivos domínios. Sendo assim, é realizada a análise fatorial confirmatória para avaliar a possibilidade de considerar variáveis observadas com erro de medição e variáveis não observadas, ou variáveis latentes, isto é, variáveis teóricas que só podem ser estimadas indiretamente por meio de variáveis observadas (HAIR *et al.*, 1998).

A análise fatorial faz parte da família de modelos de equações estruturais, sendo classificada no subtipo de modelos de medição. O modelo de medição descreve as relações entre os domínios (variáveis latentes) e seus indicadores (variáveis observadas). Essa análise apresentará como método para estimar a função de ajuste $F[S, \Sigma\,(\theta)]$, a carga fatorial de cada um dos indicadores, para verificar se sua distribuição em seus domínios mostra, de forma satisfatória, as propriedades estatísticas de consistência, ausência de viés e eficiência.

Referências
Reis GM, Ribeiro JI Jr. Comparação de testes paramétricos e não paramétricos aplicados em delineamentos experimentais. III SAEPRO, Universidade Federal de Viçosa. 2007.
Hair JF, Anderson RE, Tatham RL, Black WC. Multivariate data analysis. 5 ed. New Jersey: Prentice Hall; 1998. 742 p.

---

4 *Esse valor é referente à fórmula* $IC95\% = \bar{X} \pm z^{*}S/\sqrt{n}$

Apêndice C - Indicadores por especialidade - cooperativa médica

NOME DOMÍNIO	NOME ESPECIALIDADE	NOME INDICADOR	PESO	PESO DOMÍNIO
EFICIÊNCIA	CANCEROLOGIA	CALC - Média de custo por internação	10	
EFICIÊNCIA	CANCEROLOGIA	CALC - Custo da consulta por usuário	10	
EFICIÊNCIA	CANCEROLOGIA	CALC - Custo médio de terapia (quimio ou radio) por paciente	10	30
EFETIVIDADE	CANCEROLOGIA	CALC - Reconsultas 40 dias	10	
EFETIVIDADE	CANCEROLOGIA	CALC - Média de diárias por internação	10	
EFETIVIDADE	CANCEROLOGIA	CALC - Óbitos de pacientes acompanhados com três ou mais atendimentos em 12 meses	1	
EFETIVIDADE	CANCEROLOGIA	CALC - Pacientes acompanhados e internados em UTI com três ou mais atendimentos em 12 meses	1	
EFETIVIDADE	CANCEROLOGIA	CALC - Consultas na mesma especialidade em 20 dias	8	
EFETIVIDADE	CANCEROLOGIA	CALC - Consultas em outras especialidades em 20 dias	5	35
EFICIÊNCIA	CARDIOLOGIA	P4P - ECG por usuário - Cardiologia	2,5	
EFICIÊNCIA	CARDIOLOGIA	P4P - Ecocardiograma por usuário	2,5	
EFICIÊNCIA	CARDIOLOGIA	P4P - Teste de esforço por usuário - Cardiologia	2,5	
EFICIÊNCIA	CARDIOLOGIA	P4P - Patologia clínica por usuário	2,5	
EFICIÊNCIA	CARDIOLOGIA	CALC - Autogerados e afins por consulta	5	
EFICIÊNCIA	CARDIOLOGIA	CALC - Média de custo por internação	10	
EFICIÊNCIA	CARDIOLOGIA	CALC - Custo da consulta por usuário	5	30
EFETIVIDADE	CARDIOLOGIA	CALC - Reconsultas 40 dias	6	
EFETIVIDADE	CARDIOLOGIA	CALC - Quantidade de internações por consultas	6	
EFETIVIDADE	CARDIOLOGIA	CALC - Média de diárias por internação	6	
EFETIVIDADE	CARDIOLOGIA	CALC - Óbitos de pacientes acompanhados com três ou mais atendimentos em 12 meses	1	
EFETIVIDADE	CARDIOLOGIA	CALC - Pacientes acompanhados e internados em UTI com três ou mais atendimentos em 12 meses	1	
EFETIVIDADE	CARDIOLOGIA	CALC - Consultas na mesma especialidade em 20 dias	10	
EFETIVIDADE	CARDIOLOGIA	CALC - Consultas em outras especialidades em 20 dias	5	35
EFICIÊNCIA	CIRURGIA DA CABEÇA E PESCOÇO	P4P - Exames imagem por usuário (Tomo, RM, US, Rd)	5	

NOME DOMÍNIO	NOME ESPECIALIDADE	NOME INDICADOR	PESO	PESO DOMÍNIO
EFICIÊNCIA	CIRURGIA DA CABEÇA E PESCOÇO	CALC - Média de custo por internação	10	
EFICIÊNCIA	CIRURGIA DA CABEÇA E PESCOÇO	CALC - Custo da consulta por usuário	5	
EFICIÊNCIA	CIRURGIA DA CABEÇA E PESCOÇO	CALC - Custo médio de terapia (quimio ou radio) por paciente	10	30
EFETIVIDADE	CIRURGIA DA CABEÇA E PESCOÇO	P4P - Media de diárias por procedimento específico: tireoidectomia	12	
EFETIVIDADE	CIRURGIA DA CABEÇA E PESCOÇO	CALC - Reconsultas 40 dias	10	
EFETIVIDADE	CIRURGIA DA CABEÇA E PESCOÇO	CALC - Média de diárias por internação	5	
EFETIVIDADE	CIRURGIA DA CABEÇA E PESCOÇO	CALC - Óbitos de pacientes acompanhados com três ou mais atendimentos em 12 meses	1	
EFETIVIDADE	CIRURGIA DA CABEÇA E PESCOÇO	CALC - Pacientes acompanhados e internados em UTI com três ou mais atendimentos em 12 meses	1	
EFETIVIDADE	CIRURGIA DA CABEÇA E PESCOÇO	CALC - Consultas na mesma especialidade em 20 dias	3	
EFETIVIDADE	CIRURGIA DA CABEÇA E PESCOÇO	CALC - Consultas em outras especialidades em 20 dias	3	35
EFICIÊNCIA	CIRURGIA GERAL	CALC - Média de custo por internação	15	
EFICIÊNCIA	CIRURGIA GERAL	CALC - Custo da consulta por usuário	15	30
EFETIVIDADE	CIRURGIA GERAL	P4P - Media de diárias por procedimento específico: videocolecistectomia	10	
EFETIVIDADE	CIRURGIA GERAL	CALC - Reconsultas 40 dias	5	
EFETIVIDADE	CIRURGIA GERAL	CALC - Média de diárias por internação	4	
EFETIVIDADE	CIRURGIA GERAL	CALC - Óbitos de pacientes acompanhados com três ou mais atendimentos em 12 meses	1	
EFETIVIDADE	CIRURGIA GERAL	CALC - Pacientes acompanhados e internados em UTI com três ou mais atendimentos em 12 meses	1	
EFETIVIDADE	CIRURGIA GERAL	CALC - Consultas na mesma especialidade em 20 dias	5	
EFETIVIDADE	CIRURGIA GERAL	CALC - Consultas em outras especialidades em 20 dias	4	
EFETIVIDADE	CIRURGIA GERAL	CALC - Taxa de internações de longa permanência (a partir de 20 diárias)	5	35

NOME DOMÍNIO	NOME ESPECIALIDADE	NOME INDICADOR	PESO	PESO DOMÍNIO
EFICIÊNCIA	CIRURGIA PEDIÁTRICA	CALC - Média de custo por internação	15	
EFICIÊNCIA	CIRURGIA PEDIÁTRICA	CALC - Custo da consulta por usuário	15	30
EFETIVIDADE	CIRURGIA PEDIÁTRICA	P4P - Media de diárias por procedimento específico: herniorrafia	7	
EFETIVIDADE	CIRURGIA PEDIÁTRICA	CALC - Reconsultas 40 dias	10	
EFETIVIDADE	CIRURGIA PEDIÁTRICA	CALC - Média de diárias por internação	8	
EFETIVIDADE	CIRURGIA PEDIÁTRICA	CALC - Óbitos de pacientes acompanhados com três ou mais atendimentos em 12 meses	1	
EFETIVIDADE	CIRURGIA PEDIÁTRICA	CALC - Pacientes acompanhados e internados em UTI com três ou mais atendimentos em 12 meses	1	
EFETIVIDADE	CIRURGIA PEDIÁTRICA	CALC - Consultas na mesma especialidade em 20 dias	1	
EFETIVIDADE	CIRURGIA PEDIÁTRICA	CALC - Consultas em outras especialidades em 20 dias	7	35
EFICIÊNCIA	CIRURGIA PLÁSTICA	CALC - Média de custo por internação	10	
EFICIÊNCIA	CIRURGIA PLÁSTICA	CALC - Custo da consulta por usuário	10	
EFICIÊNCIA	CIRURGIA PLÁSTICA	CALC - Custo de procedimentos ambulatoriais agrupados por consulta	10	30
EFETIVIDADE	CIRURGIA PLÁSTICA	CALC - Reconsultas 40 dias	8	
EFETIVIDADE	CIRURGIA PLÁSTICA	CALC - Média de diárias por internação	10	
EFETIVIDADE	CIRURGIA PLÁSTICA	CALC - Óbitos de pacientes acompanhados com três ou mais atendimentos em 12 meses	1	
EFETIVIDADE	CIRURGIA PLÁSTICA	CALC - Pacientes acompanhados e internados em UTI com três ou mais atendimentos em 12 meses	1	
EFETIVIDADE	CIRURGIA PLÁSTICA	CALC - Consultas na mesma especialidade em 20 dias	5	
EFETIVIDADE	CIRURGIA PLÁSTICA	CALC - Consultas em outras especialidades em 20 dias	3	
EFETIVIDADE	CIRURGIA PLÁSTICA	CALC - Taxa de interanções de longa permanência (a partir de 20 diárias)	7	35
EFICIÊNCIA	CIRURGIA VASCULAR	P4P - Doppler por usuário	5	
EFICIÊNCIA	CIRURGIA VASCULAR	P4P - Angiografia por usuário	5	
EFICIÊNCIA	CIRURGIA VASCULAR	CALC - Média de custo por internação	15	
EFICIÊNCIA	CIRURGIA VASCULAR	CALC - Custo da consulta por usuário	5	30
EFETIVIDADE	CIRURGIA VASCULAR	P4P - Media de diárias por procedimento específico: varizes	8	
EFETIVIDADE	CIRURGIA VASCULAR	CALC - Reconsultas 40 dias	5	
EFETIVIDADE	CIRURGIA VASCULAR	CALC - Quantidade de internações por consultas	5	

NOME DOMÍNIO	NOME ESPECIALIDADE	NOME INDICADOR	PESO	PESO DOMÍNIO
EFETIVIDADE	CIRURGIA VASCULAR	CALC - Média de diárias por internação	7	
EFETIVIDADE	CIRURGIA VASCULAR	CALC - Óbitos de pacientes acompanhados com três ou mais atendimentos em 12 meses	1	
EFETIVIDADE	CIRURGIA VASCULAR	CALC - Pacientes acompanhados e internados em UTI com três ou mais atendimentos em 12 meses	1	
EFETIVIDADE	CIRURGIA VASCULAR	CALC - Consultas na mesma especialidade em 20 dias	5	
EFETIVIDADE	CIRURGIA VASCULAR	CALC - Consultas em outras especialidades em 20 dias	3	35
EFICIÊNCIA	CLÍNICA MÉDICA	P4P - Patologia clínica por usuário	2	
EFICIÊNCIA	CLÍNICA MÉDICA	P4P - Imagem por usuário	2	
EFICIÊNCIA	CLÍNICA MÉDICA	P4P - Sangue oculto por usuário	2	
EFICIÊNCIA	CLÍNICA MÉDICA	CALC - Autogerados e afins por consulta	4	
EFICIÊNCIA	CLÍNICA MÉDICA	CALC - Média de custo por internação	10	
EFICIÊNCIA	CLÍNICA MÉDICA	CALC - Custo da consulta por usuário	10	30
EFETIVIDADE	CLÍNICA MÉDICA	CALC - Reconsultas 40 dias	9	
EFETIVIDADE	CLÍNICA MÉDICA	CALC - Quantidade de internações por consultas	8	
EFETIVIDADE	CLÍNICA MÉDICA	CALC - Média de diárias por internação	6	
EFETIVIDADE	CLÍNICA MÉDICA	CALC - Óbitos de pacientes acompanhados com três ou mais atendimentos em 12 meses	1	
EFETIVIDADE	CLÍNICA MÉDICA	CALC - Pacientes acompanhados e Internados em UTI com três ou mais atendimentos em 12 meses	1	
EFETIVIDADE	CLÍNICA MÉDICA	CALC - Consultas na mesma especialidade em 20 dias	7	
EFETIVIDADE	CLÍNICA MÉDICA	CALC - Consultas em outras especialidades em 20 dias	3	35
EFICIÊNCIA	COLOPROCTOLOGIA	CALC - Autogerados e afins por consulta	10	
EFICIÊNCIA	COLOPROCTOLOGIA	CALC - Média de custo por internação	10	
EFICIÊNCIA	COLOPROCTOLOGIA	CALC - Custo da consulta por usuário	10	30
EFETIVIDADE	COLOPROCTOLOGIA	P4P - Media de diárias por procedimento específico: colectomia	10	
EFETIVIDADE	COLOPROCTOLOGIA	CALC - Reconsultas 40 dias	5	
EFETIVIDADE	COLOPROCTOLOGIA	CALC - Quantidade de internações por consultas	4	
EFETIVIDADE	COLOPROCTOLOGIA	CALC - Média de diárias por internação	5	
EFETIVIDADE	COLOPROCTOLOGIA	CALC - Óbitos de pacientes acompanhados com três ou mais atendimentos em 12 meses	1	

NOME DOMÍNIO	NOME ESPECIALIDADE	NOME INDICADOR	PESO	PESO DOMÍNIO
EFETIVIDADE	COLOPROCTOLOGIA	CALC - Pacientes acompanhados e internados em UTI com três ou mais atendimentos em 12 meses	1	
EFETIVIDADE	COLOPROCTOLOGIA	CALC - Consultas na mesma especialidade em 20 dias	7	
EFETIVIDADE	COLOPROCTOLOGIA	CALC - Consultas em outras especialidades em 20 dias	2	35
EFICIÊNCIA	DERMATOLOGIA	CALC - Custo da consulta por usuário	15	
EFICIÊNCIA	DERMATOLOGIA	CALC - Custo de procedimentos ambulatoriais agrupados por consulta	15	30
EFETIVIDADE	DERMATOLOGIA	CALC - Reconsultas 40 dias	10	
EFETIVIDADE	DERMATOLOGIA	CALC - Óbitos de pacientes acompanhados com três ou mais atendimentos em 12 meses	1	
EFETIVIDADE	DERMATOLOGIA	CALC - Pacientes acompanhados e internados em UTI com três ou mais atendimentos em 12 meses	1	
EFETIVIDADE	DERMATOLOGIA	CALC - Consultas na mesma especialidade em 20 dias	17	
EFETIVIDADE	DERMATOLOGIA	CALC - Consultas em outras especialidades em 20 dias	6	35
EFICIÊNCIA	ENDOCRINOLOGIA E METABOLOGIA	P4P - Patologia clínica por usuário	7	
EFICIÊNCIA	ENDOCRINOLOGIA E METABOLOGIA	CALC - Autogerados e afins por consulta	10	
EFICIÊNCIA	ENDOCRINOLOGIA E METABOLOGIA	CALC - Média de custo por internação	3	
EFICIÊNCIA	ENDOCRINOLOGIA E METABOLOGIA	CALC - Custo da consulta por usuário	10	30
EFETIVIDADE	ENDOCRINOLOGIA E METABOLOGIA	P4P - Hemoglobina glicada por usuário	8	
EFETIVIDADE	ENDOCRINOLOGIA E METABOLOGIA	CALC - Reconsultas 40 dias	8	
EFETIVIDADE	ENDOCRINOLOGIA E METABOLOGIA	CALC - Quantidade de internações por consultas	4	
EFETIVIDADE	ENDOCRINOLOGIA E METABOLOGIA	CALC - Média de diárias por internação	4	
EFETIVIDADE	ENDOCRINOLOGIA E METABOLOGIA	CALC - Óbitos de pacientes acompanhados com três ou mais atendimentos em 12 meses	1	
EFETIVIDADE	ENDOCRINOLOGIA E METABOLOGIA	CALC - Pacientes acompanhados e internados em UTI com três ou mais atendimentos em 12 meses	1	
EFETIVIDADE	ENDOCRINOLOGIA E METABOLOGIA	CALC - Consultas na mesma especialidade em 20 dias	4	

NOME DOMÍNIO	NOME ESPECIALIDADE	NOME INDICADOR	PESO	PESO DOMÍNIO
EFETIVIDADE	ENDOCRINOLOGIA E METABOLOGIA	CALC - Consultas em outras especialidades em 20 dias	5	35
EFICIÊNCIA	GASTROENTEROLOGIA	P4P - Endoscopia e colonoscopia por usuário	5	
EFICIÊNCIA	GASTROENTEROLOGIA	CALC - Autogerados e afins por consulta	10	
EFICIÊNCIA	GASTROENTEROLOGIA	CALC - Média de custo por internação	10	
EFICIÊNCIA	GASTROENTEROLOGIA	CALC - Custo da consulta por usuário	5	30
EFETIVIDADE	GASTROENTEROLOGIA	CALC - Reconsultas 40 dias	7	
EFETIVIDADE	GASTROENTEROLOGIA	CALC - Quantidade de internações por consultas	6	
EFETIVIDADE	GASTROENTEROLOGIA	CALC - Média de diárias por internação	6	
EFETIVIDADE	GASTROENTEROLOGIA	CALC - Óbitos de pacientes acompanhados com três ou mais atendimentos em 12 meses	1	
EFETIVIDADE	GASTROENTEROLOGIA	CALC - Pacientes acompanhados e internados em UTI com três ou mais atendimentos em 12 meses	1	
EFETIVIDADE	GASTROENTEROLOGIA	CALC - Consultas na mesma especialidade em 20 dias	10	
EFETIVIDADE	GASTROENTEROLOGIA	CALC - Consultas em outras especialidades em 20 dias	4	35
EFICIÊNCIA	GINECOLOGIA	P4P - Mamografia em mulheres entre 35 - 50 anos	10	
EFICIÊNCIA	GINECOLOGIA	P4P - Colposcopia por usuário - GO	5	
EFICIÊNCIA	GINECOLOGIA	P4P - Bacterioscopia por usuário - GO	5	
EFICIÊNCIA	GINECOLOGIA	CALC - Autogerados e afins por consulta	3	
EFICIÊNCIA	GINECOLOGIA	CALC - Média de custo por internação	3	
EFICIÊNCIA	GINECOLOGIA	CALC - Custo da consulta por usuário	4	30
EFETIVIDADE	GINECOLOGIA	P4P - Media de diárias por procedimento específico: histerectomia	10	
EFETIVIDADE	GINECOLOGIA	CALC - Quantidade de internações por consultas	5	
EFETIVIDADE	GINECOLOGIA	CALC - Média de diárias por internação	5	
EFETIVIDADE	GINECOLOGIA	CALC - Óbitos de pacientes acompanhados com três ou mais atendimentos em 12 meses	1	
EFETIVIDADE	GINECOLOGIA	CALC - Pacientes acompanhados e Internados em UTI com três ou mais atendimentos em 12 meses	1	

NOME DOMÍNIO	NOME ESPECIALIDADE	NOME INDICADOR	PESO	PESO DOMÍNIO
EFETIVIDADE	GINECOLOGIA	CALC - Consultas na mesma especialidade em 20 dias	11	
EFETIVIDADE	GINECOLOGIA	CALC - Consultas em outras especialidades em 20 dias	2	35
EFICIÊNCIA	HEMATOLOGIA	CALC - Custo da consulta por usuário	15	
EFICIÊNCIA	HEMATOLOGIA	CALC - Custo médio de terapia (quimio ou radio) por paciente	15	30
EFETIVIDADE	HEMATOLOGIA	CALC - Reconsultas 40 dias	7	
EFETIVIDADE	HEMATOLOGIA	CALC - Quantidade de internações por consultas	7	
EFETIVIDADE	HEMATOLOGIA	CALC - Média de diárias por internação	5	
EFETIVIDADE	HEMATOLOGIA	CALC - Óbitos de pacientes acompanhados com três ou mais atendimentos em 12 meses	1	
EFETIVIDADE	HEMATOLOGIA	CALC - Pacientes acompanhados e Internados em UTI com três ou mais atendimentos em 12 meses	1	
EFETIVIDADE	HEMATOLOGIA	CALC - Consultas na mesma especialidade em 20 dias	9	
EFETIVIDADE	HEMATOLOGIA	CALC - Consultas em outras especialidades em 20 dias	5	35
EFICIÊNCIA	INFECTOLOGIA	CALC - Média de custo por internação	15	
EFICIÊNCIA	INFECTOLOGIA	CALC - Custo da consulta por usuário	15	30
EFETIVIDADE	INFECTOLOGIA	CALC - Reconsultas 40 dias	8	
EFETIVIDADE	INFECTOLOGIA	CALC - Quantidade de internações por consultas	6	
EFETIVIDADE	INFECTOLOGIA	CALC - Média de diárias por internação	5	
EFETIVIDADE	INFECTOLOGIA	CALC - Óbitos de pacientes acompanhados com três ou mais atendimentos em 12 meses	1	
EFETIVIDADE	INFECTOLOGIA	CALC - Pacientes acompanhados e internados em UTI com três ou mais atendimentos em 12 meses	1	
EFETIVIDADE	INFECTOLOGIA	CALC - Consultas na mesma especialidade em 20 dias	10	
EFETIVIDADE	INFECTOLOGIA	CALC - Consultas em outras especialidades em 20 dias	4	35
EFICIÊNCIA	MASTOLOGIA	P4P - Mamografia em mulheres entre 35 - 50 anos	10	
EFICIÊNCIA	MASTOLOGIA	CALC - Média de custo por internação	10	
EFICIÊNCIA	MASTOLOGIA	CALC - Custo da consulta por usuário	10	30
EFETIVIDADE	MASTOLOGIA	P4P - Media de diárias por procedimento específico: mastectomia	10	
EFETIVIDADE	MASTOLOGIA	CALC - Reconsultas 40 dias	5	
EFETIVIDADE	MASTOLOGIA	CALC - Quantidade de internações por consultas	8	

NOME DOMÍNIO	NOME ESPECIALIDADE	NOME INDICADOR	PESO	PESO DOMÍNIO
EFETIVIDADE	MASTOLOGIA	CALC - Média de diárias por internação	2	
EFETIVIDADE	MASTOLOGIA	CALC - Óbitos de pacientes acompanhados com três ou mais atendimentos em 12 meses	1	
EFETIVIDADE	MASTOLOGIA	CALC - Pacientes acompanhados e internados em UTI com três ou mais atendimentos em 12 meses	1	
EFETIVIDADE	MASTOLOGIA	CALC - Consultas na mesma especialidade em 20 dias	5	
EFETIVIDADE	MASTOLOGIA	CALC - Consultas em outras especialidades em 20 dias	3	35
EFICIÊNCIA	NEFROLOGIA	P4P - Patologia clínica por usuário	5	
EFICIÊNCIA	NEFROLOGIA	CALC - Autogerados e afins por consulta	5	
EFICIÊNCIA	NEFROLOGIA	CALC - Média de custo por internação	10	
EFICIÊNCIA	NEFROLOGIA	CALC - Custo da consulta por usuário	10	30
EFETIVIDADE	NEFROLOGIA	CALC - Reconsultas 40 dias	5	
EFETIVIDADE	NEFROLOGIA	CALC - Quantidade de internações por consultas	10	
EFETIVIDADE	NEFROLOGIA	CALC - Média de diárias por internação	4	
EFETIVIDADE	NEFROLOGIA	CALC - Óbitos de pacientes acompanhados com três ou mais atendimentos em 12 meses	1	
EFETIVIDADE	NEFROLOGIA	CALC - Pacientes acompanhados e internados em UTI com três ou mais atendimentos em 12 meses	1	
EFETIVIDADE	NEFROLOGIA	CALC - Consultas na mesma especialidade em 20 dias	10	
EFETIVIDADE	NEFROLOGIA	CALC - Consultas em outras especialidades em 20 dias	4	35
EFICIÊNCIA	NEUROCIRURGIA	P4P - Eletroencefalograma por usuário	2	
EFICIÊNCIA	NEUROCIRURGIA	P4P - TC por usuário - Neuro	2	
EFICIÊNCIA	NEUROCIRURGIA	P4P - RM por usuário - Neuro	2	
EFICIÊNCIA	NEUROCIRURGIA	P4P - Eletroneuromiografia por usuário	2	
EFICIÊNCIA	NEUROCIRURGIA	P4P - Polissonografia por usuário	2	
EFICIÊNCIA	NEUROCIRURGIA	CALC - Autogerados e afins por consulta	5	
EFICIÊNCIA	NEUROCIRURGIA	CALC - Média de custo por internação	10	
EFICIÊNCIA	NEUROCIRURGIA	CALC - Custo da consulta por usuário	5	30
EFETIVIDADE	NEUROCIRURGIA	P4P - Media de diárias por procedimento específico: tratamento cirúrgico do hematoma	10	
EFETIVIDADE	NEUROCIRURGIA	CALC - Reconsultas 40 dias	7	
EFETIVIDADE	NEUROCIRURGIA	CALC - Quantidade de internações por consultas	4	

NOME DOMÍNIO	NOME ESPECIALIDADE	NOME INDICADOR	PESO	PESO DOMÍNIO
EFETIVIDADE	NEUROCIRURGIA	CALC - Média de diárias por internação	2	
EFETIVIDADE	NEUROCIRURGIA	CALC - Óbitos de pacientes acompanhados com três ou mais atendimentos em 12 meses	1	
EFETIVIDADE	NEUROCIRURGIA	CALC - Pacientes acompanhados e internados em UTI com três ou mais atendimentos em 12 meses	1	
EFETIVIDADE	NEUROCIRURGIA	CALC - Consultas na mesma especialidade em 20 dias	7	
EFETIVIDADE	NEUROCIRURGIA	CALC - Consultas em outras especialidades em 20 dias	3	35
EFICIÊNCIA	NEUROLOGIA	P4P - Eletroencefalograma por usuário	2	
EFICIÊNCIA	NEUROLOGIA	P4P - TC por usuário - Neuro	2	
EFICIÊNCIA	NEUROLOGIA	P4P - RM por usuário - Neuro	2	
EFICIÊNCIA	NEUROLOGIA	P4P - Eletroneuromiografia por usuário	2	
EFICIÊNCIA	NEUROLOGIA	P4P - Polissonografia por usuário	2	
EFICIÊNCIA	NEUROLOGIA	CALC - Autogerados e afins por consulta	5	
EFICIÊNCIA	NEUROLOGIA	CALC - Média de custo por internação	10	
EFICIÊNCIA	NEUROLOGIA	CALC - Custo da consulta por usuário	5	30
EFETIVIDADE	NEUROLOGIA	CALC - Reconsultas 40 dias	8	
EFETIVIDADE	NEUROLOGIA	CALC - Quantidade de internações por consultas	6	
EFETIVIDADE	NEUROLOGIA	CALC - Média de diárias por internação	5	
EFETIVIDADE	NEUROLOGIA	CALC - Óbitos de pacientes acompanhados com três ou mais atendimentos em 12 meses	1	
EFETIVIDADE	NEUROLOGIA	CALC - Pacientes acompanhados e internados em UTI com três ou mais atendimentos em 12 meses	1	
EFETIVIDADE	NEUROLOGIA	CALC - Consultas na mesma especialidade em 20 dias	10	
EFETIVIDADE	NEUROLOGIA	CALC - Consultas em outras especialidades em 20 dias	4	35
EFICIÊNCIA	OFTALMOLOGIA	P4P - Mapeamento de retina por usuário	4	
EFICIÊNCIA	OFTALMOLOGIA	P4P - Tonometria por usuário	4	
EFICIÊNCIA	OFTALMOLOGIA	P4P - Tomografia de coerência óptica - Oftalmo	4	
EFICIÊNCIA	OFTALMOLOGIA	P4P - Terapia Imunológica Intravenosa	4	
EFICIÊNCIA	OFTALMOLOGIA	CALC - Autogerados e afins por consulta	4	
EFICIÊNCIA	OFTALMOLOGIA	CALC - Custo da consulta por usuário	10	30
EFETIVIDADE	OFTALMOLOGIA	CALC - Reconsultas 40 dias	12	
EFETIVIDADE	OFTALMOLOGIA	CALC - Óbitos de pacientes acompanhados com três ou mais atendimentos em 12 meses	1	

NOME ESPECIALIDADE		NOME INDICADOR	PESO	PESO DOMÍNIO
EFETIVIDADE	OFTALMOLOGIA	CALC - Pacientes acompanhados e internados em UTI com três ou mais atendimentos em 12 meses	1	
EFETIVIDADE	OFTALMOLOGIA	CALC - Consultas na mesma especialidade em 20 dias	17	
EFETIVIDADE	OFTALMOLOGIA	CALC - Consultas em outras especialidades em 20 dias	4	35
EFICIÊNCIA	ORTOPEDIA E TRAUMATOLOGIA	P4P - TC por usuário - Ortopedia	2	
EFICIÊNCIA	ORTOPEDIA E TRAUMATOLOGIA	P4P - Fisioterapia por usuário	2	
EFICIÊNCIA	ORTOPEDIA E TRAUMATOLOGIA	P4P - RM por usuário - Ortopedia	2	
EFICIÊNCIA	ORTOPEDIA E TRAUMATOLOGIA	P4P - Artroscopia por usuário	2	
EFICIÊNCIA	ORTOPEDIA E TRAUMATOLOGIA	P4P - USG por usuário - Ortopedia	2	
EFICIÊNCIA	ORTOPEDIA E TRAUMATOLOGIA	P4P - Eletroneuromiografia por usuário	2	
EFICIÊNCIA	ORTOPEDIA E TRAUMATOLOGIA	CALC - Autogerados e afins por consulta	6	
EFICIÊNCIA	ORTOPEDIA E TRAUMATOLOGIA	CALC - Média de custo por internação	10	
EFICIÊNCIA	ORTOPEDIA E TRAUMATOLOGIA	CALC - Custo da consulta por usuário	2	30
EFETIVIDADE	ORTOPEDIA E TRAUMATOLOGIA	P4P - Media de diárias por procedimento específico: artroplastia total de quadril	10	
EFETIVIDADE	ORTOPEDIA E TRAUMATOLOGIA	CALC - Reconsultas 40 dias	5	
EFETIVIDADE	ORTOPEDIA E TRAUMATOLOGIA	CALC - Quantidade de internações por consultas	5	
EFETIVIDADE	ORTOPEDIA E TRAUMATOLOGIA	CALC - Média de diárias por internação	3	
EFETIVIDADE	ORTOPEDIA E TRAUMATOLOGIA	CALC - Óbitos de pacientes acompanhados com três ou mais atendimentos em 12 meses	1	
EFETIVIDADE	ORTOPEDIA E TRAUMATOLOGIA	CALC - Pacientes acompanhados e internados em UTI com três ou mais atendimentos em 12 meses	1	
EFETIVIDADE	ORTOPEDIA E TRAUMATOLOGIA	CALC - Consultas na mesma especialidade em 20 dias	8	
EFETIVIDADE	ORTOPEDIA E TRAUMATOLOGIA	CALC - Consultas em outras especialidades em 20 dias	2	35

NOME DOMÍNIO	NOME ESPECIALIDADE	NOME INDICADOR	PESO	PESO DOMÍNIO
EFICIÊNCIA	OTORRINOLARINGOLOGIA	P4P - Fibronaso por usuário	2	
EFICIÊNCIA	OTORRINOLARINGOLOGIA	P4P - Audiometria por usuário	2	
EFICIÊNCIA	OTORRINOLARINGOLOGIA	P4P - Vídeo-otorrino por usuário	2	
EFICIÊNCIA	OTORRINOLARINGOLOGIA	CALC - Autogerados e afins por consulta	10	
EFICIÊNCIA	OTORRINOLARINGOLOGIA	CALC - Média de custo por internação	10	
EFICIÊNCIA	OTORRINOLARINGOLOGIA	CALC - Custo da consulta por usuário	4	30
EFETIVIDADE	OTORRINOLARINGOLOGIA	P4P - Media de diárias por procedimento específico: septo-turbinecto-adenoidecto-amigdalectomia	10	
EFETIVIDADE	OTORRINOLARINGOLOGIA	CALC - Reconsultas 40 dias	5	
EFETIVIDADE	OTORRINOLARINGOLOGIA	CALC - Quantidade de internações por consultas	4	
EFETIVIDADE	OTORRINOLARINGOLOGIA	CALC - Média de diárias por internação	2	
EFETIVIDADE	OTORRINOLARINGOLOGIA	CALC - Óbitos de pacientes acompanhados com três ou mais atendimentos em 12 meses	1	
EFETIVIDADE	OTORRINOLARINGOLOGIA	CALC - Pacientes acompanhados e internados em UTI com três ou mais atendimentos em 12 meses	1	
EFETIVIDADE	OTORRINOLARINGOLOGIA	CALC - Consultas na mesma especialidade em 20 dias	10	
EFETIVIDADE	OTORRINOLARINGOLOGIA	CALC - Consultas em outras especialidades em 20 dias	2	35
EFICIÊNCIA	PEDIATRIA	CALC - Média de custo por internação	10	
EFICIÊNCIA	PEDIATRIA	CALC - Custo da consulta por usuário	20	30
EFETIVIDADE	PEDIATRIA	CALC - Reconsultas 40 dias	8	
EFETIVIDADE	PEDIATRIA	CALC - Quantidade de internações por consultas	6	
EFETIVIDADE	PEDIATRIA	CALC - Média de diárias por internação	4	
EFETIVIDADE	PEDIATRIA	CALC - Óbitos de pacientes acompanhados com três ou mais atendimentos em 12 meses	1	
EFETIVIDADE	PEDIATRIA	CALC - Pacientes acompanhados e internados em UTI com três ou mais atendimentos em 12 meses	1	
EFETIVIDADE	PEDIATRIA	CALC - Consultas na mesma especialidade em 20 dias	10	
EFETIVIDADE	PEDIATRIA	CALC - Consultas em outras especialidades em 20 dias	5	35
EFICIÊNCIA	PNEUMOLOGIA	P4P - Prova de função pulmonar por usuário	5	30
EFICIÊNCIA	PNEUMOLOGIA	CALC - Autogerados e afins por consulta	10	
EFICIÊNCIA	PNEUMOLOGIA	CALC - Média de custo por internação	10	

NOME DOMÍNIO	NOME ESPECIALIDADE	NOME INDICADOR	PESO	PESO DOMÍNIO
EFICIÊNCIA	PNEUMOLOGIA	CALC - Custo da consulta por usuário	5	
EFETIVIDADE	PNEUMOLOGIA	CALC - Reconsultas 40 dias	7	
EFETIVIDADE	PNEUMOLOGIA	CALC - Quantidade de internações por consultas	7	
EFETIVIDADE	PNEUMOLOGIA	CALC - Média de diárias por internação	5	
EFETIVIDADE	PNEUMOLOGIA	CALC - Óbitos de pacientes acompanhados com três ou mais atendimentos em 12 meses	1	
EFETIVIDADE	PNEUMOLOGIA	CALC - Pacientes acompanhados e internados em UTI com três ou mais atendimentos em 12 meses	1	
EFETIVIDADE	PNEUMOLOGIA	CALC - Consultas na mesma especialidade em 20 dias	10	
EFETIVIDADE	PNEUMOLOGIA	CALC - Consultas em outras especialidades em 20 dias	4	35
EFICIÊNCIA	PSIQUIATRIA	CALC - Média de custo por internação	15	
EFICIÊNCIA	PSIQUIATRIA	CALC - Custo da consulta por usuário	15	30
EFETIVIDADE	PSIQUIATRIA	CALC - Reconsultas 40 dias	7	
EFETIVIDADE	PSIQUIATRIA	CALC - Quantidade de internações por consultas	7	
EFETIVIDADE	PSIQUIATRIA	CALC - Média de diárias por internação	5	
EFETIVIDADE	PSIQUIATRIA	CALC - Óbitos de pacientes acompanhados com três ou mais atendimentos em 12 meses	1	
EFETIVIDADE	PSIQUIATRIA	CALC - Pacientes acompanhados e internados em UTI com três ou mais atendimentos em 12 meses	1	
EFETIVIDADE	PSIQUIATRIA	CALC - Consultas na mesma especialidade em 20 dias	10	
EFETIVIDADE	PSIQUIATRIA	CALC - Consultas em outras especialidades em 20 dias	4	35
EFICIÊNCIA	REUMATOLOGIA	P4P - Patologia clínica por usuário	4	
EFICIÊNCIA	REUMATOLOGIA	P4P - Imagem por usuário	4	
EFICIÊNCIA	REUMATOLOGIA	P4P - Terapia Imunológica Intravenosa	4	
EFICIÊNCIA	REUMATOLOGIA	CALC - Autogerados e afins por consulta	2	
EFICIÊNCIA	REUMATOLOGIA	CALC - Média de custo por internação	10	
EFICIÊNCIA	REUMATOLOGIA	CALC - Custo da consulta por usuário	6	30
EFETIVIDADE	REUMATOLOGIA	CALC - Reconsultas 40 dias	8	
EFETIVIDADE	REUMATOLOGIA	CALC - Quantidade de internações por consultas	6	
EFETIVIDADE	REUMATOLOGIA	CALC - Média de diárias por internação	5	
EFETIVIDADE	REUMATOLOGIA	CALC - Óbitos de pacientes acompanhados com três ou mais atendimentos em 12 meses	1	

NOME DOMÍNIO	NOME ESPECIALIDADE	NOME INDICADOR	PESO	PESO DOMÍNIO
EFETIVIDADE	REUMATOLOGIA	CALC - Pacientes acompanhados e internados em UTI com três ou mais atendimentos em 12 meses	1	
EFETIVIDADE	REUMATOLOGIA	CALC - Consultas na mesma especialidade em 20 dias	10	
EFETIVIDADE	REUMATOLOGIA	CALC - Consultas em outras especialidades em 20 dias	4	35
EFICIÊNCIA	UROLOGIA	P4P - Litotripsia por usuário	2	
EFICIÊNCIA	UROLOGIA	P4P - PSA em homens acima de 40 anos	2	
EFICIÊNCIA	UROLOGIA	P4P - USG por usuário - Urologia	2	
EFICIÊNCIA	UROLOGIA	P4P - TC por usuário - Urologia	2	
EFICIÊNCIA	UROLOGIA	P4P - Cistoscopia por usuário	2	
EFICIÊNCIA	UROLOGIA	P4P - RM por usuário - Urologia	2	
EFICIÊNCIA	UROLOGIA	CALC - Autogerados e afins por consulta	10	
EFICIÊNCIA	UROLOGIA	CALC - Média de custo por internação	5	
EFICIÊNCIA	UROLOGIA	CALC - Custo da consulta por usuário	3	30
EFETIVIDADE	UROLOGIA	P4P - Media de diárias por procedimento específico: RTU de próstata	10	
EFETIVIDADE	UROLOGIA	CALC - Reconsultas 40 dias	5	
EFETIVIDADE	UROLOGIA	CALC - Quantidade de internações por consultas	5	
EFETIVIDADE	UROLOGIA	CALC - Média de diárias por internação	4	
EFETIVIDADE	UROLOGIA	CALC - Óbitos de pacientes acompanhados com três ou mais atendimentos em 12 meses	1	
EFETIVIDADE	UROLOGIA	CALC - Pacientes acompanhados e internados em UTI com três ou mais atendimentos em 12 meses	1	
EFETIVIDADE	UROLOGIA	CALC - Consultas na mesma especialidade em 20 dias	7	
EFETIVIDADE	UROLOGIA	CALC - Consultas em outras especialidades em 20 dias	2	35

NOME DOMÍNIO	NOME INDICADOR	PESO	PESO DOMÍNIO
SATISFAÇÃO	FORN - Prazo para agendamento de consultas (disponibilidade de agenda médica)	10	
SATISFAÇÃO	FORN - Reclamações na ouvidoria	2,5	
SATISFAÇÃO	FORN - Pesquisa de satisfação individual	2,5	15

NOME DOMÍNIO	NOME INDICADOR	PESO	PESO DOMÍNIO
ESTRUTURA	FORN - Participações na cooperativa	7	
ESTRUTURA	FORN - Entrega da produção em conformidade	1	
ESTRUTURA	FORN - Entrega da produção no prazo	1	
ESTRUTURA	FORN - Utilização do autorizador eletrônico	1	
ESTRUTURA	FORN - Capacitação médica	10	20

Referências

Abenson R. Health Insurers Are Trying New Payment Models, Study Shows. Blue Cross Blue Shields Report. Jul 2014.

Abicalaffe CL. International P4P Programs: P4P Programs for the Brazilian Private Health Sector - P4P-Impacto. The 5th National Pay for Performance Summit. 8-10 Mar 2010.

Abicalaffe CL. Pagamento por Performance. As armadilhas mais freqüentes que estarão no caminho dos gestores da área de saúde que tenham a iniciativa de implantar estes programas. Saúde Business, Nov 2009.

Abicalaffe CL. Pay For Performance Program for Brazilian Private Health Plan. How to Implement and Measure. Presented at ISPOR. 13th International Congress. Toronto, Canada. Value in Health. 2008;11(3).

Abicalaffe CL. Remuneração Baseada em Performance. O Que Existe de Diferente da Consulta Bonificada utilizada em algumas Unimeds. Poster apresentado na ISPOR 2nd Latin American Conference. Rio de Janeiro. 2009.

Abicalaffe, CLL. Pagamento por Performance: O desafio de avaliar o desempenho na área da saúde. J. Bras. Econ. Saúde. 2010;3(1):201-206.

Adamski J, Godman B, Ofierska-Sujkowska G et al. Risk sharing arrangements for pharmaceuticals: potential considerations and recommendations for European payers. BMC Health Services Research. 2010;10:153. Disponível em: <http://www.biomedcentral.com/1472-6963/10/153>.

Agência Nacional de Saúde Suplementar. Resolução Normativa nº 139 - Institui o Programa de Qualificação da Saúde Suplementar. 24 nov 2006.

Agência Nacional de Saúde Suplementar. Resolução Normativa nº 275 - Dispõe sobre a Instituição do Programa de Monitoramento da Qualidade dos Prestadores de Serviços na Saúde Suplementar – QUALISS. 1 nov 2011.

Appleby J, Harrison T, Hawkins L, Dixon A. Payment by Results. How can payment systems help to deliver better care?. The King's Fund. 2012.

Basinga P, Gertler PJ, Soucat ALB, Binagwaho A, Sturdy JR, Vermeersch CMJ. Paying Primary Health Care Centers for Performance in Rwanda. World Bank [Internet]. Washington, DC. 2010. Disponível em: <https://openknowledge.worldbank.org/handle/10986/19900>.

Baumann MH, Dellert E. Performance Measures and Pay for Performance. Chest. 2006;129:188-191.

Best Care at Lowe Cost: The Path do Continuously Learning Health Care in America. Comitee on Learning Health Care in America. ISBN 978-0-309-26073-2. Institute of Medicine. 2012.

Blachier C, Kanavos P. France Pharmaceutical Pricing and Reimbursement Policies. EUDRA Database. Acessado em: 1 dez 2005. Disponível em: <http://pharmacos.eudra.org/g10/docs/tse/France.pdf>.

Borem P et al. Health Systems 20/20 Project Brazilian Pay-For-Performance Case Study UNIMED--Belo Horizonte Physician Cooperative. Bethesda, MD: Health System 20/20 project. Bethesda: Abt Associates Inc. 2010.

Berquó ES, Gotlieb SLD, Souza JMP. Bioestatística. 2 ed. São Paulo: Editora EPU: 1999. 368 p.

British Medical Journal Evidence Centre. Clinical Evidence Handbook. London: BMJ Publishing Group; 2011.

Bufalino V et al. Principles and Recommendation from the American Heart Association's reimbursement, coverage, and access polity development workgroup. Circulation. 2006;113:1151-1154.

Busse R. Measuring, Monitoring, And Managing Quality In Germany's Hospitals. Health Affairs. 2009;28(2):w294-w304.

Campbell et al. Effects of pay-for-performance on the quality of primary care in England. The New England Journal of Medicine. Massachusetts. 2009;361(4):368-78.

Carlson JJ, Garrison LP, Sullivan SD. Paying for outcomes: innovative coverage and reimbursement schemes for pharmaceuticals. Journal of Managed Care Pharmacy. Out 2009;15(8).

Centers for Medicare & Medicaid Services - CMS. Medicare Program: Hospital Inpatient Value-Based Purchasing Program. Federal Register - USA (Rules and Regulations). 6 mai 2011;76:88.

Conceição C, Antunes A, Van Lerberghe W, Ferrinho P. As diferenças regionais na adesão ao Regime Remuneratório Experimental dos Médicos de Clínica Geral até janeiro de 2000. Rev. Port. Clin. Geral. 2003;19:227-36.

Cromwell J, Trisolini MG, Pope GC et al. (eds). Pay for Performance in Health Care: Methods and Approaches. NC: RTI Press. 2011.

Crossh F, Comb J. We'll Need A Bigger Boat: Reimagining The Hospital-Physician Partnership. Abr 2014.

Crossing the Quality Chasm. A New Health System for the 21st Century. Institute of Medicine. The National Academy Press. Washington DC. 2001.

De Brantes F. It's The Incentives, Stupid!. Why Rotten Incentives Continue To Screw Up Health Care. 2012.

De Brantes F. The Incentive Cure. The Real Relief For Health Care. 2013.

Devers K, Berenson R. Can Accountable Care Organizations Improve the Value of Health Care by Solving the Cost and Quality Quandaries? Timely Analysis of Immediate Health Policy Issues. Robert Wood Johnson Fundation. Out 2009.

Docteur E, Oxley H. Health-Care Systems: Lessons from the Reform Experience. OECD Papers. 2003.

Donabedian A. The quality of care. How can it be assessed? JAMA. 1988;260:1743-8.

Doran T et al. Exempting dissenting patients from pay for performance schemes: retrospective analysis of exception reporting in the UK Quality and Outcomes Framework. BMJ. Abr 2012;344.

Ellis R, McGuire T. Provider behaviour under prospective payment - Supply side cost sharing in health care. Journal of Health Economics 5. 1986. p. 129-151.

Epstein A et al. Paying Physician for High-Quality Care. N. England Journal Medicine. 2004;350:406.

Escrivão A Jr. Uso de indicadores de saúde na gestão de Hospitais públicos da região Metropolitana de São Paulo. São Paulo: Fundação Getulio Vargas; 2004.

Flodgren G et al. An overview of reviews evaluating the effectiveness of financial incentives in changing healthcare professional behaviours and patient outcomes. Cocrane Review. 2011.

Folland S, Goodmand A. The Economics of Health and Health Care. 4 ed. New Jersey: Prentice Hall; 2004.

Folland S et al. Managed care. Chapter 12. 2012.

Forrest C et al. Managing the Metric vs Managing the Patient: The Physician's View of Pay for Performance. The American Journal of Managed Care. 2006;12(2):83-5.

Freitas JE. Projeto de intervenção: integração entre o sistema da CIH e o padrão TISS. Trabalho apresentado ao curso MBA em Regulação em Saúde Suplementar. Pós-graduação da Fundação Getulio Vargas. 2008.

Fundação Oswaldo Cruz. PROADESS – Avaliação de Desempenho do Sistema de Saúde Brasileiro. Rio de Janeiro: Fiocruz; 2011.

Garrison LP, Towse A, Briggs A et al. Performance-based risk-sharing Arrangements - Good Practices for Design, Implementation, and Evaluation: Report of the ISPOR Good Practices for Performance-Based Risk--Sharing Arrangements Task Force. Value in Health. 2013;16:703-719.

Giuffrida A, Gravelle, H. Inducing or restraining demand: the market for night visits in primary care. Journal of Health Economics. 2001;20:755-779.

Gold MR. Cost-Effectiveness in Health and Medicine. 3 ed. Oxford: Oxford University Press; 1996.

Gosfield A, Reinertsen J. Finding Common Cause in Quality: Confronting the Physician Engagement Challenge. The Physician Executive. Abr 2008.

Greene J et al. Large Performance Incentives Had The Greatest Impact On Providers Whose Quality Metrics Were Lowest At Baseline. Health Affairs. Abr 2015;34(4):673-680.

Grignon M, Paris V, Polton D. with the co-operation of Agnès Couffinhal and Bertrand Pierrard CREDES, Paris, France. Discussion Paper nº 35 - Influence of Physician Payment Methods on the Efficiency of the Health Care System. Comission on the future of health care in Canada, Nov 2002.

Guedes MLS, Guedes JS. Bioestatística para profissionais de saúde. Brasília: MCT – CNPq; Rio de Janeiro: Ao Livro Técnico S.A. 1988. 201 p.

Halvorson. Health Care Will Not Reform Itself. CRC Press. New York. 2009.

Heinessen, B. Denmark Pharmaceutical Pricing and Reimbursement Policies, EUDRA Database.

Herck PV et al. Systematic review: Effects, design choices, and context of pay-for-performance in health care. BMC Health Services Research. 2010,10:247.

Herman B. How Pay-for-Performance Compensation Plans Can Facilitate Physician Alignment. MedSinergys. 7 abr 2014.

Hipólito F, Conceição C, Ramos V, Van Lerberghe W, Ferrinho P. Quem aderiu ao Regime Remuneratório Experimental e porquê. Rev. Port. Clin. Geral. 2002;18:89-92.

Holahan J, Hadley J, Scanlon W, Lee R, Bluck J. Paying for physician services under Medicare and Medicaid. Milbank Mem. Fund. Q. Health Soc. 1979;57(2):183-211.

Hurst JW. The Reform of Health Care: a Comparative Analysis of Seven OECD Countries. In: OECD Health Policy Studies No. 2. Paris: OECD; 1992.

Institute of Medicine. Rewarding Provider Performance: aligning incentives in Medicare. The National Academy Press. Washington DC; 2007.

Institute of Medicine. To Err Is Human: Building a safer health system. Washington DC: The National Academy Press; 1999.

Iverson T, Luras H. Capitation and incentives in primary care. In: The Elgar Companion to Health Economics. Edward Elgar. 2006.

Iverson T, Luras H. The effect of capitation on GP's referral decisions. Health Economics. 2000;9:199-210.

Joint Comission. Specifications Manual for National Hospital Quality Measures. Acessado em: Nov 2010.

James JT. New, Evidence-based Estimate of Patient Harms Associated with Hospital Care. Patient Safety. Set 2013;9(3).

Kenney C. The Best Practice. Public Affairs. Philadelphia. 2008.

Keeping Score: A comparison of pay-for-performance programs among commercial insurers. PricewaterhouseCoopers' Health Research Institute. 2007.

Kristiansen IS, Mooney G. Remuneration of GP services: time for more explicit objectives? A review of the system in five industrialised countries. Health Policy. 1993;24:203-212.

Labelle R, Hurley J, Rice T. The relationship between physician fees and the utilization of medical services in Ontario. Health Econ. Health Serv. Res. 1990;11:49-78.

Lee T. Engaging doctor in the health care revolution. HBR. Jun 2014.

Lian L. Connect for Health. Transforming Care Delivery at Kaiser Permanente. A Wiley Imprint. San Francisco, CA. 2010.

Martin C, Hogg W. How Family Physician is funded in Canada. The Medical Journal of Australia, 2004;181(2):111-112.

Maynard A. The Powers And Pitfalls Of Payment For Performance. Health Econ. 2012;21:3-12.

Medronho RA et al. Epidemiologia. São Paulo: Editora Atheneu; 2004. 493 p.

Medicare Home Health Pay for Performance Demonstration. Centers for Medicare & Medicaid Services - CMS [Internet]. 2006. Disponível em: <https://www.cms.gov/Medicare/Demonstration-Projects/DemoProjectsEvalRpts/Downloads/HHPP-Summary.pdf>.

Millenson ML. Pay for Performance: The best worst choice. Qual. Saf. Health Care. 2004;13:323-324.

Ministère de la Santé; Haute Autorité de Santé. Coordination pour la Mesure de la Performance et l'Amélioration de la Qualité Hospitalière: COMPAQH. Acessado em: nov 2010. Disponível em: <http://ifr69.vjf.inserm.fr/compaqh/?cp=Portugais>.

Ministério da Saúde. Programa de Avaliação para a Qualificação do Sistema Único de Saúde. Brasília: Departamento de Monitoramento e Avaliação do SUS; 2011.

National Committee for Quality Assurance. The Healthcare Effectiveness Data and Information Set: HEDIS. Washington: NCQA; 2010.

National Quality and Outcomes Framework Statistics for England. Mai 2004.

National Quality Measures Clearinghouse / Measures By Domain. Acessado em: 04 jan 2011. Disponível em: <http://qualitymeasures.ahrq.gov/browse/by-domain.aspx>.

National Scorecard on Payment Reform. Catalyst for Payment Reform [Internet]. 2014. Disponível em: <http://www.catalyzepaymentreform.org/images/documents/nationalscorecard2014.pdf>.

NHS Report. Early lessons from payment by results. Audit Comission. UK. 2004.

Nita ME, Campino ACC, Secoli SR et al. Avaliação de tecnologias em saúde. Evidência clínica, análise econômica e análise de decisão. Porto Alegre: Biblioteca Gestão Hospitalar da Artmed Editora; 2010.

Noronha MF, Veras CT, Leite IC, Martins MS, Braga Neto F, Silver L. O desenvolvimento dos "Diagnosis Related Groups" - DRGs. Metodologia de classificação de pacientes hospitalares. Revista de Saúde Pública. 1991;25(3):198-208.

Palmer GR. International comparisons of hospital usage: a study of nine countries based on DRGs: School of Health Services Management. University of New South Wales. 1989.

Pay for Performance (P4P). Archive. In: Agency for Heatlhcare Research and Quality - AHRQ [Internet]. Out 2014. Disponível em: <http://archive.ahrq.gov/professionals/quality-patient-safety/quality-resources/tools/pay4per/pay4per.html>.

Pay-for-Performance / Quality Incentives. Centers for Medicare & Medicaid Services - CMS [Internet]. 24 mai 2005. Disponível em: <https://www.cms.gov/Regulations-and-Guidance/Guidance/FACA/downloads/tab_H.pdf>.

Pimenta FA et al. Avaliação da qualidade de vida de aposentados com a utilização do questionário SF-36. Rev. Assoc. Med. Bras. São Paulo. Jan-fev 2008;54:1[Acessado em: junho de 2015]. Disponível em: <http://www.scielo.br/scielo.php?script=sci_arttext&pid=S0104-42302008000100021>.

Piola S. Economia da Saúde. Brasil: IPEA; Ministério da Saúde. 1999.

Pomp M. Pay for Performance and health outcomes: a next step in Dutch health care reform? Council for Public Health and Health Care. 2010.

Portugal. Autoavaliação do Regime Remunetarório Experimental. Direcção Geral de Saúde; nov 2004.

Portugal. Avaliação do Regime Remuneratório Experimental para Médicos da Carreira de Clínica Geral. Direcção Geral de Saúde; 2002.

Portugal. Relatório Regime Remuneratório Experimental dos Médicos de Clínica Geral. Direcção Geral de Saúde; 2003.

Portugal. Decreto-Lei 117/98 103/98. Diário da República. 5 mai 1998;Série I-A(103):1991.

Programa Compromisso com a Qualidade Hospitalar. Relatório de Indicadores CQH versão: Fevereiro de 2009-02. Acesso em: 10 jan 2011. Disponível em: <http://www.cqh.org.br/?q=taxonomy/term/4>.

Projeto Diretrizes da Associação Médica Brasileira. Acessado em: 10 jan 2011. Disponível em: <http://www.projetodiretrizes.org.br/>.

Quality Outcome Framework. Acessado em: 20 mar 2015. Disponível em: <http://www.nhsemployers.org/your-workforce/primary-care-contacts/general-medical-services/quality-and-outcomes-framework>.

Reinertsen JL, Gosfield AG, Rupp W, Whittington JW. Engaging Physicians in a Shared Quality Agenda. IHI Innovation Series white paper. Cambridge, Massachusetts: Institute for Healthcare Improvement; 2007.

Rice T. The physician as the patient's agency. The Elgar Companion to Health Economics. Edward Elgar. 2006.

Robinson JC et al. The Alignment and Blending of Payment Incentives within Physician Organizations. HSR: Health Services Research October. 2004;39:5,1589-1606.

Robinson JC. Theory and Practice in the design of physician payment system. The Milkbank Quartely. 2001;79(2).

Robinson JC. Payment Mechanisms, nonprice incentives, and organizational innovation in health care. Inquiry. 1993;30(3):328-33.

Rochaix L. Performance-tied payment systems for physicians. In: Saltzman RB et al. (eds). Critical challenges for health care reform in Europe. Open University Press. 1998.

Rosenthal M et al. Pay for Performance in Commercial HMOs. N. England Journal of Medicine. 2006;355:1895-902.

Rosenthal M, Cutles D, Feder J. The ACO Rules - Striking the Balance between Participation and Transformative Potential. New England Journal of Medicine. 13 jul 2011.

Rosenthal M. Early Experience with Pay-for-Performance: From concept to practice. JAMA. 2005;294(14):1788-93.

Rowe JW. Pay-for-Performance and Accountability: Related Themes in Improving Health Care. Ann. Intern. Med. 2006;145:695-699.

Safran DG. The Primary Care Assessment Survey: A tool for measuring, monitoring, and improving primary care. In: Maurish ME (ed.). Handbook of Psychological Assessment. Mahwah, NJ: Lawrence Erlbaum Associates, Inc.; 2000.

Schatz M. Does Pay-for-performance Influence the Quality of Care?: Studies on the Effectiveness of Pay-for-performance Programmes. Curr. Opin. Allergy Clin. Immunol. Jun 2008;8(3):213-21.

Scheffler RM. Pay for Performance (P4P) Programs in Health Services: What is the evidence? WHO - World Health Report. Background Paper. 2010;31.

Schuster MA, McGlynn EA, Brook RH. How good is the quality of health care in the United States? Milbank Q. 1998;76(4):517-63, 509.

Scott A. Economics of General Practice. In: Culyer AJ, Newhouse JP (eds.). Handbook of Health Economics. 2000.

Serumaga et al. Effect of pay for performance on the management and outcomes of hypertension in the United Kingdom: interrupted time series study. BMJ. 2011.

Shrank W. Evaluation Of New Care And Payment Models. The Center For Medicare And Medicaid Innovation's Blueprint For Rapid-Cycle. Health Affairs. 2013. p. 32-4.

Shrank W. The Center For Medicare And Medicaid Innovation's Blueprint For Rapid-Cycle Evaluation Of New Care And Payment Models. Health Affairs. Abr 2013;32:4.

Shmueli A, Glazer J. Addressing the inequity of capitation by variable soft contracts. Health Econ. 1999;8(4):335-343.

Silveira G; Frost & Sullivan Healthcare. Electronic Medical Records (EMR). Market in Brazil. Increasing Needs of Clinical Systems Expands EMR Bringing Brazil to the Forefront in Latin America. Jul 2013.

Statistical Bulletin 2005/02/HSCIC. England. 2005.

Stearns SC, Wolfe BL, Kindig DA. Physician responses to fee-for-service and capitation payment. Inquiry. 1992;29(4):416-425.

Sutton et al. Reduced Mortality with Hospital Pay for Performance in England. N. Engl. J. Med. Massachusetts. 2012;367(19).

The Leapfrog Group. Acessado em: dez 2010. Disponível em: <http://www.leapfroggroup.org/>.

Tobar F, Rosenfeld N, Reale A. Modelos de pago em servicios de salud. Cuaderno Medicos Sociales. 1997;74:39-53.

United Healthcare. Shifting from Fee-for-Service to Value-Based Contracting Model. United Health Service. 2012.

Varela A, Vilas Boas B, Nunes C, Medon R, Morais V. Autoavaliação do Regime Remunetarório Experimental. 2001.

Vieira S. Introdução à bioestatística. 3 ed. Rio de Janeiro: Campus; 1998. 196 p.

What Incentives Affect Treatment Choices? RWJF Program Results Brief. 2014.

Weller D, Maynard A. How general practice is funded in the United Kingdom. MJA. Jul 2004;181(2);19.

Werner et al. The Effect of Pay-For-Performance In Hospitals: Lessons For Quality Improvement. Health Aff (Millwood). Abr 2011;30(4):690-698.

Winter EMW. Notas de aula: Introdução à Bioestatística. Universidade Federal do Paraná: Departamento de Estatística; 2002. 218 p.

World Health Organization, Regional Office for Europe. Performance Assessment Tool for Quality Improvement in Hospitals: PATH. Copenhagen: WHO; 2007.

Yegian J, Yanagihara D. Value Based Pay for Performance in California. IHA. Set 2013.